Ibrahim Elmadfa | Doris Fritzsche

Unsere Lebensmittel

Wissen, was drin steckt und gesund macht

2., vollständig überarbeitete Neuauflage

Inhaltsverzeichnis

Hinweise für den Leser

Dieses Buch ist gegliedert in eine Einleitung mit Wissenswertem über Lebensmittel und Ernährung und fünf Hauptteile:
Teil A Lebensmittelgruppen
Teil B Vitamine
Teil C Mineralstoff
Teil D Essenzielle Fettsäuren
Teil E DGE/ÖGE-Referenzwerte für die Nährstoffzufuhr
Ausblick und Empfehlungen

Teil A Lebensmittelgruppen

Das Kapitel beginnt mit einer Übersicht zu den Lebensmittelgruppen und Angaben zu empfohlenen täglichen Lebensmittelportionen. Danach wird jede einzelne Lebensmittelgruppe vorgestellt und deren **Inhaltsstoffe** in einer Übersichtstabelle präsentiert. Für ausgewählte Lebensmittel jeder Gruppe wird in Tabellen gezeigt, wie viel Energie (kcal), welche Makronährstoffe (Proteine, Fette, Kohlenhydrate, Ballaststoffe), welche Mikronährstoffe (Vitamine und Mineralstoffe) und wie viel Cholesterin und gebildete Harnsäure durchschnittlich in je 100 g eines Lebensmittels enthalten sind.
So können Sie sich informieren, welche Nährstoffe und sonstigen Inhaltsstoffe Sie durch Verzehr von Lebensmitteln der einzelnen Gruppen aufnehmen können.
Nährstoffmengen, für die durch 100 g Lebensmittel mindestens 20 % der Zufuhrempfehlung erreicht werden, sind **fett** gedruckt.

Teil B Vitamine

Nach einer allgemeinen Erläuterung zu Bedeutung und Funktion der Vitamine für die Ernährung des Menschen werden die Vitamine einzeln mit einem Überblick zur besonderen Bedeutung des jeweiligen Vitamins für den menschlichen Organismus vorgestellt.

Teil C Mineralstoffe

Dieser Teil des Buches ist analog zu **Teil B Vitamine** aufgebaut und behandelt die angezeigten Mengen- und Spurenelemente.

Teil D Essenzielle Fettsäuren

In diesem Teil werden die unentbehrlichen, Energie liefernden mehrfach ungesättigten Fettsäuren (MUFS) besprochen. Da wir Bedarf an zwei verschiedenen essenziellen Fettsäuregruppen (**n-6-Gruppe** und **n-3-Gruppe**) haben, die meist in denselben Lebensmitteln vorkommen, werden sie auch gemeinsam dargestellt in der Tabelle Arachidonsäure (**AA**), Eicosapentaensäure (**EPA**), Docosahexaensäure (**DHA**) (siehe auch Seite 221–227).

Teil E DGE/ÖGE-Referenzwerte

Die Ernährungsfachgesellschaften der deutschsprachigen europäischen Länder (Deutschland **D.**, Österreich **A.** und Schweiz **CH.**) haben im Jahr 2000 gemeinsam **D-A-CH-Referenzwerte für eine ausreichende Nährstoffzufuhr** veröffentlicht. Seit 2022 werden diese nur von DGE und ÖGE als **DGE/ÖGE-Referenzwerte** für die Nährstoffzufuhr erstellt. Die derzeit aktuellen Daten für alle Altersgruppen (Stand 2024) finden Sie in der Übersicht auf S. 231 bis 234.

Symbole und Abkürzungen

kD	keine Daten
µg	Mikrogramm 1 µg = 0,001 mg, 1000 µg = 1 mg
mg	Milligramm 1 mg = 0,001 g, 1000 mg = 1 g
g	Gramm 1 g = 0,001 kg
kg	Kilogramm 1 kg = 1000 g
kcal	Kilokalorie 1 kcal (entspricht 4,184 kJ)
i.Tr.	in der Trockenmasse, übliche Bezugsgröße für die Angabe des Fettgehalts von Käse
KH, verwertbar	Kohlenhydrate, verwertbar
Retinol-Akt.-Ä.	Retinol-Aktivitäts-Äquivalent
Alpha-Toc.	Alpha-Tocopherol
Niacin-Ä.	Niacin-Äquivalent
Harnsäure, gbd.	Harnsäure, gebildete
PAL	Physical Activity Level
DGE	Deutsche Gesellschaft für Ernährung
ÖGE	Österreichische Gesellschaft für Ernährung
DGE/ÖGE-Referenzwerte	Referenzwerte für die Nährstoffzufuhr für Deutschland und Österreich

Einleitung

Menschen der industrialisierten Länder leben im Nahrungsüberfluss. Dieser Überfluss ist jedoch nicht selbstverständlich verbunden mit einem ausreichenden Angebot essenzieller lebensnotwendiger Nährstoffe. Denn das Nahrungsüberangebot besteht sowohl für sehr gesunde und hochwertige Lebensmittel als auch für eine Vielzahl qualitativ minderwertiger Produkte. Etwa zeitgleich mit dem ständig wachsenden Überangebot hat die so wichtige Alltagsversorgung mit Nahrung an Image verloren. Die notwendige Zeit für Einkaufen und Kochen gilt bei vielen als vergeudete Zeit.

Die Lebensmittelindustrie greift diesen neuen Zeitgeist auf und bietet uns eine Vielzahl von Fix- und Fertigprodukten, die das Kochen erleichtern und verkürzen sollen. Wir können jedoch weder die Zusammensetzung noch die Nährstoffdichte dieser Produkte einschätzen noch deren Wert für unsere Gesunderhaltung.

Parallel sehen wir uns überrollt von einer Lawine von Fastfood-Produkten und immer neuen Süßwaren. Die Folgen sind bereits sichtbar. Die Zahlen übergewichtiger, mit essenziellen Nährstoffen mangelversorgter Kinder und Erwachsener steigen.

Unsere Gewöhnung an das riesige Nahrungsangebot hat den verschiedensten Diätangeboten den Weg bereitet: sie machen uns glauben, wir könnten ohne Einschränkung abnehmen und Gewicht halten, solange wir nur bestimmte Lebensmittel vermeiden. Die Versorgung mit essenziellen Mikronährstoffen spielt bei diesen Diäten keine oder nur eine untergeordnete Rolle.

Eine gute, gesundheitsfördernde Ernährung hat dagegen einen umfassenderen Ansatz: Sie ist die Basis für körperliches und geistiges Wohlbefinden, für Leistungsfähigkeit und Gesundheit. Bei einer solchen Ernährung essen wir Lebensmittel in einem ausgewogenen Verhältnis, um uns mit einer Fülle von Nährstoffen zu versorgen. Jeder kann und sollte dies tun, falls er nicht durch Unverträglichkeiten oder Erkrankungen eingeschränkt ist. Denn eine Reihe von Interventionsstudien belegen, dass die Nährstoffversorgung über Lebensmittel durch Nährstoffpräparate nicht adäquat ersetzt werden kann. Entscheidend für die Schutzwirkung einer gesundheitsfördernden Ernährung mit einem hohen Anteil pflanzlicher Lebensmittel, einer vernünftigen Menge tierischer Produkte und einer ausreichenden Menge hochwertiger Pflanzenöle scheint die adäquate **Nährstoffvielfalt** zu sein. Eine Optimierung der Nahrungszusammenstellung leistet also einen Beitrag zu Prävention und Gesundheitsförderung. Nahrung, die diesem hohen Anspruch gerecht werden kann, hat eine hohe **Nährstoffdichte**, das heißt hohe Gehalte essenzieller Nährstoffe bezogen auf den Energiegehalt.

Langfristig braucht jeder eine gute Balance zwischen körperlicher und geistiger Leistung, Nährstoffbedarf und hochwertigem und schmackhaftem Nahrungsangebot. Dieses Ziel lässt sich umso leichter erreichen, je häufiger Lebensmittel mit hoher Nährstoffdichte auf dem Speiseplan stehen und je weniger nährstoffarme Fastfood-Angebote, Snacks und Fertigprodukte verzehrt werden.

Dieses Buch soll über unsere Lebensmittel als wichtigste Quelle lebensnotwendiger (= essenzieller) Nährstoffe informieren. Mit diesen Informationen können Sie eine optimale Versorgung mit Vitaminen, Mineralstoffen und essenziellen Fettsäuren durch natürliche Lebensmittel planen. Die Beurteilung der Lebensmittelqualität aus ernährungsphysiologischer Sicht orientiert sich an den Referenzwerten für die Nährstoffzufuhr der deutschsprachigen Ernährungsfachgesellschaften. In den angegebenen Empfehlungen für die täglichen Zufuhrmengen sind Verluste bereits berücksichtigt, die durch Lagerung, Zubereitung und Absorption entstehen.

Um die Lebensmittelauswahl zu erleichtern, wird in den Lebensmitteltabellen der Gehalt an einem Nährstoff hervorgehoben (**fett gedruckt**), wenn er in 100 g Lebensmittel gleich oder mehr als 20 % der empfohlenen Tageszufuhr liegt. Bei manchen Lebensmitteln, z. B. Kräutern, sollte bei der Anwendung dieser Regel die oft kleine bis sehr kleine verwendete Menge berücksichtigt werden.

Wissenswertes über Lebensmittel und Ernährung

Lebensmittel und ihre Inhaltsstoffe

Die allgemeinen Funktionen der Nahrung sind die Aufrechterhaltung des Lebens und die Ermöglichung von Wachstum und Fortpflanzung.

Das wird verständlich, wenn man weiß, was Lebensmittel sind und woraus sie bestehen: Welche Änderungen erfahren sie während der Produktion und Be- und Verarbeitung sowie im Körper in der Verdauung, Absorption und im Stoffwechsel?

Zu Lebensmitteln werden nach der Verordnung (EG) Nr. 178/2002 auch Getränke, Kaugummi sowie Stoffe einschließlich Wasser gezählt, die dem Lebensmittel bei seiner Herstellung oder Be- oder Verarbeitung absichtlich zugesetzt werden. Lebenswichtige Bestandteile der Nahrung sind die Energielieferanten Kohlenhydrate, Fette und Protein, die Vitamine, Mineralstoffe und Wasser, die für Wachstum, Zellerneuerung und Stoffwechselregulation unerlässlich sind sowie Ballaststoffe und zahlreiche sekundäre Pflanzenstoffe, die die Nahrungsaufnahme und viele Stoffwechselfunktionen regulieren (siehe Tabelle unten).

In diesem Buch werden die untenstehenden im Körper verfügbaren Energiegehalte der Nahrungs-Energielieferanten verwendet (siehe Tabelle S. 8 oben).

Lebensmittelinhaltsstoffe, ihre Funktionen im Körper und typische Nahrungsquellen

Inhaltsstoffe	Funktion	Nahrungsquellen
Kohlenhydrate	Energielieferanten	Getreide, einige Gemüse, Hülsenfrüchten, Zuckerarten, Honig, Marmelade
Fette	Energielieferanten, Lieferanten ungesättigter und gesättigter Fettsäuren	Butter, Margarine, Schmalz, Pflanzenöle, Nüsse und Samen
Protein	Energielieferanten, Wachstum und Zellerneuerung, Regulation von Körperfunktionen	Milchprodukte, Hülsenfrüchte, Fisch, Fleisch, Eier
Mikronährstoffe: Mineralstoffe und Vitamine	Wachstum und Zellerneuerung, Regulation von Körperfunktionen	Getreidevollkornprodukte, Gemüse, Obst, Milchprodukte, Hülsenfrüchte, Fisch, Fleisch, Eier
Wasser	Lösungsmittel und Nährstofftransport, Regulation von Körperfunktionen	Leitungs- und Mineralwasser, Getränke, Obst, Gemüse
Ballaststoffe	In geringem Maße Energielieferanten, Regulation der Verdauung und der Energieaufnahme, Nahrung für die Dickdarmbakterien	Getreidevollkornprodukte, Gemüse und Obst, Hülsenfrüchte
Sekundäre Stoffe	Regulation von Körperfunktionen	Gemüse, Obst, Getreideprodukte, Hülsenfrüchte

Mittlere verfügbare Energie (pro Gramm) der Nahrungsenergielieferanten

Nährstoff	Im Körper verfügbare Energie	
	kcal*	kJ*
Kohlenhydrate	4	17
Fett	9	37
Protein	4	16
Ballaststoffe	1,5–2	6–8
Alkohol	7	30

*Gerundete Werte

Nährstoffdichte

Unter dem Begriff Nährstoffdichte versteht man den Bezug des Nährstoffgehalts eines Lebensmittels auf dessen Energiegehalt. Im Vergleich zur üblichen Nährstoffangabe (µg, mg bzw. g je 100 g oder je Portion Lebensmittel) ergibt der Vergleich der Nährstoffdichten von Lebensmitteln ein zusätzliches Qualitätskriterium als Quelle für den betreffenden Nährstoff.

Die **Formel für die Errechnung der Nährstoffdichte** lautet:

$$\text{Nährstoffdichte} = \frac{\text{Nährstoffgehalt g, mg oder µg je 100 g}}{\text{Brennwert in kcal je 100 g}}$$

Eine Beispielrechnung soll dies veranschaulichen:
Je 100 g enthält fettarmer Joghurt (1,5 % Fett) 3,4 g Protein bei 47 kcal,
100 g Emmentaler (45 % Fett i.Tr.) enthalten 28,9 g Protein bei 398 kcal

Berechnet man die Proteindichten für diese beiden Milchprodukte, erhält man folgendes Ergebnis:
Fettarmer Joghurt: 3,4 g / 47 kcal, ergibt eine Proteindichte von 0,07 g / 1 kcal

Emmentaler: 28,9 g / 398 kcal, ergibt eine Proteindichte von ebenfalls 0,07 g / 1 kcal

Die Berechnung der Dichte für einzelne Nährstoffe kann auch genutzt werden, um gezielt Lebensmittel niedriger Dichte mit Lebensmitteln hoher Dichte zu kombinieren. Dadurch kann eine **gute Balance zwischen Energiezufuhr und optimaler Nährstoffversorgung** erreicht werden.

Proteinqualität von Lebensmitteln

Die Qualität eines Proteins in Lebensmitteln hängt vom Gehalt des Proteins an essenziellen Aminosäuren sowie ihrer Bioverfügbarkeit im Körper ab. Die Proteinqualität ist umso höher, je mehr körperspezifische Proteine daraus synthetisiert werden können (siehe Tabelle unten).

- Die Qualität von Ei- und Milchprotein ist am höchsten. Die Konzentrationen an allen lebenswichtigen/essenziellen Aminosäuren (Lysin, Isoleucin, Leucin, Phenylalanin, Tryptophan Valin, Threonin, Methionin) sind hoch, ausgenommen Methionin, dessen Gehalt etwas geringer ausfällt. Die Qualität des Fleischproteins kann auch zu dieser Gruppe gezählt werden.
- Verglichen mit dem Ei- bzw. Milchprotein wird die Qualität aller pflanzlichen Proteine wegen ihres relativ niedrigeren Gehalts an essenziellen Aminosäuren (Lysin, Tryptophan, Methionin) als mittel bzw. niedrig eingestuft.
- Wesentlich verbessert wird die Qualität pflanzlicher Proteine (z. B. Kartoffel- bzw. Getreideprotein wie Reis, Roggen, Mais, Weizen), wenn sie mit höherwertigen Proteinen (Ei- oder Milchprotein) kombiniert werden.
- Auch zwei Proteine mittlerer Qualität wie Getreide und Hülsenfrüchte (Soja, Bohnen, Linsen …) können sich hinsichtlich ihrer Aminosäurezusammensetzung gut ergänzen. Die

Proteinqualität von Lebensmitteln in der vegetarischen Ernährung

Lebensmittelgruppe	Proteinqualität	Gehalt an lebenswichtigen Aminosäuren
Ei	hoch	+ reich an allen essenziellen Aminosäuren
Milch	hoch	+ reich an all an essenziellen Aminosäuren
Getreide (Reis, Roggen, Weizen, Mais) und Kartoffeln	mittel/niedrig	– arm an Lysin + reich an Tryptophan, Methionin
Hülsenfrüchte (Soja, Bohnen, Linsen)	mittel	– arm an Methionin, Tryptophan + reich an Lysin
Gemüse	mittel	– arm an Methionin, + reich an Lysin, Tryptophan
Nüsse, Samen	mittel	– arm an Lysin + reich an Tryptophan, Methionin

Kombination solcher Lebensmittelgruppen auf Proteinbasis liefert eine höhere bedarfsgerechte Proteinqualität. Deswegen stellt eine ausreichende Proteinversorgung bei Vegetariern/Veganern kein Problem dar.

Gute Fette, schlechte Fette:

Die Menge und prozentuale Verteilung der Energielieferanten Kohlenhydrate, Fett und Protein spielen eine große Rolle bei der Entstehung von Übergewicht und Adipositas, erhöhen das Risiko von Typ 2-Diabetes und Kardiovaskuläre Erkrankungen und begünstigen die Entstehung mancher Krebserkrankung. Nahrungsfette und -fettsäuren tragen aufgrund ihres hohen Brennwerts zur positiven Energiebilanz bei.

Um eine ungewollte ungesunde Gewichtszunahme zu vermeiden, soll gemäß den Empfehlungen der Weltgesundheits-Organisation (WHO) der Anteil der Fettenergie an der gesamten Energiezufuhr bei 30 % liegen. Abhängig vom Energiebedarf könnte die empfohlene Zufuhr höhere Werte (bis 35 %) erreichen. Auch ist in diesem Zusammenhang auf die Fettsäure-Zusammensetzung zu achten. Gesättigte Fette steigern die Synthese an Gesamt- und LDL-Cholesterin und erhöhen den Blutdruck. Entgegen diesem negativen Effekt wirken Fette mit hohem Gehalt an einfachungesättigten Fettsäuren. Noch viel effizienter wirken Fette, die reich sind an mehrfachungesättigten Fettsäuren. Für eine ausgewogene, die Gesundheit fördernde Ernährung wird ferner empfohlen:

- Der Anteil an gesättigten Fettsäuren sollte nicht mehr als 10 % der Energiezufuhr ausmachen. Gesättigte Fette sollten durch Pflanzenöle ersetzt werden, die reich an einfach- und mehrfachungesättigten Fettsäuren sind.
- Die Aufnahme an Trans-Fettsäuren (kommen in geringen Mengen im Milch- und Körperfett von Wiederkäuern vor und entstehen auch bei der Fetthärtung) soll auf weniger als 1 % der Energiezufuhr reduziert werden. Trans-Fettsäuren sollten durch mehrfachungesättigte Fettsäuren oder einfachungesättigte Fettsäuren, bevorzugt aus pflanzlichen Quellen, ersetzt werden.

Siehe hierzu genauer in Teil D, ab S. 219.

Zucker und komplexe Kohlenhydrate: Studien haben gezeigt, dass die Qualität der Nahrungskohlenhydrate (der Anteil an Zucker, verwertbaren komplexen Kohlenhydraten und Ballaststoffen) ein potenzieller Einflussfaktor der Entstehung von ernährungsabhängigen chronischen Erkrankungen (Typ 2-Diabetes, Kardiovaskulären Erkrankungen, manche Krebsarten) sowie des Risikos für Adipositas ist. Die Erhöhung des Konsums an Vollkornprodukten, Gemüse, Obst und Hülsenfrüchten (roh oder minimal verarbeitet bzw. in konservierter Form) können das Risiko für allgemeine Mortalität und mehrere der genannten chronischen Erkrankungen verringern. Die genannten Lebensmittelgruppen enthalten neben Ballaststoffen auch viele die Gesundheit fördernde sekundäre Inhaltsstoffe. Die **aktuellen Empfehlungen der WHO** werden hier zusammengefasst:

- Die Kohlenhydrataufnahme sollte für alle Menschen ab dem 2. Lebensjahr hauptsächlich aus Vollkornprodukten, Gemüse, Obst und Hülsenfrüchten stammen.
- Für Erwachsene soll die Aufnahme an Gemüse und Obst bei mindestens 400 g pro Tag liegen.
- An Gemüse und Obst wird für Kinder und Jugendliche empfohlen:
  2–5 Jahre mindestens 250 g pro Tag
  6–9 Jahre mindestens 350 g pro Tag
  10 Jahre und darüber mindestens 400 g pro Tag.
- Erwachsene sollten pro Tag mindestens 25 g natürlich vorkommende Ballaststoffe zu sich nehmen.
- An Ballaststoffen wird für Kinder und Jugendliche empfohlen:
  2–5 Jahre mindestens 15 g pro Tag
  6–9 Jahre mindestens 21 g pro Tag
  10 Jahre und älter mindestens 25 g pro Tag.

Für und wider Keto-Diät

Die Keto-Diät ist eine Ernährungsweise, die extrem arm an Kohlenhydraten ist. Hierbei ändert sich die Stoffwechsellage, wie bei langem Hungern/Fasten oder auch bei unzureichend behandeltem Typ 1 Diabetes mellitus.

Im Kohlenhydratmangel läuft der Stoffwechsel von Fettsäuren und ketogenen Aminosäuren (Leucin, Lysin, Phenylalanin, Isoleucin, Tryptophan, Tyrosin, Threonin) nicht vollständig ab und es werden vermehrt Ketonkörper gebildet.

Therapieergänzend werden ketogene Ernährungstherapien bei pharmakoresistenten und schwer behandelbaren Epilepsien im Kindes- und Jugendalter und mittlerweile auch bei Erwachsenen eingesetzt. Therapie der Wahl sind ketogene Ernährungstherapien bei seltenen Energiestoffwechselstörungen (Glucosetransporter Typ 1-Defekt und Pyruvatdehydrogenase-Mangel).

Planung und Durchführung solcher Diäten gehören in die Hand erfahrener Therapieteams.

Keto-Diäten werden zur Körpergewichtsreduktion empfohlen und praktiziert. Hierbei werden reichlich (unbegrenzt) Fett und Protein, aber keine oder sehr geringe Mengen an Kohlenhydraten (low oder very low Carb-Diäten) verzehrt. Bei solchen Diäten kommt es wie erwartet zur Gewichtsabnahme, weil der Stoffwechsel der aufgenommenen Fette und Proteine in Abwesenheit der Kohlenhydrate nicht vollständig abläuft. Aus dem Fettabbau (auch des Körperfettes) werden vermehrt Ketonkörper gebildet.

Langanhaltend praktizierte Keto-Diät führt zu erhöhten Blutfettwerten (Triglyceride), begünstigt erhöhte Harnsäurewerte mit dem Risiko eines Gichtanfalls und belastet die Nierenfunktion mit Störungen des Elektrolythaushalts. Daher ist eine sehr kohlenhydratarme Ernährungsweise im Allgemeinen nicht empfehlenswert.

Die vermehrte Ketonkörper-Synthese kann aber durch kleine Menge an Kohlenhydraten in der Kost (etwa 20 % der Energieaufnahme entsprechend 100 g bis 130 g Kohlenhydrate pro Tag) eingeschränkt werden.

Vegetarische Ernährung – eine kritische Betrachtung

Aus verschiedenen Gründen und Motiven lehnen manche Menschen den Konsum von Fleisch ab:

- Aus religiösen Gründen (z. B. beim Hinduismus ist der Konsum von Fleisch verboten).

- Aus Tierschutzüberlegungen (Tiere sollen nicht leiden und gar nicht getötet werden)
- Aus politischen Gründen (Landwirtschaftliche Ressourcen optimaler nutzen indem pflanzliche Produkte direkt konsumiert werden und nicht erst nach „Veredlung" in Form von tierischen Lebensmitteln).
- Aus wachsendem Gesundheitsbewusstsein. Hier wird neuen Empfehlungen zur Vorbeugung von chronischen nicht übertragbaren Erkrankungen (Adipositas, Diabetes Typ 2, Koronare Herzerkrankungen und manche Krebsarten) Folge geleistet. Solche Ernährungsweise soll pflanzenbetont sein, mit starker Reduzierung des Anteils an Nahrungsenergie aus tierischen Lebensmitteln: letzterer soll bei 13 bis 15% der Energieaufnahme liegen, anstatt des Anteils in der heutigen Ernährung in der EU von 28 bis 32%.

Die vegetarische Ernährungsweise ist, locker und frei formuliert, eine fleischlose Ernährung auch ohne Fisch (!). Vegetarische Ernährung wird in verschiedenen Formen praktiziert:
- Rein pflanzlich (**Vegan**): alle vom Tier stammende Lebensmittel (Fleisch, Fisch, Milch, Butter, Eier, Honig) werden gemieden.
- Neben pflanzlichen Lebensmitteln werden auch Eier (**Ovo-Vegetarier**) oder Milchprodukte (**Lakto-Vegetarier**) konsumiert.
- Wird nur auf Fleisch verzichtet, bezeichnet man dies als **Ovo-Lakto-Pesco-vegetarische Ernährung**.
- Außer Fleisch und Fisch wird alles gegessen (**Ovo-Lakto-Vegetarier**).

Letztere Form ist eine vollwertige Ernährungsweise. Sie kann Getreide, Hülsenfrüchte, Samen und Nüsse, Gemüse und Obst sowie Eier- und Milchprodukte umfassen und hat so das Potenzial den Nährstoffbedarf aller Altersgruppen und in allen Lebensabschnitten optimal zu decken.
Diese vegetarische Ernährung ist Teil einer gemäßigten Lebensform mit ausgeprägtem Bewusstsein für die Umwelt und die eigene Gesundheit. Ovo-Lakto-Vegetarier meiden in großem Umfang Alkohol und andere Genussmittel sowie Tabak. Studien haben gezeigt, dass sie weniger Nahrungsenergie mit günstigem Verhältnis von Protein-Fett-Kohlenhydraten konsumieren. Ihre Ernährung ist reich an Ballaststoffen, Vitaminen (C, E, Beta-Carotin, Folat) und Mineralstoffen (Calcium, Kalium, Magnesium) und den biologisch aktiven Pflanzenstoffen; sie hilft damit, das Risiko für chronische ernährungsassoziierte Erkrankungen wie Übergewicht, Diabetes Typ 2, Bluthochdruck, Hyperlipidämie und Hyperurikämie zu senken.
Speziell bei veganer Ernährung (rein pflanzlich) ist die Zufuhr von Vitamin B_{12} mangelhaft. Auch die Versorgung mit Calcium kann niedrig sein; besonders, wenn dem Körper nicht genügend Vitamin D zur Verfügung steht und dadurch die Calcium-Resorptionsrate verringert ist. Alle, die sich vegan oder überwiegend vegan ernähren, vor allem Schwangere und Stillende, sollten vor allem Vitamin B_{12} supplementieren. Obwohl pflanzliche Lebensmittel einen niedrigen Eisengehalt aufweisen, kann die Eisenabsorption durch den relativ hohen Vitamin-C-Gehalt von Gemüse und Obst wesentlich verbessert werden.

Fasten

Alle Weltreligionen haben eigene Fastenrituale, die unterschiedlich konsequent gelebt werden. Die Fastenregeln sind verschieden und reichen von Verzicht auf Nahrung und Genussmittel (teilweise auch auf Getränke) über einen definierten Zeitraum bis hin zum Verzicht auf einzelne Nahrungsmittel an bestimmten Wochentagen. Religiös motiviertes Fasten verfolgt vor allem spirituelle, bewusstseinsfördernde Ziele.
Auch der Nahrungsverzicht mit dem Motiv, die Fasteneffekte therapeutisch oder therapiebegleitend zum Wohle der Gesundheit zu nutzen hat eine lange Tradition. Bekannte Fastenmethoden sind das Heilfasten nach Dr. Otto Buchinger mit geringer Energiezufuhr von maximal 500 kcal, die Fasten-Kur nach Dr. F.X. Mayr mit altbackenen Semmeln und Milch (heute in verschiedenen Varianten), das Basenfasten mit Beschränkung der Nahrungsauswahl auf Gemüse, Obst und Pflanzenfett sowie die Fas-

ten imitierende Diät (Scheinfasten) nach Prof. Dr. Valter Longo mit Reduzierung der Lebensmittelauswahl auf Gemüse und Pflanzenfette bei verminderter Kilokalorienzufuhr.

Neben den Fastenkuren wird auch immer häufiger das Intervallfasten 16:8 (16 Stunden Fasten : 8 Stunden Nahrungsaufnahme) oder die abgemilderte Variante 14:10 als alltagstaugliche Methode therapeutisch eingesetzt. Die positive Wirkung des Intervallfastens ist an einige Bedingungen geknüpft: während der Essensphase (8 oder 10 Stunden) sind zwei bis drei pflanzenbasierte vollwertige Mahlzeiten (vgl. S. 19) wichtig und zusätzlich soll zwischen diesen Mahlzeiten – wenn irgend möglich – auf Snacks und kilokalorienhaltige Getränke verzichtet werden. Fastenmethoden haben sich als gute Therapiebegleiter bei entzündlichen Erkrankungen und Stoffwechselerkrankungen erwiesen. Zudem eignen sie sich perfekt als Einstieg zu einer gesundheitsfördernden vollwertigen Ernährungsweise – besonders effektiv in Verbindung mit ausreichender körperlicher Aktivität und Schlafhygiene. Diese Lebensstiländerungen sichern dann den gewünschten Langzeiteffekt.

Nahrungsverzicht fördert Autophagieprozesse (Zellreinigung) und sorgt für eine deutliche Entlastung des Blutzuckerspiegels. Dies bewirkt eine geringere Insulinausschüttung mit positiven Folgeeffekten auf den gesamten Stoffwechsel. Überschüssiges viszerales Fettgewebe (Eingeweidefett) wird schrittweise abgebaut und dadurch die Bildung von Adipokinen (Hormone und Zytokine mit komplexen Wirkungen auf Insulinsensitivität, Hunger und Sättigung) reduziert. In der Folge werden Risiken für Adipositas, nichtalkoholische Fettleber, Typ 2 Diabetes mellitus, Bluthochdruck, Fettstoffwechselstörungen und Herz-Kreislauf-Erkrankungen gesenkt.

Menschen mit bestehenden Stoffwechselerkrankungen sollen sich vor dem Fasten ärztlich beraten lassen. Menschen mit schweren Erkrankungen, Untergewicht und Essstörungen, Kindern und Betagten wird vom Fasten ebenso abgeraten wie Schwangeren und Stillenden.

Zusammenhang zwischen verringerter Schlafeffizienz, Ernährung und Übergewicht

Studien an Erwachsenen und Jugendlichen zeigten, dass in den letzten vier bis fünf Dekaden die Prävalenz von Übergewicht und Adipositas stetig zunahm, parallel dazu ist die Schlafdauer (-effizienz) kürzer geworden. Eine Verbindung zwischen Körpergewichtszunahme und Schlafmangel bei Erwachsenen wurde wiederholt bestätigt. Als Erklärungsansätze einer möglichen Beziehung zwischen beiden Trends gelten die Auswirkungen von Schlafmangel auf Appetit, körperliche Aktivität und Thermoregulation (Wärmeproduktion und Wärmeabgabe) im Körper. Forschungen zeigten, dass die Schlafdauer die Kontrolle über Nahrungsaufnahme und Körpergewicht verändern und Schlafmangel das Risiko für Adipositas, erhöhte Blutfettwerte und Diabetes steigern kann. Es ist bekannt, dass Nahrungsproteine die Aminosäure Tryptophan liefern. Sie ist die Vorstufe von Serotonin, aus dem Melatonin gebildet wird. Melatonin steuert den Schlaf-Wach-Rhythmus und wirkt beruhigend. Schlafmangel geht zudem mit Änderungen im Hormonhaushalt einher: Es wurden verminderte Insulinsensitivität, erhöhte Werte für Kortisol (am Abend) und Ghrelin sowie verminderte Leptin-Konzentrationen beobachtet. Diese Veränderungen spiegeln sich im gesteigerten Hungergefühl und dem Verlangen nach Nahrungsaufnahme wider – Menge und Zusammensetzung aufgenommener Nahrung wird hierdurch nachteilig beeinflusst. Im experimentellen Schlafmangel präferierten Probanden süße Speisen und Snacks, das Verlangen nach Gemüse und Obst sowie proteinreichen Lebensmitteln war unverändert. Das erklärt die beobachtete erhöhte Energieaufnahme in Form zuckerreicher nährstoffarmer Kost mit dem gesteigerten Risiko für Übergewicht, Fettstoffwechselstörungen und Herz- und Gefäßerkrankungen.

Die Beziehung zwischen Ernährung, Darm-Mikrobiom (-Flora) und Gesundheit

Die Darmbakterien sind wichtig für die Verdauung (und Absorption) von Nährstoffen, für die Produktion einiger B-Vitamine (Vitamin B_1, B_2, B_6, B_{12}, Biotin, Pantothensäure) und Vitamin K. Die Bioverfügbarkeit dieser enteral gebildeten Vitamine ist jedoch begrenzt. Zudem spielen die Darmbakterien im Rahmen der Immunfunktion eine wichtige regulierende Rolle. Nichtverdaute komplexe Kohlenhydrate (Pektin, Hemizellulosen) und Oligosaccharide werden im Dickdarm durch die Darmbakterien fermentiert/abgebaut und liefern kurzkettige Fettsäuren. Nichtverdaute Proteine und nichtabsorbierte Aminosäuren liefern nach fermentativem Abbau kurzkettige Fettsäuren and Amine. Die gebildeten kurzkettigen Fettsäuren werden nach Resorption als Energiequellen verwendet und stabilisieren die Colonzellen. Unverdaute Fette werden im Dickdarm nicht beeinflusst und unverändert ausgeschieden. Gebundene Gallensäuren werden dort gespalten, die freigesetzten Gallensäuren werden rückresorbiert. Nichtabsorbierte Nahrungspolyphenole werden im Dickdarm abgebaut, die entstandenen kleineren Abbaustücke wirken antioxidativ und entzündungshemmend.

Damit die Darmbakterien diese für unsere Gesundheit so wichtigen Aufgaben erfüllen können, braucht es eine Ernährungsweise, die möglichst wenig Substanzen enthält, die die Darmbakterien negativ beeinflussen, wie größere Mengen an Alkohol und/oder an hochverarbeiteten Lebensmitteln. Im Gegenzug ist eine vollwertige pflanzenbetonte Ernährungsweise empfehlenswert, durch die ausreichend Bakteriennahrung in Form fermentierbarer Ballaststoffe aus Gemüse, Obst, Vollkorngetreide und Hülsenfrüchten zur Verfügung gestellt werden.

Zusatzstoffe in verarbeiteten Lebensmitteln

Substanzen, die Lebensmitteln in sehr geringen Mengen für technologische oder besondere Ernährungszwecke zugesetzt werden, werden mit E-Nummern bezeichnet. Die 300 gesetzlich erlaubten Verbindungen sind gesundheitlich unbedenklich und werden in sogenannten **Positivlisten** zusammengefasst (nur was ausdrücklich erlaubt ist, darf verwendet werden). Die Bezeichnung der Zusatzstoffe erfolgt nach der technologischen Funktion: z. B. „Farbstoff", „Konservierungsstoff" und der E-Nummer oder der Name des Zusatzstoffes: z. B. Farbstoff: E 101 oder Farbstoff: Riboflavin. Neben Farbstoffen und Konservierungsstoffen sind Säuerungsmittel und Säureregulatoren, Antioxidantien, Stabilisatoren, Zuckeraustauschstoffe, Süßstoffe und andere (wie Phosphate, Feuchthaltemittel, Geschmacksverstärker, Backtriebmittel, Schmelzsalze) in der **E-Nummern-Liste** angeführt.

- Nach strengen ernährungsphysiologischen und toxikologischen Untersuchungen wird die ermittelte Sicherheit eines Zusatzstoffes mit dem jeweiligen Acceptable Daily Intake, dem **ADI-Wert** angegeben, dieser beträgt ein Hundertstel der im Tierversuch ermittelten unschädlichen Dosis. Der ADI-Wert gibt die akzeptable tägliche Aufnahmemenge (mg pro kg Körpergewicht) dieses Stoffes an, die ein Mensch das ganze Leben lang ohne Beeinträchtigung der Gesundheit konsumieren kann. Mit Ausnahme von Schwefeldioxid (wird in der Weinproduktion und Trocknung von Früchten verwendet) liegt die tatsächlich aufgenommene Zusatzstoffmenge in der Regel weit unterhalb des ADI-Werts. Die meisten der in der EU zugelassenen Zusatzstoffe sind unumstritten harmlos. Kinder hingegen können ADI-Werte wegen des geringen Körpergewichts für einzelne Zusatzstoffe schnell erreichen. Zum Beispiel wird für Steviolglycoside ein ADI von 4 mg/kg Körpergewicht angegeben. Je nach Lebensmittelauswahl und Einsatz von Streusüßen im

Haushalt wird dieser Wert von Kindern schnell überschritten.
- Gefälschte Listen mit angeblich gefährlichen Zusatzstoffen tragen zur Skepsis und Verunsicherung der Bevölkerung in Punkto Sicherheit gegenüber diesen sehr gut untersuchten Lebensmittelzusätzen bei.
- **Kritisch anzumerken** ist jedoch, dass die Feststellung der gesundheitlichen Unbedenklichkeit immer nur Einzelsubstanzen betrifft. Die Frage nach einer möglichen Wirkungsverstärkung und/oder Wechselwirkung mehrerer verschiedener Zusatzstoffe ist zu berücksichtigen.
- Manche Zusatzstoffe werden von einigen Personen nicht gut vertragen; z. B. löst der Geschmacksverstärker Glutamat (Mono-Natrium-Glutamat) bei einzelnen Menschen das sogenannte „China-Restaurant-Syndrom" (Kopfschmerzen, Schläfendruck und Nackensteifigkeit) aus.
- Das Ziel der Anbieter verarbeiteter Lebensmittel ist es, eine gleich bleibende Produktqualität zu gewährleisten. Dabei gilt: Je höher der Verarbeitungsgrad eines Produkts, desto größer die Notwendigkeit mehrere Zusatzstoffe einzusetzen.
- **Wir empfehlen daher eine Lebensmittelauswahl mit überwiegend nicht- oder minimalverarbeiteten Lebensmitteln, denn diese dürfen keine Zusatzstoffe enthalten.**

Wichtige Vertreter (nach Lebensmittelgruppen geordnet):
- **Getreide inklusive Reis und Pseudogetreide sowie daraus hergestellte Getreideprodukte:** Flocken, Grieß, Graupen, Mehl, Nudeln.
- **Gemüse und Obst:** Frisches Gemüse, frische Kartoffeln und Pilze, Hülsenfrüchte, Sprossen und Keimlinge.
  Frisches Obst (außer der Schale konventionell produzierter Äpfel, Zitrusfrüchte und Bananen).
- **Nüsse, Samen, reines Pflanzenöl.**
- **Tierische Lebensmittel:** Frisches Fleisch, Fisch, Eier, Milch sowie die Milchprodukte Buttermilch, Sauermilch, Naturjoghurt, Quark (Topfen), Kefir, Molke, Crème fraîche, Sauerrahm.
- **Verschiedenes:** Honig, Kaffeepulver, natürliches Mineralwasser und Quellwasser.

Lebensmittelanreicherung und funktionelle Lebensmittel

In der Europäischen Union sind der Zusatz von Nährstoffen zu Lebensmitteln sowie die Anreicherung von Lebensmitteln für Säuglinge und Kleinkinder und Produkten der Gewichtsreduktion gesetzlich geregelt. Vitamine und Mineralstoffe dürfen Lebensmitteln zugesetzt werden, um die durch die Be- und Verarbeitung von Lebensmitteln verursachten Verluste an diesen essenziellen Nährstoffen auszugleichen. Unverarbeitete Lebensmittel sowie Lebensmittel, die das BIO-Siegel tragen und Getränke mit Alkoholgehalt über 1,2 Vol.-% dürfen nicht angereichert werden. Bestimmte Lebensmittelinhaltsstoffe wie Antioxidantien, Omega-3-Fettsäuren (vor allem Alpha-Linolensäure) oder Phytosterine können in Pflanzen natürlicherweise vorkommen und haben erwiesenermaßen gesundheitsrelevante Funktionen. Diese können auch Lebensmitteln zugesetzt werden. Die so entstandenen Produkte werden als **Funktionelle Lebensmittel** bezeichnet und verkauft.
Beispiele dafür sind:
- ACE-Säfte und ACE- Tiefkühlgemüse (werden mit den antioxidativen Vitaminen C, E und Beta-Carotin angereichert und zum Schutz vor oxidativer Zellschädigung angeboten)
- n-3-Eier (durch Fütterung der Legehennen mit n-3-reichen Samen und Ölen) und n-3-Brot (mit n-3 Fettsäuren angereichert und zur Abschwächung entzündlicher Reaktionen angeboten)
- Phytosterin-haltige Margarine (Margarine mit Phytosterin angereichert und zur Senkung erhöhten Blut-Cholesterin-Spiegel angeboten)
- Probiotische Joghurts (Joghurts weisen durch Anreicherung mit Milchsäurebakterien eine Steigerung der vorhandenen günstigen Wirkung auf die Immunfunktion aus)

- Präbiotische Joghurts (mit Ballaststoffen angereicherte Joghurts zur Unterstützung der Wirkung der Darmbakterien).

Die gesundheitsbezogene Bewerbung von angereicherten bzw. funktionellen Lebensmitteln muss wissenschaftlich bewiesen sein. Krankheitsbezogene Angaben, die Verhinderung, Heilung oder Linderung von Krankheiten durch den Konsum solcher Lebensmittel anzukündigen sind nicht erlaubt.

Unerwünschte Inhaltsstoffe in Lebensmitteln

Verschiedene Stoffe mit unerwünschter Wirkung kommen in Lebensmitteln vor. Sie entstehen natürlicherweise oder während der Primärproduktion bzw. der Verarbeitung oder auch als Umweltkontaminanten. Zu den natürlich vorkommenden giftigen Substanzen zählen u.a. die Nitrate (in Gemüse und Trinkwasser, der Anteil an der gesamten Aufnahme beträgt 70% und 20%), Bitterstoffe Alkaloide (z.B. in Lupinen), Protease-Inhibitoren und Lectine (in frischen Leguminosen). Weitere Vertreter dieser Gruppe entstehen während der Lagerung oder Verarbeitung von Lebensmitteln, z.B. Nitrit in gepökelten Fleischprodukten, Mykotoxine, Polyzyklische Kohlenwasserstoffe.
Andere Substanzen finden ihren Weg zu den Lebensmitteln durch geplanten Einsatz und sind nachweisbar als Rückstände der Verwendung von Düngemitteln, Pflanzenschutz- (Herbizide, Pestizide), als Tierarzneimittel (Antibiotika, Hormone) und auch als Umweltkontaminanten (wie die Schwermetalle Blei, Cadmium, Quecksilber) oder als technische Hilfsstoffe (Polychlorierte Biphenyle).
In den industrialisierten Ländern enthalten nur wenige Prozent (1 bis 3%) der amtlich untersuchten Lebensmittelproben unerwünschte Stoffe (Pflanzenschutzmittel, organische Umweltschadstoffe, Mykotoxine, Schwermetalle, Nitrat) in Mengen, die über der erlaubten Höchstmenge liegen.

Unter der gültigen Anwendungspraxis zeigen amtliche Kontrollen in Deutschland und Österreich, dass durch Rückstände von Pflanzenschutzmitteln keine negativen Effekte auf die Gesundheit zu erwarten sind. Die **Giftigkeit** der Pflanzenschutzmittel wird durch die Parameter **ADI-Wert** (für die chronische Aufnahme) und die **Akute Referenzdosis (ARfD)** einer einzelnen Mahlzeit beurteilt.
Das **Zulassungsverfahren** für Pflanzenschutzmittel ist in der EU sehr streng und durch festgesetzte Höchstwerte reguliert (**Verordnung (EG) Nr. 396/2005**, die am 1. 9. 2008 in Kraft trat). Für Pestizide, für die noch keine Grenzwerte existierten sowie auch solche, die als Rückstände in importierten Lebensmitteln aus Nicht-EU-Staaten nachweisbar sind, wurde generell ein Höchstwert von 0,01 mg/kg festgelegt; dieser liegt bekanntlich tiefer als bei den meisten anderen geregelten Verbindungen. In Deutschland und Österreich lag in den letzten Jahren kein Hinweis auf eine akute Gefährdung von Verbrauchern durch Arzneimittelrückstände vor (z.B. nach Einsatz von Medikamenten, Antibiotika oder in der Tiermast anabol wirkender Substanzen). In beiden Ländern ergaben die Rückstands-Untersuchungen durch die amtliche Lebensmittelkontrolle in weniger als 1% der untersuchten Planproben Überschreitungen der zulässigen Höchstmengen.

Gut zu wissen: Nitrat und Nitrit

Nitrat kommt von Natur aus im Boden vor und gelangt in Form von Kaliumnitrat als Bestandteil von Mineraldünger auf die Felder. Menschen nehmen Nitrat über Gemüse, Obst und Getreide sowie über Trinkwasser auf. Großen Einfluss auf den Nitratgehalt von Gemüse haben Düngung und Sonneneinstrahlung. Von Pflanzen aufgenommenes Nitrat wird im Rahmen des Wachstums unter Einfluss der Sonnenstrahlung vor allem zu Proteinen umgewandelt. Bei wenig Sonne und niedrigen Temperaturen (unter Glas Anbau in der kalten Jahreszeit) wird Nitrat jedoch nur unvollständig abgebaut. Gemüse, die bei ungünstigen Anbaubedingungen in höherem Umfang Nitrat anreichern, sind beispielweise Blattsalate (ganz besonders Rucola und Feldsalat), Radieschen, Rettich, Rote Bete und Spinat. Nitrat selbst ist für Menschen unbedenklich – es werden sogar positive Wirkungen beschrieben. Bislang ist jedoch unklar, ab welchen Nitratmengen die Negativeffekte überwiegen. Durch Bakterien (Mund, Magen sowie beim Abkühlen gegarter Speisen bei Raumtemperatur) wird Nitrat zu Nitrit abgebaut. Nitrit wiederum kann den Blutfarbstoff Hämoglobin zu Methämoglobin umwandeln und dadurch den Sauerstofftransport beeinträchtigen. Lebensbedrohlich gefährdet sind dadurch Säuglinge bis zum sechsten Lebensmonat, weil bei ihnen das für die Umwandlung von Methämoglobin zu Hämoglobin erforderliche Enzymsystem noch nicht aktiv ist. Nitrit kann sich darüber hinaus mit in Nahrungsmitteln von Natur aus vorkommenden Aminen zu Nitrosamen verbinden – einige davon wirken krebserregend. Überwiegende saisonale Auswahl pflanzlicher Lebensmittel vermeidet größere Nitratmengen. Nitrate (E 249–250) und Nitrite (E 251–252) dürfen nach EG Nr. 1333/2008 bestimmten Käse-, Fleisch- und Fischprodukten zugesetzt werden.
(Die aktuell zulässige tägliche Aufnahmemenge (ADI) für Nitrat ist auf 3,7 mg/kg Körpergewicht (SCF, 1997 und JECFA, 2002) festgelegt, die für Nitrit auf 0,06 (SCF, 1997) bis 0,07 (JECFA, 2002) mg/kg Körpergewicht. *SCF: Wissenschaftlicher Lebensmittelausschuss der Europäischen Kommission, JECFA gemeinsamer FAO/WHO-Sachverständigenausschuss für Lebensmittelzusatzstoffe.)*

Lebensmittelkennzeichnung

Für verpackte Lebensmittel bestehen EU-weit gesetzliche Kennzeichnungsvorschriften. Neben Bezeichnung, Füllmenge, Mindesthaltbarkeitsdatum, Herkunft und Firmennamen müssen alle enthaltenen Zutaten sowie Zusatzstoffe (Name und/oder E-Nummer) und Aromen aufgeführt werden. Für ausgelobte Zutaten (Bild/Name oder „reich an") ist die Angabe des prozentualen Anteils notwendig. Deutliche Kenntlichmachung (Fettdruck, Großbuchstaben o. ä.) ist für potentiell allergene Zutaten (glutenhaltiges Getreide, Krebstiere, Eier, Fische, Erdnüsse, Soja, Milch, Schalenfrüchte, Sellerie, Senf, Sesamsamen, Schwefeldioxid/Sulfite, Weichtiere) vorgeschrieben. Verpflichtend ist auch eine Tabelle mit Angaben zum Brennwert (kcal/kJ) sowie zu Mengen an Fett, gesättigten Fettsäuren, Kohlenhydraten, Zucker, Eiweiß und Salz je 100 g oder 100 ml. Zudem können Nährstoffbezugswerte als prozentuale Anteile der Referenzwerte Erwachsener angegeben werden. Kennzeichnung verpackter Lebensmittel auf der Vorderseite der Verpackung (Front-of-Pack-Labeling, FOP) soll wissenschaftlich begrundet sein und die Konsumenten nicht absichtlich zu falschen Entscheidungen verleiten. Sie soll Verbrauchern den Vergleich verpackter Lebensmittel erleichtern. Dadurch sollen Ernährungsgewohnheiten optimiert und Adipositas sowie ernährungsmitbedingten Erkrankungen vorgebeugt werden. Derzeit existieren zahlreiche FOP-Formen, die in verschiedenen Ländern und von einigen Lebensmittelproduzenten und -händlern verwendet werden.

Teil A

Lebensmittel-gruppen

Die Lebensmittel versorgen uns mit Energie und unentbehrlichen Nährstoffen, die unser Körper zum Leben benötigt, jedoch nicht selbst herstellen kann. Diese Nährstoffe werden als **essenzielle (lebenswichtige) Nährstoffe** bezeichnet: neben Wasser sind das bestimmte Aminosäuren und Fettsäuren, Vitamine und Mineralstoffe. Zudem sind die Lebensmittel Lieferanten funktionsfördernder Inhaltsstoffe. Dazu zählen Ballaststoffe und bioaktive Pflanzenstoffe.

Für die Energie liefernden Makronährstoffe wird folgende Nährstoff-Relation empfohlen:

Ernährungswissenschaftliche Empfehlung für eine optimale Nährstoff-Relation

- 45 % bis 60 % der kcal als Kohlenhydrate
- 30 % bis 35 % – bei sehr hohem Energiebedarf auch bis zu 45 % der kcal als Fette (unter der Bedingung, dass primär Pflanzenfette und -öle eingesetzt werden)
- 10 % bis 20 % der kcal als Proteine – mindestens die Hälfte davon aus pflanzlichen Quellen

Diese ernährungswissenschaftliche und zur Krankheitsverhütung geeignete Empfehlung kann gut mit einer pflanzenbasierten Ernährung erreicht werden. Bezogen auf die Energiezufuhr sollen 75 % bis 80 % der konsumierten Lebensmittel pflanzliche Lebensmittel ausmachen.
Die einzelnen Mahlzeiten werden dafür nach dem Tellerprinzip (my plate) angeordnet und bestehen zur Hälfte aus Lebensmitteln der Gemüse- und Obstgruppe, zu einem Viertel aus Stärkelieferanten aus der Gruppe Getreide, Kartoffeln und stärkereichem Gemüse und zu einem Viertel aus Proteinlieferanten der Gruppen Milch, Milchprodukte, Hülsenfrüchte, Fisch, Fleisch und Eier. Ergänzt wird mit hochwertigen Ölen, Nüssen und Samen.

Pflanzenbasierte Ernährung unter Berücksichtigung ernährungswissenschaftlicher Empfehlungen

Tagesportionen für die verschiedenen Lebensmittelgruppen

Lebensmittelgruppe	Tagesportion – jeweils auf 2 bis 3 Mahlzeiten verteilen
Gemüse/Rohkost/ Salate/Kräuter/ Speisepilze/Speisealgen	mindestens 300 g–400 g möglichst abwechslungsreich und nach saisonalem Angebot
Obst	150 g bis maximal 250 g möglichst abwechslungsreich und nach saisonalem Angebot
Die Stärkelieferanten: Getreide, Kartoffeln und stärkereiche Gemüse	je nach körperlicher Aktivität 100 g bis 150 g Vollkornbrot (ersatzweise 60 g bis 90 g Vollkorngetreide, Trockengewicht) + 120 g bis 150 g Vollkorngetreide **oder** 60 g bis 75 g Getreide + 300 g bis 350 g Kartoffeln
Die Proteinlieferanten: Milch(-produkte) + Käse, Hülsenfrüchte, Fisch, Ei und Geflügel/Fleisch	täglich 400 g Joghurt **oder** 400 g Kefir/Milch (1,5 % Fett) möglicher Austausch je 100 g Joghurt: z.B. 20 g Schnittkäse **oder** 75 g Quark (s. auch Tabelle S. 94 bis 113) + mindestens 40 g Hülsenfrüchte (trocken gewogen) **oder** 100 g Fisch **oder** 1 Ei maximal jeden 2. Tag **oder** 100 g mageres Geflügel/Fleisch
Gute Fette	10 g bis 20 g Pflanzenöl (Rapsöl/Olivenöl) + 25 g bis 30 g Mandeln, Nüsse, Samen

Gut zu wissen: Bei Verzicht auf Fisch und Fleisch

Bei ovo-lakto-vegetarischer Ernährungsweise können wöchentlich zusätzliche 500 kcal für Lebensmittel der Gruppen Milch(-produkte)/Käse und Eier eingesetzt werden. Das entspricht zum Beispiel 200 g Joghurt mit 1,5 % Fett + 100 g Magerquark + 30 g bis 40 g Schnittkäse + 1 bis 2 Eier (siehe auch Tabellen S. 94 bis 113 und 157).

Die Verteilung der Lebensmittel berücksichtigt neben der **Energiedichte** (kcal/g) auch **charakteristische Potentiale** der jeweiligen Lebensmittelgruppen bezüglich der Versorgung mit **Makro- und Mikronährstoffen, essenziellen Fettsäuren, Ballaststoffen** und **bioaktiven Pflanzenstoffen.**

Als positiver Nebeneffekt wird dadurch die Zufuhr unerwünschter Inhaltsstoffe wie gesättigte Fettsäuren und Trans-Fettsäuren, Cholesterin und Harnsäure bildende Purine minimiert.

Die Lebensmittel einer Gruppe ähneln sich als Quelle bestimmter Nährstoffe. Sie sind jedoch nicht gleich. Daher ist eine **abwechslungsreiche** Auswahl **qualitativ hochwertiger**, möglichst **wenig verarbeiteter Lebensmittel** erforderlich, um die Versorgung des Organismus mit unentbehrlichen Mikronährstoffen und funktionsfördernden Inhaltsstoffe zu garantieren.

Im Folgenden werden die einzelnen Lebensmittelgruppen als Nährstoffquellen vorgestellt.

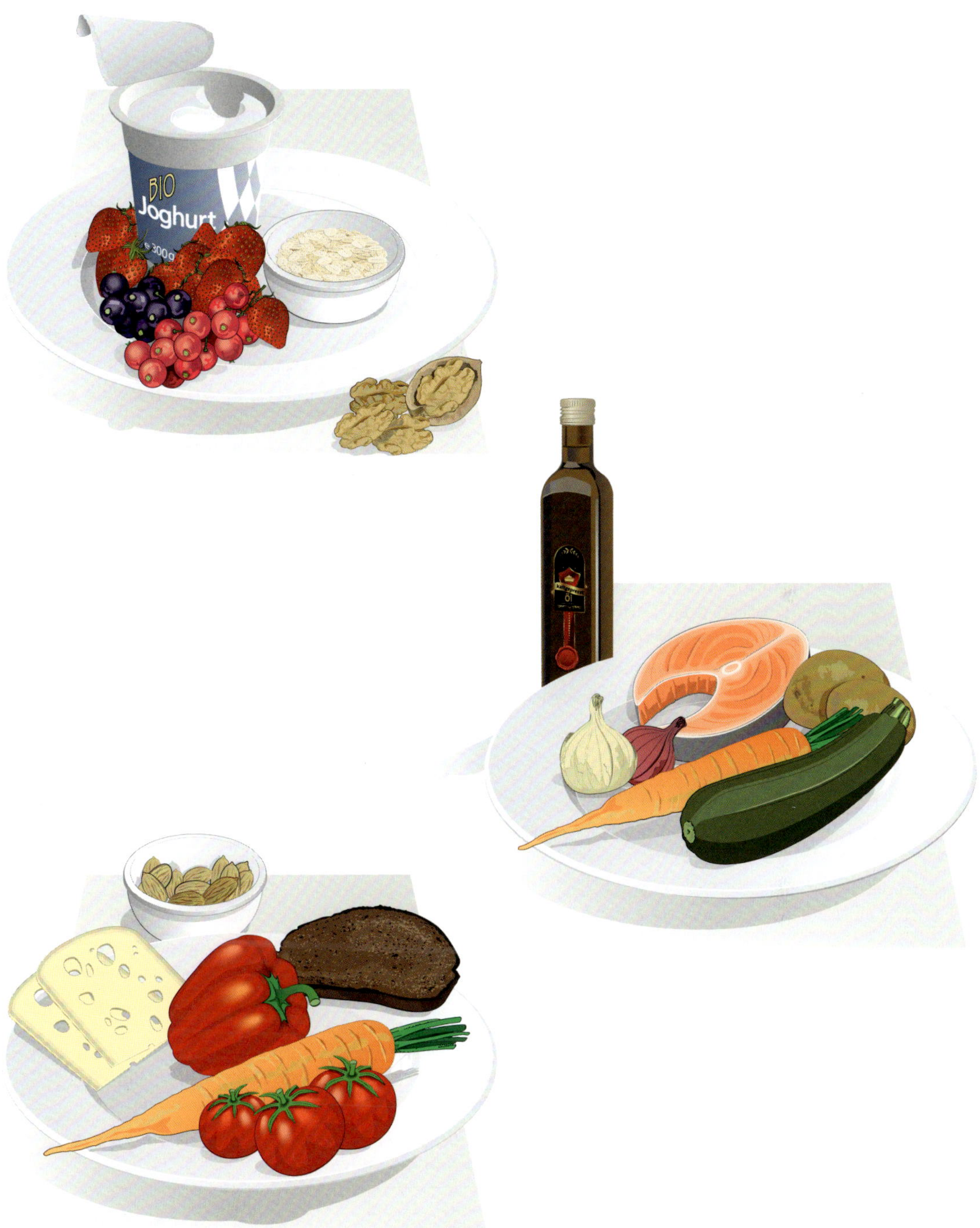

Beispielhafte Verteilung der Lebensmittel auf die Mahlzeiten des Tages (für Gestaltung und Nährwert-Berechung siehe Beispiel-Tagesplan S. 218)

Gemüse, Salate, Kräuter, Speisepilze und Speisealgen

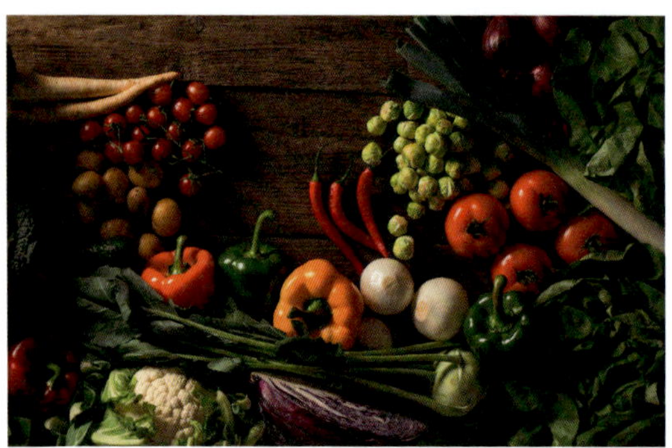

Diese Lebensmittelgruppe ist idealerweise die Basis einer pflanzenbasierten Ernährungsweise für Menschen. Gemüse zeichnen sich durch einen hohen Wassergehalt, eine niedrige Energiedichte und eine hohe Dichte an Vitaminen und Mineralstoffen aus. Lebensmittel der Gemüsegruppe liefern fast alle unentbehrlichen Mikronährstoffe und leisten einen Beitrag an der Versorgung mit Ballaststoffen sowie sekundären Pflanzenstoffen. Ausreichende Tagesmengen an Gemüse vorausgesetzt, können die Lebensmittel dieser Gruppe effektiv zur Prävention wie auch zur begleitenden Therapie ernährungsassoziierter Erkrankungen eingesetzt werden. Eine ausgewogene und vollwertige Ernährung mit ausschließlich Gemüse ist für Menschen jedoch nicht zu realisieren.

Vertreter

Zur vielfältigen, farbenfrohen Gemüsegruppe zählen ganz verschiedene Pflanzentypen sowie die daraus hergestellten Produkte; sie wachsen in unterschiedlichen Formen und Farben über und unter der Erde, am und im Meer. Viele der Pflanzen sind sowohl roh wie gegart essbar. Lediglich grüne Bohnen müssen vor dem Genuss durchgegart werden, um das giftige Phasin zu zerstören. Zum Gemüse zählen auch Kartoffel, Kochbanane, Süßkartoffel und Zuckermais (eine Getreideart). Wegen des höheren Kohlenhydratgehalts werden sie aber in diesem Buch in der Gruppe der Stärkelieferanten vorgestellt (siehe S. 64 bis 69).

Gemüse	Beispiele
Blattgemüse	Blattsalate, Bleichsellerie, Mangold, Spinat
Blütengemüse	Artischocke, Blumenkohl, Brokkoli, Romanesco, Zucchiniblüte
Frische Hülsenfrüchte	Grüne Bohne, grüne Erbse, Zuckerschote
Fruchtgemüse	Aubergine, Gurke, Kürbissorten, Paprika, Tomate, Zucchini
Kohlgemüse	Rotkohl, Weißkohl, Wirsing
Sprossengemüse	Bambussprossen, Queller, Spargel
Knollen und Wurzelgemüse	Knollensellerie, Kohlrabi, Mairübe, Möhre (Karotte), Pastinake, Petersilienwurzel, Radieschen, Rettich, Rote Bete, Schwarzwurzel, Steckrübe
Speisepilze	Zuchtpilze wie Champignons und Kräuterseitlinge, Wildpilze wie Pfifferlinge und Steinpilze
Zwiebelgemüse	Frühlingszwiebel, Knoblauch, Porree, Schalotte, Zwiebel
Kräuter	Blattpetersilie, Dill, Kresse, Majoran, Minze, Rosmarin, Salbei, Schnittlauch
Speisealgen	Braunalge (Wakame), Grünalge (Ulva), Rotalge (Nori)

Makronährstoffe

Die Lebensmittel der Gemüsegruppe enthalten in unterschiedlichen Anteilen sowohl Proteine, Kohlenhydrate als auch Fette und damit sämtliche energieliefernden Makronährstoffe (siehe Tabellen S. 24 bis 45). Verglichen mit anderen Lebensmittelgruppen sind die **Mengen an Makronährstoffen gering** und die Energiedichte (kcal/100 g) entsprechend niedrig. Als Bestandteil einer Mahlzeit sind die Gemüse daher perfekt geeignet, um mit geringen Energie-Mengen eine ausreichende Magenfüllung zu erreichen und das Gewichtsmanagement zu unterstützen.

Mikronährstoffe/Funktionelle Nährstoffe

Die Gruppe der Gemüse bietet die Versorgung mit einer besonderen **Vielfalt unentbehrlicher Mikronährstoffe** (siehe Tabellen). Lediglich Vitamin B_{12} kommt nicht vor, Vitamin D findet sich nur in Pilzen und die langkettigen n-3-Fettsäuren DHA und EPA sind ausschließlich im Fettanteil von Algen zu finden. Der regelmäßige und reichliche Verzehr von Nahrungsmitteln der Gemüsegruppe – sowohl roh wie auch schonend bei niedrigen Temperaturen und geschlossenem Deckel gegart – ist damit **unverzichtbarer Bestandteil** einer vollwertigen, ausgewogenen Kost. Für die Resorption der **fettlöslichen Vitamine** ist das gleichzeitige Vorhandensein von kleinen Mengen an Fetten oder Ölen in derselben Mahlzeit notwendig. Die Gemüse liefern zudem Ballaststoffe und dienen als Quelle bioaktiver sekundärer Pflanzenstoffe wie Carotinoide, Flavonoide, Sulfide und Ubichinone (Coenzym Q).

Sonstige Inhaltsstoffe

Die Nickelgehalte von Gemüse liegen unter 50 µg/100 g, die Werte für Salicylsäure liegen bei frischem Gemüse bis auf Ausnahmen (Chicorée, Endivie, grüne Paprika, Zucchini) unter 1 mg/100 g. Kräuter haben teilweise hohe Salicylsäurewerte je 100 g, üblicherweise werden jedoch nur kleine Mengen davon verzehrt. Gemüse ist cholesterinfrei. Die Werte für aus Purinen gebildete Harnsäure liegen im niedrigen bis mittleren Bereich. Nur wenige Gemüsesorten haben hohe Gehalte an Oxalsäure. Die Säure beeinträchtigt die Aufnahme von Kalzium und kann zur Bildung bestimmter Nierensteine führen. Bei Veranlagung zu Osteoporose und/oder Bildung von Kalzium-Oxalat-Steinen sollten bevorzugt Gemüsesorten mit niedrigen bis maximal mittleren Oxalsäurekonzentrationen gewählt werden (vergleiche nachstehende Tabelle).

Nachhaltigkeit und Qualität

Die Lebensmittel der Gemüsegruppe können als pflanzliche Lebensmittel grundsätzlich sehr gute CO_2-Äquivalente/kg Gemüse erreichen. Das Institut für Energie- und Umweltforschung Heidelberg (ifeu) hat für ausgewählte Sorten Werte berechnet. Frische Gemüse punkten dabei gegenüber Tiefkühlware und Konserve (siehe auch download-link). Bedingung dafür ist die überwiegende Auswahl regional und saisonal produzierter Produkte. Zusätzlich können wir selbst die Nachhaltigkeit durch unser Einkaufsverhalten noch verbessern, indem wir lose angebotene Ware bevorzugen und diese unverpackt oder in mitgebrachten Gemüsebeuteln nach Hause transportieren. Damit werden lange Transportwege und unnötiger Verpackungsmüll vermieden.

Um die hohe Nährstoffdichte durch Lebensmittel dieser Gruppe zu erhalten, sollen Gemüse, Salate, Kräuter und Pilze frisch eingekauft und bis zum Verzehr nur kurz und bei niedrigen Temperaturen gelagert werden. Ist dies nicht möglich, ist Tiefkühlware eine gute Alternative.

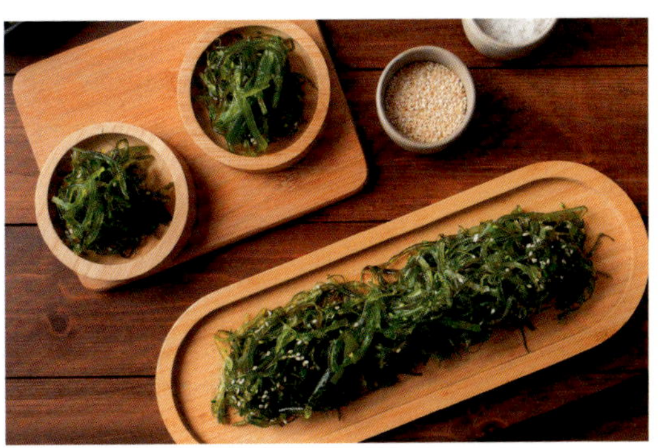

Die optimale Nutzung als **Quelle für Mikronährstoffe und funktionelle Nahrungsbestandteile** wird durch den Verzehr roher und schonend erhitzter Gemüse und eine möglichst abwechslungsreiche Auswahl erreicht.

Einen Überblick zu den Inhaltsstoffen der Gemüsegruppe gibt nachstehende Tabelle.

Inhaltsstoffe	Gemüse, Salate, Kräuter, Pilze, Algen
Wasser	meist über 85 g/100 g
Kohlenhydrate	unter 10 g/100 g (außer Edamame, Erbsen, Hokkaido, Meerrettich, Perlzwiebeln, Zuckererbsen, Shiitake, Trüffel und Braunalgen)
Fette	unter 1 g/100 g (außer Edamame und einige Kräuter)
Proteine	meist unter 5 g/100 g (außer Brennnessel, Edamame, Erbsen, Knoblauch, Weinblätter, Parasol, Steinpilz, Trüffel und Rotalgen)
Vitamine	**Fast alle** Vitamine Ausnahmen: kein Vitamin B_{12}; Vitamin A nur in Form von Provitamin A (Carotinoide); Vitamin D nur in Pilzen
Mineralstoffe	**alle** Mineralstoffe Achtung: Gemüseprodukte in Konserven wie eingelegte Gurken und Sauerkraut sind sehr natriumreich durch Salzzusatz.
Bioaktive Pflanzenstoffe	Carotinoide, Flavonoide, Phytoöstrogene, Ubichinone (Coenzym Q) u. a.
Ballaststoffe	Hemizellulose, Zellulose, Pektin, Lignin
Gesättigte Fettsäuren	gering
Nickel	bis maximal 30 µg/100 g, Ausnahme: Petersilienblätter (55 µg/100 g)
Salicylsäure	meist unter 1 mg/100 g, Ausnahmen: Basilikum (3,4 mg), Chicorée (1,02 mg), Dill (3,9 mg), Endivie 1,9 mg), Lorbeerblatt (2,52 mg), grüne Paprika (1,2 mg), Minze (9,4 mg), Salbei (21,7 mg), Thymian, getrocknet (183 mg), Zucchini (1,04 mg)
Cholesterin	frei von Cholesterin
aus Purinen gebildete Harnsäure	7 mg/100 g bis 92 mg/100 g, meist niedrige bis mittlere Werte (siehe Tabelle S. 24 bis 45) Gemüsesorten mit höheren Werten gebildeter Harnsäure sollten am besten mit Gemüsesorten mit niedrigen Werten kombiniert werden. Verzicht oder Einschränkung der Gemüseportionen ist hingegen nicht sinnvoll.
Oxalsäure	– arm an Oxalsäure je 100 g: Endivie (2,5 mg), Kohlrabi (3 mg), Wirsing (5 mg), Blumenkohl, Möhre und Rosenkohl (je 6 mg), Knollensellerie (6,8 mg), Grünkohl, Rotkohl und Tomate (je 8 bis 10 mg), Aubergine (10 g) – mittlere Oxalsäurekonzentrationen je 100 g: grünen Bohnen (44 mg), Löwenzahnblätter (25 mg) – reich an Oxalsäure je 100 g: Mangold (650 mg), Sauerampfer (500 mg), Rhabarber (460 mg), Spinat (442 mg), Rote Bete (181 mg)

Prävention chronischer Erkrankungen und Einflussmöglichkeiten bei bestehenden Stoffwechselerkrankungen

Die Lebensmittel der Gemüsegruppe wirken Verstopfung und Bildung von Divertikeln sowie Hämorriden entgegen. Darüber hinaus wird mit ausreichenden regelmäßigen Gemüseportionen eine gute Magenfüllung erreicht und einer Überversorgung mit Energie entgegengewirkt. Dieser Effekt senkt das Risiko für die Entstehung von Übergewicht, Adipositas und viszeralem Fettgewebe. In der Folge sinkt das Risiko für Adipositas assoziierte Erkrankungen: Typ-2-Diabetes mellitus, Nicht alkoholische Fettleber (NAFLD), Fettstoffwechselstörungen, Atherosklerose, Herz- und Gefäß-Erkrankungen, Bluthochdruck, Krebserkrankungen (besonders Magen- und Darmkrebs), vaskuläre Demenz und Alzheimer Demenz.

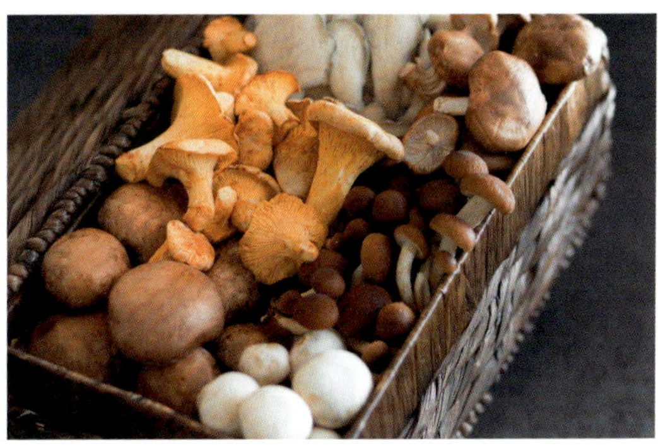

Der beschriebene positive Effekt auf die Magenfüllung und die damit einhergehende Reduktion der Kalorienmengen greift natürlich auch bei der Therapie bereits bestehender Adipositas und damit ebenfalls bei der Behandlung der genannten mit Adipositas einhergehenden Stoffwechselerkrankungen.

Wir empfehlen

Die Vertreter der Gemüsegruppe haben eine **hohe Nährstoffdichte bei parallel geringer Energiedichte**; sie sind daher besonders geeignet, Defizite an Mikronährstoffen und Ballaststoffen im Verhältnis zur Energiezufuhr zu vermeiden oder auszugleichen.
Wegen des hohen gesundheitsfördernden Potentials der Gemüse empfehlen wir für Erwachsene Tagesportionen von mindestens 300 g bis 400 g sowohl als Prävention von Herz- und Gefäßerkrankungen und Krebs wie auch zur unterstützenden Behandlung von Adipositas und Stoffwechselerkrankungen.
Also ran an's Gemüse und an so vielen Tagen wie möglich zwei Portionen aus der Gemüsegruppe, verteilt auf zwei Mahlzeiten genießen – die Hälfte davon als Rohkost oder Salat, die andere Hälfte schonend gegart zu einer warmen Mahlzeit.
Wer bislang nur kleine Gemüsemengen genossen hat, sollte die Mengen zur Entlastung des Darms langsam steigern bis die mindestens 300 g bis 400 g pro Tag erreicht sind.

So können Sie Gemüseportionen in Ihre Mahlzeiten einbauen:

150 g bis 200 g Rohkost dazu Vollkornbrot mit Quark und frischen Kräutern, Käse, geräuchertem Fisch, pflanzlichem Aufstrich (z. B. Hummus) und Nüsse, **oder**
150 g bis 200 g Salatgemüse für einen großen gemischter Salat mit ölhaltigem Dressing dazu Vollkornbrot oder herzhafte Hafer-Granola ergänzt mit Fetakäse, Hülsenfrüchten, Fisch oder Geflügel, **oder**
150 g bis 200 g Gemüse in Öl gedünstet für die warme Mahlzeit dazu Vollkorngetreide (Brot, Nudeln, Polenta, Reis) oder Pellkartoffeln ergänzt durch Hülsenfrüchte, Milchprodukte, Fisch **oder** Geflügel/Fleisch.

Die folgenden Tabellen (S. 24 bis 45) zeigen Übersichten zu den Nährstoffen und Inhaltsstoffen ausgewählter Lebensmittel der Gemüsegruppe.

Nährstoffe, die mit 100 g Lebensmittel mehr als 20 % der Referenzwerte für die Nährstoffzufuhr liefern, sind fett gedruckt.

GEMÜSE Angaben je 100 g Lebensmittel	Alfalfa (Luzernensprossen)	Artischockenboden	Aubergine	Bambussprossen	Bataviasalat	Bleichsellerie
Energie kcal	35	43	20	23	17	21
Proteine g	4,0	2,4	1,2	2,5	1,3	1,2
davon ess. AS g	2,0	1,1	0,5	1,2	kD	0,7
Fette gesamt g	0,7	0,1	0,2	0,3	0,1	0,2
MUFS g	0,4	0,1	0,1	0,2	Spuren	0,1
davon n3-FS g	0,2	0,02	0,02	0,1	Spuren	0,1
davon n6-FS g	0,2	0,04	0,1	0,1	Spuren	0,03
KH, verwertbar g	2,2	2,6	2,5	1,0	1,8	2,2
davon Zucker g	1,0	2,6	2,3	1,0	1,1	2,2
Ballaststoffe g	1,6	**10,8**	1,4	2,6	2,1	2,5
Wasser g	91	83	94	92	96	92
Vitamine						
A Retinol-Akt.-Ä. µg	8	8	4	1	74	**242**
D µg	0	0	0	0	0	0
E Alpha-Toc. mg	0,1	0,2	0,03	0,3	Spuren	0,2
K µg	5	kD	1	5	kD	**29**
B_1 mg	0,08	0,14	0,04	0,13	0,04	0,05
B_2 mg	0,13	0,01	0,05	0,08	Spuren	0,08
Niacin-Ä. mg	1,38	1,43	0,78	1,03	0,40	0,73
Pantothensäure mg	0,56	0,3	0,23	0,28	kD	0,43
B_6 mg	0,03	0,10	0,07	0,10	0,05	0,09
Biotin µg	**10,0**	4,1	0,8	2,0	kD	kD
Folsäure µg	36	**68**	31	**60**	kD	7
B_{12} µg	0	0	0	0	0	0
C mg	8	8	5	7	4	7
Mineralstoffe						
Natrium mg	6	47	4	6	6	125
Kalium mg	79	353	203	468	200	329
Calcium mg	32	53	12	15	26	80
Magnesium mg	27	26	14	3	9	12
Phosphor mg	70	**130**	21	53	17	48
Eisen mg	1,0	1,5	0,4	0,7	0,4	0,2
Jod µg	1	4	0,8	4	kD	1
Fluorid mg	Spuren	0,05	0,02	0,05	kD	0,07
Zink mg	0,92	0,47	0,12	0,20	kD	0,11
Selen µg	kD	1	3,9	kD	kD	kD
Kupfer mg	0,16	**0,32**	0,09	0,25	kD	0,04
Chrom µg	kD	kD	kD	kD	kD	kD
Mangan mg	0,19	0,38	0,11	0,35	kD	0,10
Sonstiges						
Cholesterin mg	0	0	0	0	0	0
Harnsäure, gbd. mg	15	78	21	29	kD	70

KH, verwertbar = Kohlenhydrate, verwertbar; Retinol-Akt.-Ä. = Retinol-Aktivitäts-Äquivalent; Alpha-Toc. = Alpha-Tocopherol; Niacin-Ä. = Niacin-Äquivalent; Harnsäure, gbd. = Harnsäure, gebildete

GEMÜSE Angaben je 100 g Lebensmittel	Blumenkohl	Bohnen, grün (Busch-, Stangen-bohnen)	Bohnen, Wachs-bohnen	Bohnen-sprossen	Brokkoli	Chayote
Energie kcal	28	37	37	47	34	30
Proteine g	2,5	2,4	1,7	3,5	3,8	0,8
davon ess. AS g	1,1	1,0	0,9	1,8	1,4	0,4
Fette gesamt g	0,3	0,2	0,2	0,3	0,2	0,1
MUFS g	0,1	0,1	0,1	0,2	0,1	0,0
davon n3-FS g	0,1	0,1	0,1	0,1	0,1	0,03
davon n6-FS g	0,03	0,1	0,05	0,1	0,02	0,02
KH, verwertbar g	2,3	5,1	5,5	5,8	2,7	5,7
davon Zucker g	2,1	2,7	2,1	2,9	2,7	4,5
Ballaststoffe g	2,9	1,9	3,0	3,0	3,0	1,1
Wasser g	91	88	89	87	89	92
Vitamine						
A Retinol-Akt.-Ä. µg	1	27	5	2	71	1
D µg	0	0	0	0	0	0
E Alpha-Toc. mg	0,04	0,02	0,5	0,1	0,46	0,5
K µg	**31**	**36**	kD	5	**179**	5
B_1 mg	0,09	0,08	0,08	**0,37**	0,10	0,03
B_2 mg	0,09	0,11	0,12	0,22	0,18	0,04
Niacin-Ä. mg	1,17	1,02	0,85	2,67	1,62	0,60
Pantothensäure mg	**1,01**	0,5	0,3	0,45	**1,29**	0,48
B_6 mg	0,20	0,26	0,10	0,08	0,28	0,08
Biotin µg	2,0	7,0	4,0	0,3	1,0	0,4
Folsäure µg	52	56	34	**100**	39	28
B_{12} µg	0	0	0	0	0	0
C mg	**64**	19	21	20	**94**	17
Mineralstoffe						
Natrium mg	13	2	7	30	23	2
Kalium mg	282	226	243	307	256	108
Calcium mg	22	64	45	30	58	14
Magnesium mg	15	22	27	50	18	14
Phosphor mg	49	36	43	60	63	14
Eisen mg	0,5	0,7	1,1	1,0	0,8	0,4
Jod µg	0,7	3	0,6	1	15	1,4
Fluorid mg	0,01	0,01	0,01	0,01	0,01	0,02
Zink mg	0,29	0,30	0,28	0,50	0,46	0,20
Selen µg	0,9	1,4	kD	kD	0,7	kD
Kupfer mg	0,05	0,08	0,10	**0,40**	0,06	0,08
Chrom µg	2,00	2,20	kD	kD	16,00	kD
Mangan mg	0,18	0,22	0,40	0,50	0,47	0,04
Sonstiges						
Cholesterin mg	0	0	0	0	0	0
Harnsäure, gbd. mg	51	37	42	12	81	7

GEMÜSE Angaben je 100 g Lebensmittel	Chicorée	Chili, Pfefferschoten	Chili, Pfefferschote, süß	Chili, Pfefferschote, grün	Chili, Pfefferschote, rot	Chinakohl
Energie kcal	20	45	45	44	35	16
Proteine g	1,2	1,6	1,6	1,3	1,8	1,1
davon ess. AS g	0,6	0,7	0,7	0,6	0,8	0,6
Fette gesamt g	0,2	0,3	0,3	0,2	0,3	0,3
MUFS g	0,1	0,1	0,1	0,1	0,2	0,1
davon n3-FS g	0,03	0,01	0,01	0,01	0,02	0,1
davon n6-FS g	0,1	0,1	0,1	0,1	0,2	0,03
KH, verwertbar g	2,4	7,0	7,0	7,3	4,2	1,2
davon Zucker g	2,4	6,7	6,7	6,9	4,0	1,2
Ballaststoffe g	1,3	3,6	3,6	3,6	3,6	1,7
Wasser g	92	87	87	87	89	95
Vitamine						
A Retinol-Akt.-Ä. µg	**286**	167	167	39	**342**	36
D µg	0	0	0	0	0	0
E Alpha-Toc. mg	0,1	**2,9**	**2,9**	0,6	**2,9**	0,2
K µg	kD	5	5	5	5	**80**
B_1 mg	0,06	0,07	0,07	0,07	0,12	0,03
B_2 mg	0,04	0,09	0,09	0,08	0,15	0,04
Niacin-Ä. mg	0,57	1,25	1,25	1,38	2,58	0,73
Pantothensäure mg	0,4	0,06	0,06	0,06	0,06	0,2
B_6 mg	0,05	**0,36**	**0,36**	**0,36**	0,28	0,12
Biotin µg	5,0	3,0	3,0	3,0	3,0	0,5
Folsäure µg	50	52	52	52	52	**66**
B_{12} µg	0	0	0	0	0	0
C mg	9	**200**	**200**	**235**	**225**	**26**
Mineralstoffe						
Natrium mg	4	7	7	7	12	19
Kalium mg	198	280	280	280	440	144
Calcium mg	26	14	14	10	16	40
Magnesium mg	13	20	20	24	21	11
Phosphor mg	26	38	38	80	39	30
Eisen mg	0,7	1,0	1,0	0,7	1,0	0,6
Jod µg	1	2	2	2	2	0,3
Fluorid mg	0,07	0,02	0,02	0,02	0,02	0,02
Zink mg	0,16	0,15	0,15	0,15	0,30	0,37
Selen µg	kD	kD	kD	kD	kD	kD
Kupfer mg	0,10	0,14	0,14	0,14	0,17	0,06
Chrom µg	kD	kD	kD	kD	kD	0,90
Mangan mg	0,30	0,24	0,24	0,24	0,20	0,17
Sonstiges						
Cholesterin mg	0	0	0	0	0	0
Harnsäure, gbd. mg	12	10	10	10	10	21

KH, verwertbar = Kohlenhydrate, verwertbar; Retinol-Akt.-Ä. = Retinol-Aktivitäts-Äquivalent; Alpha-Toc. = Alpha-Tocopherol; Niacin-Ä. = Niacin-Äquivalent; Harnsäure, gbd. = Harnsäure, gebildete

GEMÜSE Angaben je 100 g Lebensmittel	Eisberg-salat	Endivien	Edamame (Sojabohne, jung, grün)	Erbsen, grün	Zucker-erbsen	Feldsalat
Energie kcal	15	18	166	91	69	18
Proteine g	1,0	1,8	**13,0**	6,6	4,0	1,8
davon ess. AS g	0,5	0,9	kD	5,2	2,3	0,9
Fette gesamt g	0,2	0,2	6,8	0,5	0,2	0,4
MUFS g	0,1	0,1	3,2	0,3	0,1	0,2
davon n3-FS g	0,1	0,02	kD	0,1	0,01	0,1
davon n6-FS g	0,04	0,1	kD	0,2	0,1	0,1
KH, verwertbar g	1,6	1,2	11,1	12,3	10,0	0,8
davon Zucker g	2,0	1,7	2,9	1,3	4,5	0,8
Ballaststoffe g	1,1	1,9	4,2	5,0	5,0	1,8
Wasser g	95	94	68	75	80	94

Vitamine

A Retinol-Akt.-Ä. µg	**300**	140	kD	35	34	**325**
D µg	0	0	0	0	0	0
E Alpha-Toc. mg	0,6	1,0	0,7	0,55	0,5	0,6
K µg	kD	kD	kD	**36**	kD	kD
B_1 mg	0,05	0,06	**0,44**	**0,30**	0,17	0,07
B_2 mg	0,02	0,04	0,18	0,16	0,15	0,08
Niacin-Ä. mg	0,42	0,79	**4,27**	**4,05**	**3,42**	0,71
Pantothensäure mg	0,05	0,9	kD	0,72	0,75	0,2
B_6 mg	0,06	0,06	0,07	0,16	0,16	0,25
Biotin µg	0,7	0,7	kD	5,0	3,0	1,0
Folsäure µg	53	**109**	kD	**159**	33	**145**
B_{12} µg	0	0	0	0	0	0
C mg	4	10	**29**	**25**	**25**	**35**

Mineralstoffe

Natrium mg	12	43	15	2	4	4
Kalium mg	175	230	620	252	300	421
Calcium mg	19	54	197	26	20	35
Magnesium mg	7	10	65	36	30	13
Phosphor mg	20	54	**194**	**118**	80	49
Eisen mg	0,5	1,4	**3,6**	1,6	2,0	2,0
Jod µg	2	2,9	kD	4,2	4	35
Fluorid mg	0,1	0,06	kD	0,03	0,03	0,1
Zink mg	0,15	0,36	kD	0,96	0,33	0,31
Selen µg	kD	2,8	kD	kD	0,9	kD
Kupfer mg	0,03	0,04	kD	0,25	0,20	0,11
Chrom µg	kD	kD	kD	kD	0,80	kD
Mangan mg	0,15	0,15	kD	0,35	0,40	0,20

Sonstiges

Cholesterin mg	0	0	0	0	0	0
Harnsäure, gbd. mg	11	16	kD	84	150	34

GEMÜSE Angaben je 100 g Lebensmittel	Fenchel-knolle	Frühlings-zwiebel (Lauch-zwiebel)	Grünkohl	Gurke	Gurke süß-sauer milchsauer	Salz-Dill-Gurke milchsauer fermentiert
Energie kcal	23	47	45	14	11	9
Proteine g	1,4	0,9	4,3	0,6	0,3	0,4
davon ess. AS g	0,7	0,5	1,9	0,2	0,1	0,1
Fette gesamt g	0,2	0,3	0,9	0,2	0,1	0,1
MUFS g	0,1	0,1	0,5	0,1	0,0	0,1
davon n3-FS g	0,03	0,01	0,4	0,04	0,02	0,03
davon n6-FS g	0,1	0,1	0,1	0,05	0,02	0,03
KH, verwertbar g	3,0	8,5	2,5	1,8	2,0	1,3
davon Zucker g	3,0	6,5	2,5	1,8	1,9	1,3
Ballaststoffe g	2,0	2,8	4,2	0,9	0,5	0,5
Wasser g	92	87	86	96	95	96
Vitamine						
A Retinol-Akt.-Ä. µg	12	100	**431**	31	15	20
D µg	0	0	0	0	0	0
E Alpha-Toc. mg	**6,0**	0,3	**1,7**	0,06	0,03	0,05
K µg	kD	kD	**347**	13	7	7
B_1 mg	0,03	0,13	0,10	0,02	0,01	0,01
B_2 mg	0,11	0,06	0,25	0,03	0,01	0,01
Niacin-Ä. mg	0,50	1,02	**3,17**	0,27	0,11	0,15
Pantothensäure mg	kD	0,11	kD	0,24	0,11	0,11
B_6 mg	0,06	0,20	0,25	0,04	0,01	0,02
Biotin µg	kD	0,9	1,0	1,0	0,4	0,5
Folsäure µg	37	17	**187**	15	5	5
B_{12} µg	0	0	0	0	0	0
C mg	9	**25**	**105**	8	3	4
Mineralstoffe						
Natrium mg	27	13	35	3	**672**	671
Kalium mg	395	230	451	164	89	95
Calcium mg	38	140	**212**	16	16	18
Magnesium mg	12	11	31	8	7	7
Phosphor mg	51	24	87	15	11	12
Eisen mg	kD	1,2	1,9	0,2	0,1	0,2
Jod µg	kD	2	4,5	2,9	2	2,1
Fluorid mg	kD	0,04	0,02	0,01	0,01	0,01
Zink mg	0,22	1,00	0,33	0,11	0,06	0,08
Selen µg	kD	kD	1,4	0,8	0,01	kD
Kupfer mg	kD	0,08	0,06	0,04	0,02	0,02
Chrom µg	kD	kD	8,50	14,00	kD	kD
Mangan mg	kD	0,23	0,55	0,08	0,05	0,08
Sonstiges						
Cholesterin mg	0	0	0	0	0	0
Harnsäure, gbd. mg	kD	15	48	7	4	4

KH, verwertbar = Kohlenhydrate, verwertbar; Retinol-Akt.-Ä. = Retinol-Aktivitäts-Äquivalent; Alpha-Toc. = Alpha-Tocopherol; Niacin-Ä. = Niacin-Äquivalent; Harnsäure, gbd. = Harnsäure, gebildete

GEMÜSE Angaben je 100 g Lebensmittel	Knollensellerie	Kohlrabi	Kohlrübe (Steckrübe)	Kopfsalat	Kürbis Butternut	Kürbis Flaschenkürbis (Kalebasse)
Energie kcal	27	28	36	14	48	19
Proteine g	1,6	1,9	1,2	1,2	1,0	0,4
davon ess. AS g	0,5	0,6	0,4	0,5	kD	0,2
Fette gesamt g	0,3	0,2	0,2	0,2	0,1	0,1
MUFS g	0,2	0,1	0,10	0,1	Spuren	0,05
davon n3-FS g	0,02	0,05	0,07	0,1	Spuren	0,03
davon n6-FS g	0,2	0,02	0,03	0,1	Spuren	0,02
KH, verwertbar g	2,3	3,7	5,7	1,1	9,7	2,7
davon Zucker g	1,9	3,7	1,6	1,0	2,2	2,1
Ballaststoffe g	4,2	1,5	2,9	1,4	2,0	2,5
Wasser g	91	92	89	95	86	94

Vitamine

A Retinol-Akt.-Ä. µg	1	17	8	93	**532**	1
D µg	0	0	0	0	0	0
E Alpha-Toc. mg	0,5	0,4	0,2	0,57	1,4	1,0
K µg	**41**	7	5	**129**	kD	5
B_1 mg	0,04	0,05	0,05	0,05	0,10	0,03
B_2 mg	0,07	0,05	0,06	0,03	0,02	0,02
Niacin-Ä. mg	1,10	2,00	1,15	0,50	1,43	0,40
Pantothensäure mg	0,51	0,1	0,11	0,11	kD	0,16
B_6 mg	0,20	0,07	0,20	0,06	0,15	0,04
Biotin µg	0,7	3,0	kD	2,0	kD	0,4
Folsäure µg	**76**	**70**	42	41	kD	36
B_{12} µg	0	0	0	0	0	0
C mg	8	**63**	**33**	11	21	5

Mineralstoffe

Natrium mg	77	20	10	7	4	2
Kalium mg	414	322	227	306	352	120
Calcium mg	50	59	48	21	48	17
Magnesium mg	14	43	11	9	34	9
Phosphor mg	69	50	31	23	33	13
Eisen mg	0,4	0,5	0,5	0,3	0,7	0,5
Jod µg	2,4	0,7	4	1,8	kD	1,4
Fluorid mg	0,01	0,01	0,03	0,02	kD	0,02
Zink mg	0,40	0,25	0,10	0,30	kD	0,16
Selen µg	0,9	0,7	kD	kD	kD	kD
Kupfer mg	0,12	0,05	0,08	0,05	kD	0,03
Chrom µg	4,00	kD	kD	kD	kD	kD
Mangan mg	0,15	0,11	0,07	0,18	kD	0,04

Sonstiges

Cholesterin mg	0	0	0	0	0	0
Harnsäure, gbd. mg	30	25	20	13	kD	7

GEMÜSE Angaben je 100 g Lebensmittel	Kürbis Gartenkürbis	Kürbis, Hokkaido	Kürbis (Pumkin)	Mangold	Möhre (Karotte)	Okra (Lady´s Finger)
Energie kcal	16	71	29	21	39	29
Proteine g	0,5	1,7	1,1	2,1	0,8	2,1
davon ess. AS g	0,2	0,0	0,5	0,8	0,3	1,1
Fette gesamt g	0,2	0,5	0,1	0,3	0,2	0,2
MUFS g	0,1	0,1	0,1	0,2	0,1	0,1
davon n3-FS g	0,1	0,01	0,04	0,1	0,01	0,002
davon n6-FS g	0,04	0,1	0,02	0,04	0,1	0,1
KH, verwertbar g	2,2	13,6	4,6	0,7	6,8	2,2
davon Zucker g	1,7	6,3	3,7	0,7	6,4	2,2
Ballaststoffe g	1,1	2,4	2,2	2,6	3,1	4,9
Wasser g	95	81	91	92	88	90
Vitamine						
A Retinol-Akt.-Ä. µg	9	**316**	49	**294**	**818**	33
D µg	0	0	0	0	0	0
E Alpha-Toc. mg	1,0	0,1	1,0	1,5	0,4	0,1
K µg	5	kD	5	kD	**15**	5
B_1 mg	0,08	0,03	0,05	0,10	0,11	0,07
B_2 mg	0,07	0,07	0,07	0,16	0,01	0,08
Niacin-Ä. mg	0,33	0,59	0,78	1,28	0,75	1,22
Pantothensäure mg	0,1	kD	0,4	0,17	0,27	0,25
B_6 mg	0,03	0,29	0,11	0,09	0,17	0,08
Biotin µg	0,4	kD	0,4	0,8	5,0	0,6
Folsäure µg	23	kD	36	30	17	**88**
B_{12} µg	0	0	0	0	0	0
C mg	11	**30**	12	**39**	3	**36**
Mineralstoffe						
Natrium mg	1	30	1	90	23	4
Kalium mg	140	490	383	376	355	199
Calcium mg	18	19	22	103	21	64
Magnesium mg	10	7	8	**81**	12	38
Phosphor mg	17	33	44	39	36	75
Eisen mg	0,2	0,3	0,8	2,7	0,4	0,7
Jod µg	1,4	kD	1,4	1	3,1	5,6
Fluorid mg	0,02	kD	0,02	0,06	0,02	0,02
Zink mg	0,20	kD	0,20	0,30	0,26	1,30
Selen µg	kD	kD	kD	kD	kD	0,1
Kupfer mg	0,02	kD	0,08	0,08	0,06	0,01
Chrom µg	kD	kD	kD	kD	4,00	kD
Mangan mg	0,16	kD	0,07	0,30	0,10	0,14
Sonstiges						
Cholesterin mg	0	0	0	0	0	0
Harnsäure, gbd. mg	7	kD	7	57	17	8

KH, verwertbar = Kohlenhydrate, verwertbar; Retinol-Akt.-Ä. = Retinol-Aktivitäts-Äquivalent; Alpha-Toc. = Alpha-Tocopherol; Niacin-Ä. = Niacin-Äquivalent; Harnsäure, gbd. = Harnsäure, gebildete

GEMÜSE Angaben je 100 g Lebensmittel	Queller (Meeres-spargel, Salicornia)	Pak Choi	Palmenherz	Paprika, grün	Paprika, gelb	Paprika, rot
Energie kcal	14	16	44	22	37	43
Proteine g	0,7	1,1	2,5	1,1	1,2	1,3
davon ess. AS g	kD	0,5	1,2	0,5	0,5	0,6
Fette gesamt g	0,2	0,3	0,1	0,2	0,3	0,5
MUFS g	kD	0,1	0,1	0,1	0,2	0,3
davon n3-FS g	kD	0,1	0,01	0,02	0,03	0,05
davon n6-FS g	kD	0,03	0,04	0,1	0,1	0,2
KH, verwertbar g	1,1	1,2	6,0	2,9	5,3	6,4
davon Zucker g	0,6	1,2	6,0	2,8	5,0	6,4
Ballaststoffe g	2,5	1,7	4,2	2,0	3,6	3,6
Wasser g	92	95	86	93	89	87

Vitamine

Vitamine	Queller (Meeres-spargel, Salicornia)	Pak Choi	Palmenherz	Paprika, grün	Paprika, gelb	Paprika, rot
A Retinol-Akt.-Ä. µg	96	36	8	44	11	**177**
D µg	0	0	0	0	0	0
E Alpha-Toc. mg	0,5	0,2	0,2	**2,5**	**2,5**	**2,9**
K µg	kD	**80**	kD	11	5	5
B_1 mg	0,14	0,03	0,09	0,05	0,01	0,04
B_2 mg	0,18	0,04	0,04	0,04	0,02	0,12
Niacin-Ä. mg	0,11*	0,72	1,45	0,56	0,95	1,88
Pantothensäure mg	kD	0,2	0,3	0,23	0,08	0,27
B_6 mg	**1,10**	0,12	0,10	0,24	**0,33**	**0,45**
Biotin µg	kD	0,5	4,1	3,0	3,0	3,0
Folsäure µg	kD	**66**	30	55	55	55
B_{12} µg	0	0	0	0	0	0
C mg	**24**	**26**	9	**117**	**130**	**140**

Mineralstoffe

Mineralstoffe	Queller (Meeres-spargel, Salicornia)	Pak Choi	Palmenherz	Paprika, grün	Paprika, gelb	Paprika, rot
Natrium mg	**1024**	19	40	2	4	5
Kalium mg	119	144	350	174	220	260
Calcium mg	34	40	50	10	8	10
Magnesium mg	**75**	11	26	11	16	14
Phosphor mg	20	30	90	21	26	30
Eisen mg	**4,9**	0,6	1,0	0,4	0,4	0,6
Jod µg	kD	0,3	4	1	2	1
Fluorid mg	kD	0,02	0,05	0,02	0,02	0,02
Zink mg	kD	0,37	0,06	0,14	0,10	0,26
Selen µg	kD	kD	kD	4,3	kD	kD
Kupfer mg	kD	0,06	**0,30**	0,07	0,02	0,08
Chrom µg	kD	kD	kD	kD	kD	kD
Mangan mg	kD	0,17	0,38	0,13	0,10	0,10

Sonstiges

Sonstiges	Queller (Meeres-spargel, Salicornia)	Pak Choi	Palmenherz	Paprika, grün	Paprika, gelb	Paprika, rot
Cholesterin mg	0	0	0	0	0	0
Harnsäure, gbd. mg	kD	21	30	10	10	15

GEMÜSE Angaben je 100 g Lebensmittel	Pastinake	Petersilie, Wurzelpetersilie	Porree (Lauch)	Radicchio	Radieschen	Rettich
Energie kcal	61	48	29	16	17	18
Proteine g	1,3	2,9	2,1	1,2	1,1	1,1
davon ess. AS g	0,6	0,9	0,8	0,6	0,5	0,5
Fette gesamt g	0,4	0,5	0,3	0,2	0,1	0,2
MUFS g	0,3	0,3	0,2	0,1	0,1	0,1
davon n3-FS g	0,02	0,03	0,04	0,1	0,05	0,1
davon n6-FS g	0,2	0,2	0,1	0,04	0,01	0,02
KH, verwertbar g	12,1	6,1	3,3	1,5	2,1	2,4
davon Zucker g	3,1	6,1	3,1	1,5	2,1	2,0
Ballaststoffe g	2,1	4,3	2,2	1,6	1,5	1,2
Wasser g	82	84	90	95	94	94

Vitamine

A Retinol-Akt.-Ä. µg	2	3	62	67	2	1
D µg	0	0	0	0	0	0
E Alpha-Toc. mg	0,88	**1,7**	0,53	0,5	0,01	0,01
K µg	1	kD	**47**	kD	kD	kD
B_1 mg	0,08	0,10	0,08	0,07	0,03	0,03
B_2 mg	0,13	0,09	0,07	0,03	0,03	0,03
Niacin-Ä. mg	1,17	2,47	0,90	0,50	0,35	0,48
Pantothensäure mg	0,5	0,13	0,14	0,18	0,18	0,18
B_6 mg	0,10	0,23	0,26	0,05	0,06	0,06
Biotin µg	kD	0,5	2,0	1,5	1,0	0,5
Folsäure µg	59	22	**103**	34	24	24
B_{12} µg	0	0	0	0	0	0
C mg	18	**41**	**24**	**28**	**29**	**27**

Mineralstoffe

Natrium mg	8	12	4	10	22	15
Kalium mg	523	399	279	240	239	450
Calcium mg	51	39	63	40	25	41
Magnesium mg	26	26	15	11	9	19
Phosphor mg	73	57	49	27	17	36
Eisen mg	0,6	0,9	0,8	1,5	0,4	0,8
Jod µg	3,6	1	8,6	3,3	1,2	8
Fluorid mg	0,01	0,08	0,01	0,03	0,07	0,03
Zink mg	0,85	0,18	0,28	0,20	0,19	0,28
Selen µg	1,7	1,4	0,8	kD	2	1,9
Kupfer mg	0,14	0,20	0,05	0,05	0,03	0,04
Chrom µg	4,00	5,20	5,10	kD	kD	1,00
Mangan mg	0,40	0,15	0,19	0,35	0,05	0,08

Sonstiges

Cholesterin mg	0	0	0	0	0	0
Harnsäure, gbd. mg	kD	30	74	10	12	15

KH, verwertbar = Kohlenhydrate, verwertbar; Retinol-Akt.-Ä. = Retinol-Aktivitäts-Äquivalent; Alpha-Toc. = Alpha-Tocopherol; Niacin-Ä. = Niacin-Äquivalent; Harnsäure, gbd. = Harnsäure, gebildete

GEMÜSE Angaben je 100 g Lebensmittel	Rhabarber	Romanosalat (Römersalat)	Romanesco (Minarettkohl)	Rosenkohl	Rote Bete (rote Rübe)	Rotkohl
Energie kcal	20	18	28	44	47	27
Proteine g	0,6	1,6	2,5	4,5	1,5	1,5
davon ess. AS g	0,2	0,8	1,2	1,8	0,5	0,5
Fette gesamt g	0,1	0,2	0,3	0,3	0,1	0,2
MUFS g	0,1	0,1	0,2	0,2	0,05	0,1
davon n3-FS g	0,02	0,1	0,1	0,2	0,01	0,04
davon n6-FS g	0,1	0,04	0,03	0,04	0,04	0,1
KH, verwertbar g	1,4	1,7	2,3	3,3	8,4	3,5
davon Zucker g	1,1	1,7	2,0	2,8	8,4	3,5
Ballaststoffe g	3,2	1,3	2,9	4,4	2,5	2,5
Wasser g	93	94	91	86	86	91

Vitamine

A Retinol-Akt.-Ä. µg	5	130	1	39	1	1
D µg	0	0	0	0	0	0
E Alpha-Toc. mg	0,3	0,6	0,1	0,6	0,04	**1,7**
K µg	11	kD	**31**	**153**	5	**24**
B_1 mg	0,03	0,12	0,09	0,13	0,02	0,06
B_2 mg	0,03	0,02	0,09	0,13	0,04	0,04
Niacin-Ä. mg	0,37	0,95	1,22	1,50	0,45	0,63
Pantothensäure mg	0,08	0,18	**1,01**	kD	0,13	0,32
B_6 mg	0,04	0,05	0,20	**0,35**	0,05	0,15
Biotin µg	1,0	0,7	2,0	kD	0,1	2,0
Folsäure µg	3	55	52	**101**	**83**	35
B_{12} µg	0	0	0	0	0	0
C mg	10	**24**	**64**	**112**	10	**57**

Mineralstoffe

Natrium mg	2	8	13	9	58	11
Kalium mg	287	290	282	471	407	241
Calcium mg	66	36	22	35	17	37
Magnesium mg	11	6	15	22	20	16
Phosphor mg	22	45	49	84	44	29
Eisen mg	0,4	1,1	0,5	0,9	0,9	0,4
Jod µg	2,3	2	0,7	0,7	0,4	2,9
Fluorid mg	0,04	0,03	0,01	0,01	0,01	0,01
Zink mg	0,13	0,20	0,29	0,54	0,36	0,19
Selen µg	0,5	kD	kD	0,6	0,6	0,9
Kupfer mg	0,04	0,04	0,05	0,07	0,08	0,04
Chrom µg	4,00	kD	kD	14,00	3,00	0,50
Mangan mg	0,17	0,30	0,18	0,33	0,24	0,16

Sonstiges

Cholesterin mg	0	0	0	0	0	0
Harnsäure, gbd. mg	13	10	51	69	19	32

GEMÜSE Angaben je 100 g Lebensmittel	Rucola	Rübstiel (Stielmus)	Schwarz-wurzel	Soja-sprossen	Spargel, grün	Spargel, weiß
Energie kcal	30	43	54	59	25	21
Proteine g	2,6	3,0	1,4	6,3	2,5	2,0
davon ess. AS g	1,2	1,4	0,7	3,2	kD	0,7
Fette gesamt g	0,7	0,5	0,4	1,0	0,3	0,2
MUFS g	0,3	0,2	0,2	0,6	0,2	0,1
davon n3-FS g	0,2	0,1	0,1	0,5	0,01	0,01
davon n6-FS g	0,1	0,2	0,1	0,1	0,1	0,1
KH, verwertbar g	2,1	4,4	2,1	4,7	2,0	2,0
davon Zucker g	1,8	4,4	2,1	4,6	1,5	2,0
Ballaststoffe g	1,6	3,5	**18,3**	2,4	2,2	1,4
Wasser g	92	137	74	85	93	94
Vitamine						
A Retinol-Akt.-Ä. µg	117	**450**	2	2	53	43
D µg	0	0	0	0	0	0
E Alpha-Toc. mg	1,0	**2,3**	**6,0**	0,1	**2,0**	**1,8**
K µg	**250**	kD	kD	kD	kD	**39**
B_1 mg	0,04	0,08	0,11	0,16	0,12	0,11
B_2 mg	0,09	0,23	0,04	0,16	0,11	0,11
Niacin-Ä. mg	1,20	1,85	0,65	**3,90**	1,50	1,40
Pantothensäure mg	0,1	0,26	0,2	**1,44**	kD	0,62
B_6 mg	0,07	0,14	0,07	0,16	0,15	0,05
Biotin µg	0,4	1,2	1,0	1,4	kD	2,0
Folsäure µg	40	45	57	**160**	kD	**108**
B_{12} µg	0	0	0	0	0	0
C mg	**62**	**195**	4	20	16	20
Mineralstoffe						
Natrium mg	27	150	5	30	4	4
Kalium mg	369	600	320	235	267	203
Calcium mg	160	150	53	32	22	26
Magnesium mg	34	15	23	19	12	17
Phosphor mg	64	68	76	75	86	44
Eisen mg	1,5	2,3	**3,3**	0,9	1,0	0,7
Jod µg	2	1,5	2,5	2	kD	7
Fluorid mg	0,02	0,09	0,02	0,04	kD	0,05
Zink mg	0,40	0,54	0,22	0,96	kD	0,44
Selen µg	kD	kD	kD	kD	kD	1
Kupfer mg	0,14	0,17	**0,30**	0,23	kD	0,15
Chrom µg	kD	kD	kD	kD	kD	kD
Mangan mg	0,50	0,45	0,41	0,17	kD	0,10
Sonstiges						
Cholesterin mg	0	0	0	0	0	0
Harnsäure, gbd. mg	30	90	71	80	kD	23

KH, verwertbar = Kohlenhydrate, verwertbar; Retinol-Akt.-Ä. = Retinol-Aktivitäts-Äquivalent; Alpha-Toc. = Alpha-Tocopherol; Niacin-Ä. = Niacin-Äquivalent; Harnsäure, gbd. = Harnsäure, gebildete

GEMÜSE Angaben je 100 g Lebensmittel	Spinat	Spitzkohl	Stängelkohl (Cime di Rapa)	Teltower Rübchen	Tomate/ Fleisch-tomate	Tomate, grün
Energie kcal	22	28	28	47	20	29
Proteine g	2,8	2,1	2,9	1,5	1,0	1,2
davon ess. AS g	1,4	0,8	kD	0,5	0,3	0,4
Fette gesamt g	0,3	0,3	0,3	0,1	0,2	0,2
MUFS g	0,2	0,1	kD	0,1	0,1	0,1
davon n3-FS g	0,1	0,1	kD	0,01	0,01	0,01
davon n6-FS g	0,03	0,1	kD	0,04	0,1	0,1
KH, verwertbar g	0,6	2,7	2,0	8,4	2,6	4,6
davon Zucker g	0,5	2,6	2,0	8,4	2,5	4,5
Ballaststoffe g	1,8	2,5	2,9	2,5	1,3	1,0
Wasser g	92	92	91	86	94	92
Vitamine						
A Retinol-Akt.-Ä. µg	**398**	13	113	1	49	14
D µg	0	0	0	0	0	0
E Alpha-Toc. mg	**1,79**	0,2	kD	0,04	0,8	0,9
K µg	**381**	kD	kD	5	6	kD
B_1 mg	0,09	0,05	0,04	0,02	0,06	0,06
B_2 mg	0,20	0,05	0,16	0,04	0,04	0,05
Niacin-Ä. mg	1,40	0,65	1,94	0,48	0,66	0,80
Pantothensäure mg	0,25	0,15	kD	0,13	0,31	0,37
B_6 mg	0,22	0,15	kD	0,05	0,10	0,05
Biotin µg	7,0	kD	kD	0,1	4,0	3,0
Folsäure µg	**141**	**73**	kD	**83**	33	9
B_{12} µg	0	0	0	0	0	0
C mg	**51**	**60**	**110**	10	19	20
Mineralstoffe						
Natrium mg	69	6	8	58	3	10
Kalium mg	554	249	370	407	235	207
Calcium mg	117	50	97	17	9	7
Magnesium mg	62	9	kD	20	11	11
Phosphor mg	46	30	69	44	22	23
Eisen mg	**3,4**	0,5	1,5	0,9	0,3	0,5
Jod µg	11,6	5	kD	0,4	1,1	2
Fluorid mg	0,08	0,01	kD	0,01	0,02	0,02
Zink mg	0,74	0,20	kD	0,36	0,09	0,07
Selen µg	0,8	kD	kD	kD	1	kD
Kupfer mg	0,09	0,07	kD	0,08	0,06	0,08
Chrom µg	8,80	kD	kD	kD	**20,00**	kD
Mangan mg	0,60	0,20	kD	0,24	0,11	0,11
Sonstiges						
Cholesterin mg	0	0	0	0	0	0
Harnsäure, gbd. mg	57	20	kD	19	11	10

GEMÜSE Angaben je 100 g Lebensmittel	Topinambur	Weinblätter	Weiße Rübe (Mairübe)	Weißkohl	Sauerkraut, abgetropft	Wirsingkohl
Energie kcal	54	135	32	30	21	32
Proteine g	2,4	5,6	1,0	1,4	1,5	2,8
davon ess. AS g	1,2	2,9	0,4	0,5	0,6	1,1
Fette gesamt g	0,4	2,1	0,2	0,2	0,3	0,3
MUFS g	0,2	1,2	0,1	0,1	0,2	0,2
davon n3-FS g	0,04	0,9	0,1	0,1	0,1	0,1
davon n6-FS g	0,2	0,3	0,03	0,03	0,1	0,1
KH, verwertbar g	4,0	17,3	4,7	4,2	0,8	2,9
davon Zucker g	4,1	14,7	4,0	4,1	0,8	2,9
Ballaststoffe g	**12,1**	**11,0**	3,5	3,0	2,1	2,8
Wasser g	79	62	90	90	91	90
Vitamine						
A Retinol-Akt.-Ä. µg	1	**294**	6	6	2	4
D µg	0	0	0	0	0	0
E Alpha-Toc. mg	0,2	**2,0**	0,02	**1,7**	0,2	**2,5**
K µg	kD	**109**	2	**121**	**25**	kD
B_1 mg	0,20	0,04	0,04	0,04	0,03	0,06
B_2 mg	0,06	**0,35**	0,05	0,05	0,05	0,06
Niacin-Ä. mg	1,90	**3,85**	1,05	0,55	0,42	0,86
Pantothensäure mg	0,06	0,23	0,2	0,26	0,23	0,21
B_6 mg	0,09	**0,40**	0,08	0,19	0,21	0,16
Biotin µg	1,7	0,8	2,0	3,0	0,2	kD
Folsäure µg	35	**83**	20	27	31	29
B_{12} µg	0	0	0	0	0	0
C mg	4	11	20	**52**	20	**49**
Mineralstoffe						
Natrium mg	3	9	58	12	**355**	9
Kalium mg	478	272	269	269	288	236
Calcium mg	10	**363**	45	45	48	64
Magnesium mg	20	**95**	14	13	14	12
Phosphor mg	78	91	37	36	43	56
Eisen mg	**3,7**	2,6	0,4	0,4	0,6	0,6
Jod µg	0,1	1	7,5	3	1	2,6
Fluorid mg	0,01	0,06	0,01	0,01	0,05	0,01
Zink mg	0,06	0,67	0,07	0,16	0,32	0,41
Selen µg	kD	kD	3,1	2,4	2	1,2
Kupfer mg	0,15	**0,42**	0,06	0,03	0,13	0,03
Chrom µg	kD	kD	8,10	8,00	5,00	kD
Mangan mg	0,06	**2,86**	0,07	0,20	0,14	0,16
Sonstiges						
Cholesterin mg	0	0	0	0	0	0
Harnsäure, gbd. mg	14	57	20	22	16	37

KH, verwertbar = Kohlenhydrate, verwertbar; Retinol-Akt.-Ä. = Retinol-Aktivitäts-Äquivalent; Alpha-Toc. = Alpha-Tocopherol; Niacin-Ä. = Niacin-Äquivalent; Harnsäure, gbd. = Harnsäure, gebildete

GEMÜSE Angaben je 100 g Lebensmittel	Zucchini	Zuckerhut-salat	Zwiebeln	Perlzwiebel	Schalotte	Winter-zwiebel
Energie kcal	23	16	30	79	25	34
Proteine g	2,0	1,2	1,2	1,5	1,5	1,3
davon ess. AS g	0,9	0,6	0,5	0,8	0,8	0,7
Fette gesamt g	0,3	0,2	0,3	0,2	0,2	0,3
MUFS g	0,1	0,1	0,1	0,1	0,1	0,1
davon n3-FS g	0,1	0,1	0,01	0,01	0,01	0,01
davon n6-FS g	0,1	0,04	0,1	0,1	0,1	0,1
KH, verwertbar g	2,3	1,5	4,9	16,5	3,3	5,5
davon Zucker g	2,3	1,5	4,9	12,7	2,5	4,2
Ballaststoffe g	1,1	1,6	1,4	1,8	1,5	1,8
Wasser g	94	95	92	79	93	90
Vitamine						
A Retinol-Akt.-Ä. µg	15	67	1	0,1	0,1	52
D µg	0	0	0	0	0	0
E Alpha-Toc. mg	0,5	0,5	0,07	0,2	0,3	0,3
K µg	11	kD	1	kD	kD	kD
B_1 mg	0,21	0,07	0,04	0,05	0,04	0,05
B_2 mg	0,07	0,08	0,02	0,03	0,06	0,09
Niacin-Ä. mg	0,92	0,56	0,52	0,75	1,10	0,73
Pantothensäure mg	0,08	0,15	0,17	0,14	0,11	0,14
B_6 mg	0,12	0,07	0,16	0,11	0,20	0,13
Biotin µg	2,0	1,5	4,0	1,5	0,9	0,9
Folsäure µg	10	34	11	12	17	54
B_{12} µg	0	0	0	0	0	0
C mg	18	14	7	15	13	**26**
Mineralstoffe						
Natrium mg	3	10	3	8	12	7
Kalium mg	177	230	162	250	334	260
Calcium mg	25	35	22	40	37	39
Magnesium mg	18	10	10	10	4	12
Phosphor mg	29	30	33	50	60	29
Eisen mg	1,0	1,0	0,2	1,0	1,2	1,9
Jod µg	2,3	3,3	1,8	2	3	2
Fluorid mg	0,02	0,03	0,04	0,04	0,04	0,04
Zink mg	0,25	0,20	0,18	1,00	0,40	0,44
Selen µg	1	kD	1,5	kD	kD	kD
Kupfer mg	0,05	0,05	0,04	0,07	0,05	0,06
Chrom µg	kD	kD	13,00	kD	kD	kD
Mangan mg	0,13	0,35	0,13	0,23	0,10	0,20
Sonstiges						
Cholesterin mg	0	0	0	0	0	0
Harnsäure, gbd. mg	24	10	13	15	15	15

KRÄUTER UND WÜRZKNOLLEN Angaben je 100 g Lebensmittel	Bärlauch	Basilikum	Bohnenkraut	Borretsch	Brennnessel	Brunnenkresse
Energie kcal	23	47	54	33	48	21
Proteine g	0,9	3,1	1,1	1,8	7,4	1,6
davon ess. AS g	0,5	1,5	0,5	0,9	3,0	0,6
Fette gesamt g	0,3	0,8	1,0	0,7	0,6	0,3
MUFS g	0,1	0,4	0,5	0,4	0,4	0,1
davon n3-FS g	0,01	0,2	0,2	0,2	0,2	0,1
davon n6-FS g	0,1	0,3	0,3	0,2	0,2	0,04
KH, verwertbar g	2,9	5,1	8,8	2,1	1,3	2,0
davon Zucker g	2,9	5,0	8,7	2,1	0,8	1,7
Ballaststoffe g	2,2	3,1	2,5	5,3	3,1	1,5
Wasser g	93	86	85	88	85	93
Vitamine						
A Retinol-Akt.-Ä. µg	100	**329**	42	**208**	**200**	**411**
D µg	0	0	0	0	0	0
E Alpha-Toc. mg	0,3	1,0	kD	1,0	0,8	1,0
K µg	kD	kD	kD	kD	kD	**250**
B_1 mg	0,13	0,08	0,06	0,06	0,20	0,09
B_2 mg	0,06	**0,31**	kD	0,15	0,15	0,17
Niacin-Ä. mg	1,02	1,78	0,90	1,30	**3,73**	1,08
Pantothensäure mg	0,11	0,2	kD	0,2	0,3	0,1
B_6 mg	0,20	0,18	kD	0,18	0,16	0,13
Biotin µg	0,9	2,0	kD	2,0	0,5	0,4
Folsäure µg	17	50	kD	50	30	40
B_{12} µg	0	0	0	0	0	0
C mg	**150**	**26**	10	**35**	**333**	**62**
Mineralstoffe						
Natrium mg	16	9	4	80	80	12
Kalium mg	336	300	172	470	475	276
Calcium mg	76	**250**	**349**	93	**713**	180
Magnesium mg	22	11	62	52	**80**	34
Phosphor mg	50	37	23	53	138	64
Eisen mg	2,9	**5,5**	**6,2**	**3,3**	**4,1**	3,1
Jod µg	2,4	0,9	1	3	3	2
Fluorid mg	0,05	0,07	0,07	0,01	0,08	0,02
Zink mg	0,27	0,70	0,71	1,00	1,02	0,20
Selen µg	kD	kD	kD	kD	kD	kD
Kupfer mg	0,08	0,23	0,16	0,11	0,24	0,14
Chrom µg	kD	kD	kD	kD	kD	kD
Mangan mg	0,32	0,52	0,82	**1,00**	**1,26**	0,50
Sonstiges						
Cholesterin mg	0	0	0	0	0	0
Harnsäure, gbd. mg	15	15	17	15	60	30

KH, verwertbar = Kohlenhydrate, verwertbar; Retinol-Akt.-Ä. = Retinol-Aktivitäts-Äquivalent; Alpha-Toc. = Alpha-Tocopherol; Niacin-Ä. = Niacin-Äquivalent; Harnsäure, gbd. = Harnsäure, gebildete

KRÄUTER UND WÜRZKNOLLEN Angaben je 100 g Lebensmittel	Dill	Estragon	Ingwer-knolle	Kerbel	Knoblauch	Kresse (Garten-kresse)
Energie kcal	65	59	53	58	145	41
Proteine g	3,7	3,4	1,2	4,1	6,1	4,2
davon ess. AS g	1,8	1,6	0,6	2,2	3,5	2,2
Fette gesamt g	0,8	1,1	1,0	0,6	0,1	0,7
MUFS g	0,4	0,6	0,2	0,4	0,1	0,4
davon n3-FS g	0,2	0,3	0,05	0,3	0,01	0,3
davon n6-FS g	0,3	0,4	0,2	0,1	0,1	0,1
KH, verwertbar g	8,0	6,3	9,0	6,2	28,4	2,5
davon Zucker g	7,9	6,2	8,9	6,1	1,6	2,1
Ballaststoffe g	5,3	5,3	1,1	5,3	1,8	3,5
Wasser g	80	83	86	82	62	87

Vitamine

A Retinol-Akt.-Ä. µg	**508**	31	1	**458**	0,1	**183**
D µg	0	0	0	0	0	0
E Alpha-Toc. mg	**1,7**	1,0	kD	**2,9**	0,01	0,7
K µg	kD	kD	kD	kD	kD	kD
B_1 mg	0,19	0,15	0,02	0,13	0,20	0,15
B_2 mg	**0,43**	0,23	0,04	**0,34**	0,08	0,19
Niacin-Ä. mg	**3,22**	2,31	0,92	2,48	2,33	2,67
Pantothensäure mg	0,3	0,2	0,2	0,15	0,15	0,18
B_6 mg	0,30	0,18	0,16	0,03	**0,38**	0,30
Biotin µg	2,0	2,0	kD	2,0	1,5	0,9
Folsäure µg	50	50	12	10	20	**110**
B_{12} µg	0	0	0	0	0	0
C mg	**70**	2	5	**35**	14	**59**

Mineralstoffe

Natrium mg	27	9	13	10	19	5
Kalium mg	647	450	415	597	530	550
Calcium mg	**230**	170	18	**400**	38	**214**
Magnesium mg	28	51	43	34	35	40
Phosphor mg	85	46	27	30	134	38
Eisen mg	**5,5**	**5,6**	0,5	1,6	1,4	2,9
Jod µg	3,9	0,9	5	2,8	2,7	2
Fluorid mg	0,07	0,07	0,08	0,07	0,05	0,02
Zink mg	1,80	0,60	1,20	1,10	0,58	0,15
Selen µg	kD	kD	kD	kD	5,7	kD
Kupfer mg	0,22	0,11	0,15	0,07	0,15	0,13
Chrom µg	kD	kD	kD	kD	kD	kD
Mangan mg	**2,70**	0,52	**2,00**	**1,70**	0,46	0,35

Sonstiges

Cholesterin mg	0	0	0	0	0	0
Harnsäure, gbd. mg	15	15	14	15	15	28

KRÄUTER UND WÜRZKNOLLEN Angaben je 100 g Lebensmittel	Liebstöckel	Löwenzahn	Majoran	Meerrettich (Kren)	Oregano	Petersilienblatt
Energie kcal	48	35	52	78	72	60
Proteine g	3,5	3,1	2,1	2,8	2,2	4,4
davon ess. AS g	1,7	1,5	kD	1,1	1,0	2,1
Fette gesamt g	0,8	0,6	1,1	0,3	2	0,4
MUFS g	0,4	0,4	kD	0,2	1,0	0,2
davon n3-FS g	0,2	0,3	kD	0,1	0,8	0,1
davon n6-FS g	0,3	0,1	kD	0,1	0,2	0,1
KH, verwertbar g	5,0	2,4	6,9	11,7	9,7	7,4
davon Zucker g	5,0	2,3	kD	8,3	9,6	0,9
Ballaststoffe g	3,0	3,0	kD	**7,5**	2,5	4,3
Wasser g	87	89	85	75	82	82

Vitamine

A Retinol-Akt.-Ä. µg	**333**	**658**	65	2	68	**436**
D µg	0	0	0	0	0	0
E Alpha-Toc. mg	1,0	2,5	kD	0,1	1,0	**3,6**
K µg	kD	kD	kD	kD	kD	**548**
B_1 mg	0,08	0,19	0,05	0,14	0,07	0,14
B_2 mg	0,15	0,17	0,05	0,11	0,15	**0,30**
Niacin-Ä. mg	1,87	1,87	1,11	0,87	1,53	2,83
Pantothensäure mg	0,19	0,25	kD	0,2	0,2	0,3
B_6 mg	0,05	0,20	kD	0,18	0,18	0,20
Biotin µg	1,5	0,7	kD	1,5	2,0	kD
Folsäure µg	30	40	kD	26	50	**149**
B_{12} µg	0	0	0	0	0	0
C mg	**45**	**68**	kD	**114**	**45**	**159**

Mineralstoffe

Natrium mg	20	76	12	9	3	37
Kalium mg	400	501	246	628	330	**811**
Calcium mg	150	168	**322**	94	**310**	179
Magnesium mg	30	37	57	38	53	44
Phosphor mg	50	66	50	93	39	87
Eisen mg	2,0	**3,4**	kD	1,2	**7,4**	**3,6**
Jod µg	4	3	kD	1,0	0,8	3,4
Fluorid mg	0,05	0,07	0,07	0,04	0,03	0,08
Zink mg	1,20	0,83	kD	1,40	0,90	0,73
Selen µg	kD	kD	kD	0,2	kD	kD
Kupfer mg	0,12	0,26	kD	0,20	0,19	0,14
Chrom µg	kD	kD	kD	3	kD	kD
Mangan mg	0,50	0,92	kD	0,46	0,30	0,76

Sonstiges

Cholesterin mg	0	0	0	0	0	0
Harnsäure, gbd. mg	15	60	31	30	15	57

KH, verwertbar = Kohlenhydrate, verwertbar; Retinol-Akt.-Ä. = Retinol-Aktivitäts-Äquivalent; Alpha-Toc. = Alpha-Tocopherol; Niacin-Ä. = Niacin-Äquivalent; Harnsäure, gbd. = Harnsäure, gebildete

KRÄUTER UND WÜRZKNOLLEN Angaben je 100 g Lebensmittel	Pfeffer-minze	Portulak	Rosmarin	Salbei	Sauerampfer	Schnittlauch
Energie kcal	50	17	62	59	26	40
Proteine g	3,8	1,5	0,8	1,7	3,2	3,6
davon ess. AS g	1,8	0,8	0,4	0,8	1,8	1,6
Fette gesamt g	0,7	0,3	2,5	2,1	0,4	0,7
MUFS g	0,4	0,2	1,4	0,3	0,2	0,4
davon n3-FS g	0,2	0,0	0,6	0,2	0,1	0,3
davon n6-FS g	0,2	0,1	0,8	0,1	0,1	0,1
KH, verwertbar g	5,3	0,6	7,7	6,9	1,2	1,6
davon Zucker g	5,2	0,2	7,6	6,8	0,7	1,6
Ballaststoffe g	3,0	2,5	2,9	2,9	2,0	**6,0**
Wasser g	86	94	85	85	92	86

Vitamine

A Retinol-Akt.-Ä. µg	62	88	26	48	**417**	25
D µg	0	0	0	0	0	0
E Alpha-Toc. mg	**5,0**	0,5	kD	kD	**1,9**	**1,6**
K µg	kD	**381**	kD	kD	kD	**380**
B_1 mg	0,12	0,03	0,09	0,12	0,07	0,14
B_2 mg	**0,33**	0,10	kD	0,06	0,16	0,15
Niacin-Ä. mg	1,93	0,85	0,35	1,29	1,37	1,32
Pantothensäure mg	0,19	0,25	kD	kD	0,25	0,18
B_6 mg	0,05	0,15	kD	kD	0,20	**0,42**
Biotin µg	1,5	1,5	kD	kD	0,6	1,3
Folsäure µg	**110**	16	kD	kD	35	**80**
B_{12} µg	0	0	0	0	0	0
C mg	**31**	**72**	kD	kD	**117**	**47**

Mineralstoffe

Natrium mg	15	2	8	2	4	3
Kalium mg	260	390	157	173	287	434
Calcium mg	**210**	95	**211**	**266**	58	129
Magnesium mg	30	**151**	36	69	33	44
Phosphor mg	75	35	12	15	51	75
Eisen mg	**9,5**	**3,6**	**4,8**	**4,5**	2,1	1,9
Jod µg	4,0	4,0	1,0	1,0	3,0	4,2
Fluorid mg	0,05	0,05	0,02	0,07	0,07	0,05
Zink mg	1,20	0,28	0,53	0,76	0,58	0,49
Selen µg	kD	kD	kD	kD	kD	kD
Kupfer mg	0,12	0,28	0,09	0,12	0,09	0,06
Chrom µg	kD	kD	kD	kD	kD	kD
Mangan mg	**1,40**	0,29	0,08	**4,04**	0,95	0,30

Sonstiges

Cholesterin mg	0	0	0	0	0	0
Harnsäure, gbd. mg	15	30	124	27	55	67

KRÄUTER UND WÜRZKNOLLEN Angaben je 100 g Lebensmittel	Thymian	Wegerich (Breit-wegerich)	Zitronen-melisse
Energie kcal	52	26	48
Proteine g	1,5	2,3	3,5
davon ess. AS g	0,7	kD	1,7
Fette gesamt g	1,2	0,1	0,8
MUFS g	0,3	0,1	0,4
davon n3-FS g	0,2	0,01	0,2
davon n6-FS g	0,1	0,1	0,3
KH, verwertbar g	7,3	2,0	5,0
davon Zucker g	7,3	kD	5,0
Ballaststoffe g	3,0	3,9	3,0
Wasser g	85	88	87

Vitamine

A Retinol-Akt.-Ä. µg	31	**440**	**333**
D µg	0	0	0
E Alpha-Toc. mg	kD	1,0	1,0
K µg	kD	kD	kD
B_1 mg	0,08	0,01	0,08
B_2 mg	0,07	0,04	0,15
Niacin-Ä. mg	1,11	kD	1,87
Pantothensäure mg	kD	kD	0,19
B_6 mg	kD	0,03	0,05
Biotin µg	kD	kD	1,5
Folsäure µg	kD	kD	30
B_{12} µg	0	0	0
C mg	kD	**45**	**45**

Mineralstoffe

Natrium mg	9	124	20
Kalium mg	131	318	400
Calcium mg	**307**	108	150
Magnesium mg	36	**95**	30
Phosphor mg	32	23	50
Eisen mg	**20,0**	1,7	2,0
Jod µg	1,0	kD	4,0
Fluorid mg	0,07	kD	0,01
Zink mg	1,01	kD	1,20
Selen µg	kD	kD	kD
Kupfer mg	0,14	kD	0,12
Chrom µg	kD	kD	kD
Mangan mg	**1,23**	kD	0,50

Sonstiges

Cholesterin mg	0	0	0
Harnsäure, gbd. mg	21	kD	15

KH, verwertbar = Kohlenhydrate, verwertbar; Retinol-Akt.-Ä. = Retinol-Aktivitäts-Äquivalent; Alpha-Toc. = Alpha-Tocopherol; Niacin-Ä. = Niacin-Äquivalent; Harnsäure, gbd. = Harnsäure, gebildete

PILZE Angaben je 100 g Lebensmittel	Austern-pilz	Birken-pilz	Butter-pilz	Champignon	Edelreizker (Echter Reizker)	Halli-masch
Energie kcal	35	38	23	24	28	30
Proteine g	3,5	4,7	2,5	4,1	2,8	3,2
davon ess. AS g	1,6	0,6	1,6	1,0	1,0	2,0
Fette gesamt g	0,2	0,6	0,4	0,2	0,7	0,7
MUFS g	0,2	0,3	0,2	0,3	0,4	0,4
davon n3-FS g	0,1	0,3	0,2	0,1	0,3	0,3
davon n6-FS g	0,1	0,1	0,04	0,1	0,1	0,1
KH, verwertbar g	2,6	0,2	0,3	0,6	0,1	0,1
davon Zucker g	0,5	Spuren	0,1	0,6	Spuren	Spuren
Ballaststoffe g	5,9	**6,5**	4,5	1,9	5,5	5,5
Wasser g	87	87	92	92	90	89
Vitamine						
A Retinol-Akt.-Ä. µg	kD	kD	kD	1	kD	kD
D µg	0,1	2	2	1,9	2	2
E Alpha-Toc. mg	kD	0,1	0,1	0,1	0,1	0,1
K µg	kD	kD	kD	**14**	kD	kD
B_1 mg	0,19	0,10	0,10	0,09	0,13	0,10
B_2 mg	**0,29**	**0,44**	**0,40**	**0,42**	0,06	**0,40**
Niacin-Ä. mg	**10,50**	**5,20**	**5,82**	**5,60**	**5,07**	**5,98**
Pantothensäure mg	kD	**2,5**	**2,5**	**2,1**	**2,5**	**2,5**
B_6 mg	0,09	0,05	0,05	0,07	0,05	0,05
Biotin µg	**16,0**	**15,0**	**15,0**	**16,0**	**15,0**	**15,0**
Folsäure µg	51	25	25	25	25	25
B_{12} µg	0,1	0	0	0	0	0
C mg	1	7	8	5	6	5
Mineralstoffe						
Natrium mg	6	2	3	8	6	3
Kalium mg	254	362	190	390	310	427
Calcium mg	12	2	25	11	6	4
Magnesium mg	13	10	6	14	12	13
Phosphor mg	67	79	70	**129**	74	**121**
Eisen mg	1,2	1,6	1,3	1,2	1,3	0,9
Jod µg	3,0	10,0	10,0	18,0	10,0	10,0
Fluorid mg	0,03	kD	0,05	0,02	0,05	0,05
Zink mg	0,87	0,50	0,50	0,52	0,50	0,77
Selen µg	2,70	7,90	4,50	7,00	kD	kD
Kupfer mg	0,12	**0,30**	**0,30**	**0,35**	**0,30**	0,12
Chrom µg	7,40	kD	kD	17,00	kD	kD
Mangan mg	0,16	0,74	0,06	0,08	0,30	0,25
Sonstiges						
Cholesterin mg	0	0	0	0	0	0
Harnsäure, gbd. mg	50	50	50	58	50	50

PILZE Angaben je 100 g Lebensmittel	Kräuter-seitlinge	Parasol	Pfifferling	Rotkappe	Shiitake-pilz	Speise-morchel	Steinpilz
Energie kcal	47	46	21	26	46	28	39
Proteine g	4,4	5,7	2,4	2,2	1,6	2,5	5,4
davon ess. AS g	kD	kD	0,7	0,8	0,7	1,6	1,8
Fette gesamt g	kD	0,7	0,5	0,8	0,2	0,3	0,4
MUFS g	kD	0,4	0,3	0,4	0,1	0,2	0,2
davon n3-FS g	kD	0,02	0,2	0,3	0,1	0,1	0,2
davon n6-FS g	kD	0,2	0,1	0,1	0,02	0,03	0,04
KH, verwertbar g	3,3	4,1	0,2	0,3	12,3	0,5	0,5
davon Zucker g	kD	kD	0,2	0,1	2,5	0,1	0,5
Ballaststoffe g	**8,0**	kD	3,3	4,7	2,0	**7,0**	**6,0**
Wasser g	0	84	92	91	83	89	87
Vitamine							
A Retinol-Akt.-Ä. µg	kD	kD	108	kD	kD	kD	1
D µg	**10,0**	0	2,1	2	2	3,1	3,1
E Alpha-Toc. mg	0,2	kD	0,1	0,1	0,1	0,1	0,04
K µg	kD	kD	kD	kD	kD	kD	kD
B_1 mg	kD	kD	0,02	0,10	0,04	0,13	0,03
B_2 mg	**0,40**	kD	0,23	**0,40**	0,17	0,06	**0,37**
Niacin-Ä. mg	kD	kD	**7,30**	**5,47**	2,07	**5,78**	**8,40**
Pantothensäure mg	kD	kD	**2,5**	**2,5**	**2,5**	**2,5**	**2,7**
B_6 mg	0,30	kD	0,04	0,05	0,05	0,05	0,03
Biotin µg	kD	kD	**15,0**	**15,0**	**15,0**	**15,0**	**15,0**
Folsäure µg	kD	kD	25	25	25	25	25
B_{12} µg	0	0	0	0	0	0	0
C mg	3	kD	6	5	2	5	3
Mineralstoffe							
Natrium mg	kD	kD	3	Spuren	4	2	6
Kalium mg	121	300	332	314	120	390	327
Calcium mg	3,4	kD	4	30	3	11	4
Magnesium mg	16	kD	14	9	14	16	12
Phosphor mg	32	kD	57	70	29	**162**	82
Eisen mg	0,4	kD	**6,5**	1,0	0,4	1,2	1,0
Jod µg	**120,0**	kD	3,3	10,0	10,0	10,0	3,6
Fluorid mg	kD	kD	0,05	0,03	0,05	0,05	0,06
Zink mg	0,60	kD	0,65	0,50	0,50	0,50	1,51
Selen µg	kD	kD	0,60	kD	kD	kD	**187,00**
Kupfer mg	**0,30**	kD	kD	**0,30**	**0,30**	**0,30**	0,28
Chrom µg	kD	kD	4,00	kD	kD	kD	5,00
Mangan mg	0,20	kD	0,18	0,15	0,15	0,45	0,11
Sonstiges							
Cholesterin mg	0	0	0	0	0	0	0
Harnsäure, gbd. mg	kD	kD	17	50	50	30	92

KH, verwertbar = Kohlenhydrate, verwertbar; Retinol-Akt.-Ä. = Retinol-Aktivitäts-Äquivalent; Alpha-Toc. = Alpha-Tocopherol; Niacin-Ä. = Niacin-Äquivalent; Harnsäure, gbd. = Harnsäure, gebildete

PILZE Angaben je 100 g Lebensmittel	Trüffel	**SPEISE-ALGEN**	Braunalge, frisch	Braunalge, Kombu, Kelp, getrocknet	Braunalge, Wakame, getrocknet	Purpurblatt, Nori, „Laver“, getrocknet	Rotalge, frisch
Energie kcal	90		48	224	184	255	47
Proteine g	8,3		1,7	8,4	**14,1**	**31,5**	5,8
davon ess. AS g	3,3		0,7	kD	kD	kD	3,0
Fette gesamt g	0,5		0,6	2,6	2,5	1,6	0,3
MUFS g	0,3		0,05	0,8	1	kD	0,10
davon n3-FS g	0,2		0,02	kD	kD	kD	0,08
davon n6-FS g	0,1		0,03	kD	kD	kD	0,01
KH, verwertbar g	7,4		8,2	24,2	5,7	10,5	4,8
davon Zucker g	1,5		kD	kD	kD	kD	kD
Ballaststoffe g	**16,5**		1,3	**34,8**	**41,4**	**36,3**	0,3
Wasser g	65		87	9,5	8,5	6,5	88
Vitamine							
A Retinol-Akt.-Ä. µg	1		37	33	9	**439**	43
D µg	2		0	kD	kD	kD	0
E Alpha-Toc. mg	0,1		0,9	kD	1,1	**2,9**	kD
K µg	kD		kD	kD	kD	kD	kD
B_1 mg	0,10		0,05	0,20	**0,30**	**0,60**	0,10
B_2 mg	**0,40**		0,15	**0,50**	**0,80**	**1,90**	**0,45**
Niacin-Ä. mg	**5,33**		0,97	1,5	**6,4**	**5,8**	2,74
Pantothensäure mg	**2,5**		0,18	kD	kD	kD	0,30
B_6 mg	0,05		0,10	0,10	0,20	**0,50**	0,16
Biotin µg	**15,0**		0,2	kD	kD	kD	0,2
Folsäure µg	25		**180**	kD	kD	kD	**180**
B_{12} µg	0		0	0	0	0	0
C mg	5		20	15	**28**	**57**	**39**
Mineralstoffe							
Natrium mg	77		233	**2564**	**5169**	**1983**	48
Kalium mg	526		89	**10582**	**7142**	**1733**	356
Calcium mg	24		168	**803**	**1002**	318	70
Magnesium mg	24		**120**	**1052**	**1106**	**486**	2
Phosphor mg	62		42	**761**	**319**	**518**	58
Eisen mg	**3,5**		2,9	**13,3**	**17,2**	**37,2**	1,8
Jod µg	**45,0**		**50,0**	kD	kD	kD	**50,0**
Fluorid mg	0,07		0,01	kD	kD	kD	0,01
Zink mg	0,60		1,23	kD	kD	kD	1,05
Selen µg	kD		kD	kD	kD	kD	kD
Kupfer mg	**0,35**		0,13	kD	kD	kD	0,27
Chrom µg	kD		kD	kD	kD	kD	kD
Mangan mg	0,25		0,20	kD	kD	kD	**1,00**
Sonstiges							
Cholesterin mg	0		0	0	0	0	0
Harnsäure, gbd. mg	50		15	kD	kD	kD	50

Obst

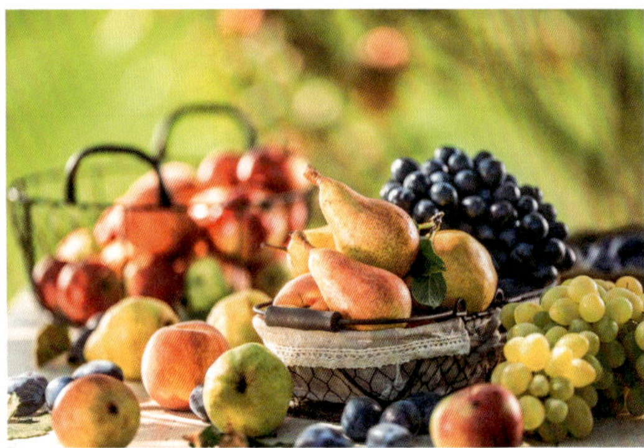

Die Obstgruppe soll ebenfalls Teil einer pflanzenbasierten Nahrung des Menschen sein. Die verschiedenen Obstsorten haben einen hohen Wassergehalt, je nach Zuckergehalt unterschiedliche Energiedichten und eine mittlere Dichte an Vitaminen und Mineralstoffen. Einige Obstsorten liefern höhere bis hohe Mengen einzelner Vitamine und Mineralstoffe. Früchte können die Versorgung mit Ballaststoffen und bioaktiven sekundären Pflanzenstoffen unterstützen. Obst ist eine **gute Ergänzung** und dennoch **kein vollwertiger Ersatz für Gemüse**.

Vertreter

Zur Obstgruppe zählen unterschiedliche Früchte sowie die daraus hergestellten Produkte, die in vielfältigen Formen und Farben ausschließlich oberirdisch an Bäumen und Sträuchern wachsen. Avocado, Oliven und Schalenfrüchte zählen botanisch ebenfalls zu den Früchten. Wegen ihres hohen Fettgehalts werden sie bei den Fettlieferanten besprochen (siehe S. 158 bis 173). Fast alle Früchte sind sowohl roh wie gegart essbar. Lediglich Holunderbeeren müssen durchgegart werden. Sie enthalten das cyanogene Glycosid Sambunigrin, das Blausäure freisetzt. Beim Erhitzen wird der Giftstoff zerstört. Bei roten Holunderbeeren ist zusätzlich das Entkernen der Beeren nötig, da das enthaltene Sambunigrin beim Erhitzen nicht zerstört wird.

Makronährstoffe

Obstsorten enthalten in unterschiedlichen Anteilen sowohl Proteine, Kohlenhydrate als auch Fette und damit sämtliche energieliefernden Makronährstoffe (siehe Tabellen S. 50 bis 63). Im Vergleich zu den Gemüsesorten haben viele Früchte einen höheren Kohlenhydratanteil. Die Energiedichte (kcal/100 g) ist entsprechend höher, als die der meisten Gemüsesorten. Die Kohlenhydrate sind **hauptsächlich verschiedene**

Obst: Einteilung nach Gruppe und typische Beispiele

Obst	Beispiele
Kernobst	Apfel, Birne, Quitte
Steinobst	Aprikose, Kirschen, Nektarine, Pfirsich, Pflaume, Zwetschge
Beerenfrüchte	Erdbeeren (botanisch Sammelnussfrucht), Brombeere, Himbeeren, Heidelbeeren, Holunderbeeren (botanisch Steinfrucht), Johannisbeeren, Maulbeeren, Weintrauben
Wildfrüchte	Aronia, Ebereschenfrüchte, Hagebutten, Kornelkirschen, Mispel, Moosbeeren, Sanddornbeeren, Waldheidelbeeren
Südfrüchte und Exoten	Ananas, Banane, Cherimoya, Dattel, Feige, Grapefruit, Kiwi, Kaki, Kaktusfeige, Karambole, Kumquat, Litschi, Mango, Mandarine, Melonenarten, Orange, Pitahaya, Physalis, Pomelo, Zitrone

Zuckerarten (Fruchtzucker, Traubenzucker, Saccharose). Bei vorzugsweiser Auswahl zuckerarmer Sorten, wie Beeren, Aprikose, Orange, Pfirsich, Melonen sind Früchte eine farbenfrohe Bereicherung einer vollwertigen Mahlzeit.

Mikronährstoffe/Funktionelle Nährstoffe

Die Früchte bieten fast sämtliche unentbehrlichen Vitamine und Mineralstoffe, jedoch in geringeren Mengen als die Gemüsesorten dies können (siehe Tabellen S. 50 bis 63). Obst ist neben Gemüse die wichtigste Quelle für Vitamin C und Carotinoide, die Vitamine D und B_{12} kommen nicht vor.
Der möglichst tägliche Genuss überwiegend zuckerarmer Früchte ergänzt die optimale Versorgung mit Mikronährstoffen.
Die funktionsfördernden Ballaststoffe und bioaktiven Substanzen sind auch in den Obstsorten enthalten. Früchte enthalten unterschiedliche Mengen an Ballaststoffen (Hemizellulose, Zellulose, Pektin, Lignin). Mit der Auswahl ballaststoffreicher Obstsorten (siehe Tabelle S. 50 bis 63) und täglichen Fruchtmengen von 250 g tragen die Früchte dazu bei, das Ballaststoff-Tagesziel von mindestens 30 g zu erreichen. Die Obstsorten sind gute Lieferanten bioaktiver sekundärer Pflanzenstoffen, allen voran die Pflanzenfarbstoffe Carotinoide und Flavonoide in zum Beispiel Apfel, Aprikose, Birne, Beeren und Südfrüchten. Kapitel A informiert Sie ausführlich zur Bedeutung der sekundären Pflanzenstoffe für die menschliche Gesundheit.

Sonstige Inhaltsstoffe

Die Nickelgehalte von Obst liegen unter 50 µg/100 g, die Werte für Salicylsäure liegen bei frischem Obst bis auf Ausnahmen unter 1 mg/100 g (Ausnahmen: Ananas, Aprikose, Orange, Heidelbeeren, Himbeeren, Johannisbeeren, Weintrauben). Früchte sind frei von Cholesterin, die Gehalte von Oxalsäure liegen unter 20 mg/100 g (Rhabarber ist ein Gemüse, siehe S. 22 und 33). Früchte enthalten zudem nur geringe Mengen an Harnsäure bildenden Purinen. Die Gehalte je 100 g frischer Früchte reichen von 12 mg bis 30 mg gebildeter Harnsäure (siehe Tabelle S. 50 bis 63). Zuckerreiche Obstsorten liefern auch höhere Mengen Fruchtzucker. Bei der Verstoffwechselung des Fruchtzuckers kommt es zu einem vermehrten Abbau von Energie übertragendem ATP (Adenosintriphosphat) und darauffolgend zu einem Anstieg von Harnsäure. Entsprechend ist die Bevorzugung zuckerarmer Früchte (z. B. Aprikose, Beerenfrüchte, Orange) sowie eine Begrenzung zuckerreicher Fruchtsorten sinnvoll.

Nachhaltigkeit und Qualität

Verglichen mit Früchten aus tropischen Ländern erzielen die heimischen Obstsorten sehr gute CO_2-Äquivalente/kg. Das Institut für Energie- und Umweltforschung Heidelberg (ifeu) hat auch für ausgewählte Obstsorten Werte berechnet. Auch bei Obst schneidet die Frischware besser ab als Tiefkühlware oder Konserve (siehe auch download-link). Wie bei der Wahl der Gemüsesorten können wir durch unser Kaufverhalten CO_2-Äquivalente/kg für Transporte reduzieren und vorzugsweise regional angebaute Früchte nach Saison auswählen. Unnötigen Verpackungsmüll können wir durch den Einkauf unverpackt angebotener Früchte und Vermeidung von Papier- und Plastiktüten einsparen.
Durch Verzicht auf zusätzliches Süßen der Früchte lässt sich für die Lebensmittel der Obstgruppe die bestmögliche Nährstoffdichte erreichen. Eine optimale Nutzung als **Quelle für Mikronährstoffe und funktionelle Nährstoffe** wird durch den Verzehr roher und schonend erhitzter Früchte erreicht.

Prävention chronischer Erkrankungen und Einflussmöglichkeiten bei bestehenden Stoffwechselerkrankungen

Die Früchte, allen voran die Beerenfrüchte, punkten mit gesundheitsfördernden Mikronährstoffen, Ballaststoffen und sekundären bioaktiven Pflanzenstoffen (Carotinoide, Flavonoide, Anthocyane). Vitamin C, Selen und die bioaktiven Substanzen wirken antioxidativ, antientzündlich und senken das Krebsrisiko. Gemeinsam mit Gemüse, Hülsenfrüchten und Vollkorngetreide wirken Früchte durch ihre Ballaststoffe einer Verstopfung und Bildung von Divertikeln sowie krankhaften Veränderungen der Hämorriden entgegen.

Einen Überblick zu den Inhaltsstoffen der Obstgruppe gibt nachstehende Tabelle.

Obstgruppe: Übersicht zu Nährstoffen und anderen wichtigen Inhaltsstoffen

Inhaltsstoffe	Kern- und Steinobst, Beerenfrüchte, Südfrüchte, Wildfrüchte
Wasser	meist über 80 g/100 g
Kohlenhydrate	verschieden je nach Zuckergehalt. Zuckerarme Sorten unter 10 g/100 g (z. B. Aprikose, Beerenfrüchte, Orange), 10 g bis 20 g/100 g (Kernobst, Südfrüchte), wenige Früchte enthalten über 20 g/100 g
Fette	bis auf wenige Ausnahmen unter 1 g/100 g, siehe Tabelle S. 50 bis 63)
Proteine	meist unter 1 g/100 g, einige Beeren und Südfrüchte enthalten geringfügig höhere Proteinmengen
Vitamine	**Fast alle** Vitamine, vor allem Carotinoide (Vitamin-A-Äquivalente) und Vitamin C. Einzelne Sorten auch Vitamin E, Vitamin K, B-Vitamine (B_1, B_2, B_6, Folsäure, Pantothensäure) Ausnahme: keine Vitamine D und B_{12}
Mineralstoffe	**alle** Mineralstoffe
Bioaktive Pflanzenstoffe	Carotinoide, Flavonoide
Ballaststoffe	Hemizellulose, Zellulose, Pektin, Lignin
Gesättigte Fettsäuren	minimal
Nickel	bis maximal 25 µg/100 g, Ausnahme: Hagebutten (40 µg/100 g)
Salicylsäure	frische Früchte meist unter 1 mg/100 g, Ausnahmen: Ananas (2,1 mg), Aprikose (2,58 mg), Datteln (3,73 mg), Erdbeeren (1,36 mg), Himbeeren (5,14 mg), Johannisbeeren, rot (5,06 mg), Johannisbeeren, schwarz (3,06 mg), Orange (2,39 mg), Weintrauben (1,41 mg)
Cholesterin	frei von Cholesterin
aus Purinen gebildete Harnsäure	niedrige Werte 13 mg bis 33 mg/100 g (siehe Tabelle S. 50 bis 63), indirekte Bildung von Harnsäure über Verstoffwechselung von Fruchtzucker
Oxalsäure	arm an Oxalsäure (5 mg bis 19 mg/100 g)

Wir empfehlen

Im Hinblick auf eine ausreichende Versorgung mit Mikronährstoffen, sekundären Pflanzenstoffen und Ballaststoffen haben Früchte – besonders der Beerenfrüchte – wichtige Ergänzungseffekte zur Gruppe der Gemüse.

Wir empfehlen für Erwachsene Tagesportionen von 150 g bis maximal 250 g verteilt auf zwei Mahlzeiten sowohl zur Prävention von Herz- und Gefäßerkrankungen und Krebs wie auch zur unterstützenden Behandlung von Adipositas und Stoffwechselerkrankungen.

Im Vergleich zu den Gemüsesorten haben viele Früchte höhere Zuckeranteile. Zur Vermeidung unerwünschter Blutzuckeranstiege in Verbindung mit erhöhter Insulinausschüttung ist es empfehlenswert, Früchte im Rahmen einer vollwertigen Mahlzeit zu genießen.

So können Sie Obstportionen in Ihre Mahlzeiten einbauen:

75 g bis 125 g Beerenfrüchte zu einem Müsli mit Haferflocken, Nüssen und Samen dazu Joghurt **oder** eine zuckerfreie vegane Alternative **oder**

75 g bis 125 g zuckerarme Früchte als Dessert nach einer vollwerten Mahlzeit mit Gemüse/Salatgemüse, Öl **oder** Nüssen, Vollkorngetreide (Brot, Nudeln, Reis, Polenta) **oder** Pellkartoffeln sowie Hülsenfrüchten, Milchprodukten, Fisch **oder** Geflügel/Fleisch.

Die folgenden Tabellen (S. 50 bis 63) zeigen Übersichten zu den Nährstoffen und Inhaltsstoffen ausgewählter Lebensmittel der Obstgruppe.

Nährstoffe, die mit 100 g mehr als 20 % der Referenzwerte für die Nährstoffzufuhr liefern sind fett gedruckt.

OBST* Angaben je 100 g Lebensmittel	Acerola	Ananas	Apfel	Aprikosen (Marillen)	Aronia (Apfelbeere)	Banane
Energie kcal	20	59	65	45	50	93
Proteine g	0,2	0,5	0,3	0,9	0,7	1,2
davon ess. AS g	0,1	0,2	0,1	0,4	kD	0,5
Fette gesamt g	0,2	0,2	0,05	0,1	0,1	0,2
MUFS g	0,1	0,1	0,3	0,03	0,1	0,1
davon n3-FS g	0,02	0,03	0,1	Spuren	Spuren	Spuren
davon n6-FS g	0,1	0,05	0,2	0,03	0,1	Spuren
KH, verwertbar g	2,7	12,4	14,4	8,5	8,8	20,0
davon Zucker g	3,5	12,4	10,3	7,7	8,8	17,3
Ballaststoffe g	1,6	1,4	2,0	1,5	5,6	2,0
Wasser g	94	85	83	87	85	75
Vitamine						
A Retinol-Akt.-Ä. µg	14	5	2	134	**190**	3
D µg	0	0	0	0	0	0
E Alpha-Toc. mg	0,3	0,1	0,31	0,5	1,4	0,22
K µg	kD	kD	6	3	kD	kD
B_1 mg	0,02	0,08	0,01	0,04	0,02	0,04
B_2 mg	0,07	0,03	0,01	0,05	0,02	0,06
Niacin-Ä. mg	0,46	0,34	0,33	0,95	0,30**	0,95
Pantothensäure mg	0,33	0,18	0,10	0,29	kD	0,23
B_6 mg	0,01	0,08	0,04	0,07	0,03	**0,36**
Biotin µg	2,0	0,5	5,0	1,0	kD	5,0
Folsäure µg	6	4	5	4	kD	14
B_{12} µg	0	0	0	0	0	0
C mg	**1700**	19	12	9	**28**	11
Mineralstoffe						
Natrium mg	3	2	1	2	3	1
Kalium mg	83	180	119	280	218	367
Calcium mg	12	16	5	16	32	7
Magnesium mg	12	17	5	9	16	30
Phosphor mg	17	9	11	21	72	22
Eisen mg	0,2	0,4	0,2	0,7	0,9	0,4
Jod µg	1	1,4	0,8	0,5	kD	2
Fluorid mg	0,02	0,01	0,01	0,01	kD	0,01
Zink mg	0,35	0,10	0,04	0,10	kD	0,16
Selen µg	kD	0,6	1,4	1,3	kD	1,4
Kupfer mg	0,12	0,06	0,05	0,13	kD	0,11
Chrom µg	kD	11	4,1	kD	kD	2
Mangan mg	0,03	0,32	0,04	0,17	kD	0,26
Sonstiges						
Cholesterin mg	0	0	0	0	0	0
Harnsäure, gbd. mg	15	19	14	20	kD	57

* Obst frisch – soweit nicht anders angegeben ** Nur Niacin

KH, verwertbar = Kohlenhydrate, verwertbar; Retinol-Akt.-Ä. = Retinol-Aktivitäts-Äquivalent; Alpha-Toc. = Alpha-Tocopherol; Niacin-Ä. = Niacin-Äquivalent; Harnsäure, gbd. = Harnsäure, gebildete

OBST* Angaben je 100 g Lebensmittel	Birne	Brombeere	Brombeere, tiefgefroren	Melone, Cantaloupe	Cherimoya (Anone)	Clementine
Energie kcal	58	43	48	56	78	50
Proteine g	0,5	1,2	1,3	0,9	1,5	0,7
davon ess. AS g	0,2	0,5	0,5	kD	0,7	0,3
Fette gesamt g	0,3	1,0	1,0	0,1	0,3	0,3
MUFS g	0,1	0,6	0,6	kD	0,1	0,1
davon n3-FS g	Spuren	0,3	0,3	kD	Spuren	Spuren
davon n6-FS g	0,1	0,4	0,4	kD	0,1	0,1
KH, verwertbar g	12,4	6,2	6,5	12,4	13,4	9,0
davon Zucker g	10,2	6,2	3,7	kD	13,4	9,0
Ballaststoffe g	2,8	3,2	3,3	0,7	**7,0**	2,0
Wasser g	83	86	86	85	76	86
Vitamine						
A Retinol-Akt.-Ä. µg	1	23	21	**392**	1	25
D µg	0	0	0	0	0	0
E Alpha-Toc. mg	0,4	0,6	0,6	0,1	0,5	0,3
K µg	5	kD	kD	kD	kD	3
B_1 mg	0,03	0,03	0,03	0,06	0,09	0,07
B_2 mg	0,04	0,04	0,04	0,02	0,11	0,02
Niacin-Ä. mg	0,22	0,65	0,64	0,78**	1,48	0,35
Pantothensäure mg	0,06	0,22	0,21	kD	0,45	0,20
B_6 mg	0,02	0,05	0,05	0,09	0,10	0,05
Biotin µg	kD	0,4	0,4	kD	2,0	0,5
Folsäure µg	14	34	32	kD	7	15
B_{12} µg	0	0	0	0	0	0
C mg	5	17	14	**33**	15	**30**
Mineralstoffe						
Natrium mg	2	2	2	17	8	2
Kalium mg	114	190	199	309	250	180
Calcium mg	10	44	46	14	13	35
Magnesium mg	7	30	31	11	25	11
Phosphor mg	11	30	31	24	32	20
Eisen mg	0,2	0,9	0,9	0,2	0,4	0,3
Jod µg	0,8	0,4	0,4	kD	1,5	0,8
Fluorid mg	0,01	0,02	0,03	kD	0,02	0,01
Zink mg	0,11	0,19	0,20	kD	0,08	0,10
Selen µg	0,6	Spuren	kD	kD	kD	kD
Kupfer mg	0,08	0,10	0,11	kD	0,09	0,09
Chrom µg	**27**	1	kD	kD	kD	kD
Mangan mg	0,06	0,97	**1,01**	kD	0,08	0,04
Sonstiges						
Cholesterin mg	0	0	0	0	0	0
Harnsäure, gbd. mg	12	15	16	0	15	20

OBST* Angaben je 100 g Lebensmittel	Cranberry	Dattel	Ebereschenfrucht (Vogelbeere)	Erdbeere	Erdbeere tiefgefroren	Feige
Energie kcal	44	297	102	36	38	67
Proteine g	0,5	2,0	1,5	0,8	0,9	1,3
davon ess. AS g	kd	0,9	0,9	0,3	0,3	0,5
Fette gesamt g	0,1	0,5	2,0	0,4	0,4	0,5
MUFS g	0,1	0,2	1,2	0,2	0,2	0,2
davon n3-FS g	Spuren	Spuren	0,5	0,1	0,1	kD
davon n6-FS g	0,1	0,2	0,7	0,1	0,1	0,2
KH, verwertbar g	8,4	65,0	18,0	5,5	5,8	12,9
davon Zucker g	4,3	65,0	9,8	5,4	5,7	12,9
Ballaststoffe g	3,6	**8,7**	**6,0**	2,0	2,1	2,0
Wasser g	87	21	70	90	89	82
Vitamine						
A Retinol-Akt.-Ä. µg	3	3	**204**	1	1	4
D µg	0	0	0	0	0	0
E Alpha-Toc. mg	1,3	0,2	0,5	0,13	0,1	0,5
K µg	kD	kD	kD	5	5	kD
B_1 mg	0,01	0,07	0,03	0,03	0,03	0,05
B_2 mg	0,02	0,07	0,06	0,05	0,05	0,05
Niacin-Ä. mg	0,10**	**3,25**	0,72	0,76	0,78	0,63
Pantothensäure mg	kD	0,80	0,10	0,30	0,28	0,30
B_6 mg	0,06	0,14	0,05	0,06	0,06	0,11
Biotin µg	kD	5,0	**8,5**	4,0	3,8	5,0
Folsäure µg	kD	21	8	44	41	7
B_{12} µg	0	0	0	0	0	0
C mg	14	3	**98**	**57**	**48**	3
Mineralstoffe						
Natrium mg	2	5	0	1	1	1
Kalium mg	80	650	234	164	172	250
Calcium mg	8	65	42	19	20	54
Magnesium mg	6	50	17	13	14	20
Phosphor mg	11	60	33	25	27	32
Eisen mg	0,2	1,9	1,5	0,6	0,7	0,6
Jod µg	kD	1	1	2,8	2,9	1,5
Fluorid mg	kD	0,02	0,03	0,02	0,02	0,02
Zink mg	kD	0,34	0,26	0,10	0,10	0,36
Selen µg	kD	kD	kD	1,3	kD	1,6
Kupfer mg	kD	**0,30**	0,09	0,05	0,05	0,09
Chrom µg	kD	kD	3	0,9	kD	kD
Mangan mg	kD	0,15	**1,60**	0,40	0,42	0,04
Sonstiges						
Cholesterin mg	0	0	0	0	0	0
Harnsäure, gbd. mg	0	15	15	21	22	15

* Obst frisch – soweit nicht anders angegeben ** Nur Niacin

KH, verwertbar = Kohlenhydrate, verwertbar; Retinol-Akt.-Ä. = Retinol-Aktivitäts-Äquivalent; Alpha-Toc. = Alpha-Tocopherol; Niacin-Ä. = Niacin-Äquivalent; Harnsäure, gbd. = Harnsäure, gebildete

OBST* Angaben je 100 g Lebensmittel	Gojibeeren	Granatapfel	Grapefruit (Pampelmuse)	Guave	Hagebutte	Heidelbeere (Blaubeere)
Energie kcal	88	80	45	44	141	46
Proteine g	2,5	0,7	0,6	0,9	3,6	0,6
davon ess. AS g	kD	0,3	0,1	0,4	2,1	0,3
Fette gesamt g	1,1	0,6	0,2	0,5	0,6	0,6
MUFS g	kD	0,2	0,1	0,2	0,4	0,4
davon n3-FS g	kD	Spuren	Spuren	0,1	0,2	0,2
davon n6-FS g	kD	Spuren	0,04	0,2	0,2	0,2
KH, verwertbar g	15,3	16,1	7,4	5,8	16,2	6,1
davon Zucker g	0,0	16,1	7,4	5,8	16,2	6,0
Ballaststoffe g	2,9	2,2	0,6	5,2	**23,7**	4,9
Wasser g	77	79	88	86	50	86

Vitamine

A Retinol-Akt.-Ä. µg	121	3	1	58	**400**	3
D µg	0	0	0	0	0	0
E Alpha-Toc. mg	**2,0**	0,2	0,3	0,4	**4,1**	**1,9**
K µg	kD	kD	3	kD	**92**	12
B_1 mg	0,23	0,05	0,05	0,03	0,06	0,02
B_2 mg	**0,33**	0,02	0,02	0,04	0,07	0,02
Niacin-Ä. mg	1,70**	0,48	0,31	1,32	1,71	0,45
Pantothensäure mg	kD	0,60	0,25	0,15	0,15	0,16
B_6 mg	kD	0,11	0,03	0,14	0,05	0,06
Biotin µg	kD	2,0	kD	3,0	2,0	1,0
Folsäure µg	kD	7	11	30	10	11
B_{12} µg	kD	0	0	0	0	0
C mg	kD	7	**41**	**273**	**1250**	**22**

Mineralstoffe

Natrium mg	57	2	1	4	24	1
Kalium mg	276	220	141	290	291	78
Calcium mg	27	8	26	17	**257**	10
Magnesium mg	13	3	10	13	**104**	2
Phosphor mg	48	17	16	31	**258**	13
Eisen mg	0,9	0,5	0,2	0,8	0,5	0,7
Jod µg	kD	1,5	1,3	1,6	1	1,2
Fluorid mg	kD	0,02	0,02	0,01	0,06	Spuren
Zink mg	kD	0,57	0,04	0,56	0,92	0,13
Selen µg	kD	0,6	1	0,5	kD	kD
Kupfer mg	kD	0,12	0,04	0,10	**1,80**	0,08
Chrom µg	kD	kD	1	kD	kD	0,3
Mangan mg	kD	0,13	0,03	0,14	**1,20**	**4,17**

Sonstiges

Cholesterin mg	0	0	0	0	0	0
Harnsäure, gbd. mg	kD	15	15	15	15	22

OBST* Angaben je 100 g Lebensmittel	Heidelbeeren (Blaubeeren), Waldbeeren	Heidelbeeren, Kulturheidelbeeren	Heidelbeeren, tiefgefroren	Himbeeren	Himbeeren, tiefgefroren	Holunderbeeren
Energie kcal	42	59	48	43	45	62
Proteine g	0,6	0,7	0,6	1,3	1,4	2,5
davon ess. AS g	kD	kD	0,3	0,5	0,6	1,4
Fette gesamt g	0,6	0,3	0,6	0,3	0,3	1,7
MUFS g	0,4	0,1	0,4	0,2	0,2	1,1
davon n3-FS g	Spuren	Spuren	0,2	0,1	0,1	0,5
davon n6-FS g	0,2	0,1	0,2	0,1	0,1	0,6
KH, verwertbar g	6,1	12,1	6,3	4,8	5,0	6,5
davon Zucker g	6,0	10,0	6,3	4,8	5,0	6,5
Ballaststoffe g	4,9	2,4	5,1	4,7	4,9	4,0
Wasser g	86	84	86	86	86	84
Vitamine						
A Retinol-Akt.-Ä. µg	3	3	3	1	1	30
D µg	0	0	0	0	0	0
E Alpha-Toc. mg	**2,7**	0,6	**1,7**	0,69	0,6	1,0
K µg	kD	kD	11	10	9	kD
B_1 mg	0,02	0,04	0,02	0,02	0,02	0,07
B_2 mg	0,02	0,04	0,02	0,05	0,05	0,08
Niacin-Ä. mg	0,40**	0,42**	0,43	0,57	0,57	2,35
Pantothensäure mg	kD	kD	0,15	0,30	0,28	0,18
B_6 mg	0,06	0,05	0,06	0,08	0,07	0,25
Biotin µg	kD	kD	0,9	2,0	1,9	2,0
Folsäure µg	kD	kD	10	30	28	17
B_{12} µg	0	0	0	0	0	0
C mg	**22**	10	18	**25**	21	18
Mineralstoffe						
Natrium mg	1	1	1	1	1	1
Kalium mg	78	77	81	200	209	305
Calcium mg	10	6	10	40	42	35
Magnesium mg	2	6	3	30	31	30
Phosphor mg	13	12	14	44	46	57
Eisen mg	0,9	0,3	0,8	1,0	1,0	1,6
Jod µg	0	0	1,3	3	3,1	3
Fluorid mg	kD	kD	Spuren	0,02	0,02	0,04
Zink mg	kD	kD	0,14	0,36	0,38	0,21
Selen µg	kD	kD	kD	1,3	kD	kD
Kupfer mg	kD	kD	0,08	0,09	0,09	0,06
Chrom µg	kD	kD	kD	0,6	kD	4,1
Mangan mg	kD	kD	**4,36**	0,38	0,40	0,60
Sonstiges						
Cholesterin mg	0	0	0	0	0	0
Harnsäure, gbd. mg	kD	kD	23	18	19	33

* Obst frisch – soweit nicht anders angegeben ** Nur Niacin

KH, verwertbar = Kohlenhydrate, verwertbar; Retinol-Akt.-Ä. = Retinol-Aktivitäts-Äquivalent; Alpha-Toc. = Alpha-Tocopherol; Niacin-Ä. = Niacin-Äquivalent; Harnsäure, gbd. = Harnsäure, gebildete

OBST* Angaben je 100 g Lebensmittel	Honig-melone	Jackfrucht	Johannis-beeren, rot	Johannis-beeren, rot, tiefgefroren	Johannis-beeren, schwarz	Johannis-beeren, schwarz, tiefgefroren
Energie kcal	57	80	40	42	47	49
Proteine g	0,9	1,1	1,1	1,2	1,3	1,3
davon ess. AS g	0,4	0,5	0,5	0,5	0,5	0,5
Fette gesamt g	0,1	0,5	0,2	0,2	0,2	0,2
MUFS g	Spuren	0,2	0,1	0,1	0,1	0,1
davon n3-FS g	Spuren	Spuren	Spuren	Spuren	Spuren	Spuren
davon n6-FS g	Spuren	0,1	Spuren	Spuren	0,1	0,1
KH, verwertbar g	12,4	15,3	4,8	5,0	6,1	6,4
davon Zucker g	12,4	14,6	4,8	5,0	6,3	6,4
Ballaststoffe g	0,7	4,2	3,5	3,7	3,5	3,7
Wasser g	85	78	87	87	86	85
Vitamine						
A Retinol-Akt.-Ä. µg	**392**	4	2	2	7	6
D µg	0	0	0	0	0	0
E Alpha-Toc. mg	0,1	0,5	0,62	0,6	**1,8**	**1,7**
K µg	1	kD	11	10	**30**	**28**
B_1 mg	0,06	0,03	0,04	0,04	0,05	0,05
B_2 mg	0,02	0,11	0,03	0,03	0,04	0,04
Niacin-Ä. mg	0,78	0,88	0,46	0,47	0,56	0,56
Pantothensäure mg	0,17	0,45	0,06	0,06	0,40	0,38
B_6 mg	0,09	0,11	0,05	0,04	0,08	0,08
Biotin µg	4,0	2,0	3,0	2,8	2,0	1,9
Folsäure µg	30	7	11	10	9	8
B_{12} µg	0	0	0	0	0	0
C mg	**33**	9	**36**	**30**	**177**	**148**
Mineralstoffe						
Natrium mg	17	2	2	2	2	2
Kalium mg	309	407	257	269	290	303
Calcium mg	14	27	29	30	46	48
Magnesium mg	11	37	13	14	17	18
Phosphor mg	24	38	27	28	40	42
Eisen mg	0,2	0,6	0,9	1,0	1,3	1,3
Jod µg	2	1,5	1	1	1	1
Fluorid mg	0,01	0,02	0,02	0,02	0,03	0,03
Zink mg	0,11	0,42	0,25	0,26	0,26	0,27
Selen µg	0,5	kD	1,3	kD	1,7	kD
Kupfer mg	0,05	0,19	0,14	0,15	0,10	0,10
Chrom µg	kD	kD	2	kD	0,8	kD
Mangan mg	0,05	0,20	0,24	0,25	0,33	0,34
Sonstiges						
Cholesterin mg	0	0	0	0	0	0
Harnsäure, gbd. mg	25	15	17	18	15	16

OBST* Angaben je 100 g Lebensmittel	Johannis-beeren, weiß	Kaki	Kaktusfeige	Kapstachel-beere (Physalis)	Karambole (Sternfrucht)	Kirsche (Weichsel), sauer
Energie kcal	47	76	46	77	30	54
Proteine g	0,9	0,6	1,0	2,3	1,2	0,9
davon ess. AS g	0,4	0,3	0,5	1,1	0,6	0,2
Fette gesamt g	0,2	0,3	0,4	1,1	0,5	0,5
MUFS g	0,1	0,1	0,2	0,4	0,2	0,2
davon n3-FS g	Spuren	Spuren	Spuren	0,1	Spuren	0,1
davon n6-FS g	0,1	0,1	0,1	0,4	0,2	0,1
KH, verwertbar g	6,7	16,0	7,1	13,3	3,5	9,9
davon Zucker g	6,7	16,0	7,1	13,3	3,5	9,9
Ballaststoffe g	3,5	2,5	5,0	0,5	1,9	1,1
Wasser g	86	80	86	81	92	85
Vitamine						
A Retinol-Akt.-Ä. µg	kD	133	4	75	3	20
D µg	0	0	0	0	0	0
E Alpha-Toc. mg	0,1	0,8	0,5	0,5	0,5	0,1
K µg	kD	kD	kD	kD	kD	kD
B_1 mg	0,08	0,02	0,02	0,06	0,05	0,05
B_2 mg	0,02	0,03	0,03	0,04	0,03	0,06
Niacin-Ä. mg	0,38	0,45	0,63	2,58	0,55	0,55
Pantothensäure mg	0,06	0,20	0,30	0,20	0,22	0,23
B_6 mg	0,05	0,05	0,11	0,05	0,07	0,05
Biotin µg	2,6	0,3	5,0	0,1	4,0	0,4
Folsäure µg	6	8	7	8	30	**75**
B_{12} µg	0	0	0	0	0	0
C mg	**35**	16	**23**	**28**	**34**	12
Mineralstoffe						
Natrium mg	2	4	4	5	2	2
Kalium mg	268	180	90	170	184	114
Calcium mg	30	8	28	12	6	8
Magnesium mg	9	8	**85**	8	9	8
Phosphor mg	23	25	27	39	16	19
Eisen mg	1,0	0,4	0,3	1,3	0,9	0,6
Jod µg	1	1,8	1,5	1	1	0,2
Fluorid mg	0,02	0,02	0,02	0,02	0,02	0,02
Zink mg	0,20	0,04	0,25	0,11	0,11	0,10
Selen µg	2,2	0,6	kD	kD	kD	kD
Kupfer mg	0,14	0,02	0,07	0,12	0,12	0,10
Chrom µg	kD	kD	kD	kD	kD	kD
Mangan mg	0,60	0,05	0,13	0,35	0,08	0,08
Sonstiges						
Cholesterin mg	0	0	0	0	0	0
Harnsäure, gbd. mg	15	15	15	15	15	17

* Obst frisch – soweit nicht anders angegeben ** Nur Niacin

KH, verwertbar = Kohlenhydrate, verwertbar; Retinol-Akt.-Ä. = Retinol-Aktivitäts-Äquivalent; Alpha-Toc. = Alpha-Tocopherol; Niacin-Ä. = Niacin-Äquivalent; Harnsäure, gbd. = Harnsäure, gebildete

OBST* Angaben je 100 g Lebensmittel	Kirsche (Weichsel), süß	Kiwi, gelb	Kiwi, grün	Kumquat	Limette	Litchi
Energie kcal	64	58	52	75	48	78
Proteine g	0,9	1,2	0,9	0,7	0,5	0,9
davon ess. AS g	0,2	kD	kD	0,3	0,2	0,4
Fette gesamt g	0,3	0,5	0,6	0,3	2,4	0,3
MUFS g	0,1	kD	kD	0,1	1,1	0,1
davon n3-FS g	Spuren	kD	kD	Spuren	0,4	Spuren
davon n6-FS g	Spuren	kD	kD	0,1	0,7	0,1
KH, verwertbar g	13,3	11,1	9,1	14,6	1,9	16,8
davon Zucker g	13,6	10,9	8,8	14,6	1,9	16,8
Ballaststoffe g	1,9	1,8	3,0	3,7	1,0	1,6
Wasser g	82	83	84	79	89	80

Vitamine

A Retinol-Akt.-Ä. µg	3	4	5	18	1	kD
D µg	0	0	0	0	0	0
E Alpha-Toc. mg	0,1	1,0	1,1	0,3	0,4	0,5
K µg	2	kD	kD	3	3	kD
B_1 mg	0,04	0,02	0,02	0,09	0,03	0,05
B_2 mg	0,04	0,05	0,05	0,08	0,02	0,05
Niacin-Ä. mg	0,40	0,63**	0,35**	0,65	0,24	0,76
Pantothensäure mg	0,19	kD	kD	0,20	0,22	0,25
B_6 mg	0,05	0,05	**0,36**	0,03	0,05	0,02
Biotin µg	kD	kD	kD	0,5	0,5	0,5
Folsäure µg	27	kD	kD	7	8	25
B_{12} µg	0	0	0	0	0	0
C mg	15	**110**	**85**	**38**	**44**	**39**

Mineralstoffe

Natrium mg	3	3	2	111	2	2
Kalium mg	235	306	279	198	82	190
Calcium mg	17	18	28	16	13	9
Magnesium mg	13	14	15	13	15	10
Phosphor mg	24	26	31	44	11	33
Eisen mg	0,4	0,2	0,3	0,6	0,2	0,4
Jod µg	1,2	kD	kD	0,5	0,5	1,6
Fluorid mg	0,02	kD	0,01	0,01	0,01	0,01
Zink mg	0,08	kD	kD	0,08	0,11	0,21
Selen µg	kD	kD	1	kD	kD	kD
Kupfer mg	0,10	kD	kD	0,11	0,07	0,20
Chrom µg	3	kD	kD	kD	kD	kD
Mangan mg	0,09	kD	kD	0,09	0,04	0,11

Sonstiges

Cholesterin mg	0	0	0	0	0	0
Harnsäure, gbd. mg	17	0	0	15	20	15

OBST* Angaben je 100 g Lebensmittel	Loganbeeren	Mandarine	Mango	Maulbeeren	Mirabelle	Mispel
Energie kcal	37	54	62	47	67	68
Proteine g	1,1	0,7	0,6	1,3	0,7	0,5
davon ess. AS g	0,4	0,2	0,3	0,5	0,2	0,2
Fette gesamt g	0,001	0,3	0,5	0,001	0,2	0,2
MUFS g	kD	0,1	0,1	kD	0,1	0,1
davon n3-FS g	kD	0,04	0,1	kD	Spuren	Spuren
davon n6-FS g	kD	0,1	Spuren	kD	0,1	0,1
KH, verwertbar g	3,4	10,1	12,5	8,1	14,0	10,6
davon Zucker g	3,4	10,1	12,5	8,1	14,0	10,6
Ballaststoffe g	5,6	1,7	1,7	1,5	1,3	**10,0**
Wasser g	87	85	84	87	82	78
Vitamine						
A Retinol-Akt.-Ä. µg	7	9	97	1	17	4
D µg	0	0	0	0	0	0
E Alpha-Toc. mg	0,5	0,3	0,98	0,5	0,5	0,6
K µg	kD	3	kD	kD	kD	kD
B_1 mg	0,02	0,06	0,05	0,04	0,06	0,02
B_2 mg	0,03	0,03	0,05	0,04	0,04	0,02
Niacin-Ä. mg	0,63	0,27	0,90	0,67	0,60	0,27
Pantothensäure mg	0,24	0,20	0,16	0,25	0,20	0,08
B_6 mg	0,06	0,02	0,13	0,05	0,05	0,04
Biotin µg	1,2	kD	2,1	0,4	0,7	0,1
Folsäure µg	14	7	36	6	3	6
B_{12} µg	0	0	0	0	0	0
C mg	**35**	**30**	**37**	10	7	2
Mineralstoffe						
Natrium mg	3	1	5	2	Spuren	6
Kalium mg	260	150	170	260	230	250
Calcium mg	35	33	12	36	12	30
Magnesium mg	25	11	18	15	15	11
Phosphor mg	24	20	13	48	33	28
Eisen mg	1,4	0,3	0,4	1,6	0,5	0,5
Jod µg	0,7	0,8	1,6	1	1	1,6
Fluorid mg	0,02	0,01	0,01	0,02	Spuren	0,01
Zink mg	0,30	0,05	0,12	0,20	0,10	0,10
Selen µg	kD	2,4	0,6	kD	1,3	kD
Kupfer mg	0,14	0,06	0,06	0,06	0,09	0,17
Chrom µg	kD	1	kD	kD	kD	kD
Mangan mg	0,90	0,04	0,17	0,90	0,09	0,04
Sonstiges						
Cholesterin mg	0	0	0	0	0	0
Harnsäure, gbd. mg	15	20	15	15	20	15

* Obst frisch – soweit nicht anders angegeben ** Nur Niacin

KH, verwertbar = Kohlenhydrate, verwertbar; Retinol-Akt.-Ä. = Retinol-Aktivitäts-Äquivalent; Alpha-Toc. = Alpha-Tocopherol; Niacin-Ä. = Niacin-Äquivalent; Harnsäure, gbd. = Harnsäure, gebildete

OBST* Angaben je 100 g Lebensmittel	Mispel japanisch	Moosbeeren	Nektarine	Netzanone	Orange (Apfelsine)	Papaya
Energie kcal	44	43	60	126	47	36
Proteine g	0,6	0,4	0,9	1,7	1,0	0,5
davon ess. AS g	0,2	0,2	0,4	0,8	0,3	0,2
Fette gesamt g	0,2	0,7	0,1	0,6	0,2	0,1
MUFS g	0,1	0,4	Spuren	0,2	0,1	Spuren
davon n3-FS g	Spuren	0,2	Spuren	Spuren	Spuren	Spuren
davon n6-FS g	0,1	0,3	0,04	0,2	0,1	Spuren
KH, verwertbar g	8,6	3,9	12,4	21,8	8,3	7,1
davon Zucker g	8,6	3,9	12,3	21,8	8,3	10,2
Ballaststoffe g	2,1	3,8	2,2	**12,0**	2,2	1,9
Wasser g	88	87	83	63	87	90
Vitamine						
A Retinol-Akt.-Ä. µg	67	2	37	Spuren	4	14
D µg	0	0	0	0	0	0
E Alpha-Toc. mg	0,5	0,5	0,5	0,5	0,3	0,7
K µg	kD	kD	kD	kD	kD	kD
B_1 mg	0,02	0,03	0,02	0,08	0,08	0,03
B_2 mg	0,03	0,02	0,05	0,10	0,04	0,04
Niacin-Ä. mg	0,33	0,22	1,13	0,93	0,42	0,58
Pantothensäure mg	0,08	0,22	0,16	0,14	0,24	0,22
B_6 mg	0,04	0,07	0,03	0,22	0,10	0,03
Biotin µg	0,1	2,0	1,0	2,0	2,0	1,8
Folsäure µg	8	2	5	7	22	2
B_{12} µg	0	0	0	0	0	0
C mg	4	11	8	20	**45**	**80**
Mineralstoffe						
Natrium mg	4	2	9	4	1	2
Kalium mg	263	90	212	380	164	191
Calcium mg	19	14	4	30	40	21
Magnesium mg	10	7	10	18	12	41
Phosphor mg	23	10	22	21	20	16
Eisen mg	0,3	0,9	0,5	0,7	0,2	0,4
Jod µg	1,6	2	0,5	1,5	0,8	1,6
Fluorid mg	0,01	0,05	0,01	0,02	0,01	0,02
Zink mg	0,05	0,44	0,14	0,12	0,06	0,38
Selen µg	kD	kD	kD	kD	1,2	kD
Kupfer mg	0,04	0,10	0,06	0,08	0,05	0,04
Chrom µg	kD	kD	kD	kD	1	kD
Mangan mg	0,15	**2,30**	0,10	0,06	0,04	0,02
Sonstiges						
Cholesterin mg	0	0	0	0	0	0
Harnsäure, gbd. mg	15	15	18	15	19	15

OBST* Angaben je 100 g Lebensmittel	Passionsfrucht	Pepino (Melonenbirne)	Pfirsich	Pflaumen	Pitahaya (Drachenfrucht)	Pomelo
Energie kcal	67	29	44	48	72	37
Proteine g	2,4	0,3	0,8	0,6	0,9	0,4
davon ess. AS g	1,1	kD	0,3	0,2	kD	kD
Fette gesamt g	0,4	kD	0,1	0,2	0,3	0,3
MUFS g	0,2	kD	Spuren	0,1	kD	kD
davon n3-FS g	Spuren	kD	Spuren	Spuren	kD	kD
davon n6-FS g	0,1	kD	Spuren	Spuren	kD	kD
KH, verwertbar g	9,5	6,5	8,9	10,2	14,8	7,7
davon Zucker g	9,5	6,5	8,0	8,8	14,8	0,0
Ballaststoffe g	1,4	0,5	1,7	1,7	2,9	1,0
Wasser g	82	92	88	86	81	90
Vitamine						
A Retinol-Akt.-Ä. µg	50	7	7	31	1	3
D µg	0	0	0	0	0	0
E Alpha-Toc. mg	0,4	kD	0,96	0,85	**19,8**	0,2
K µg	kD	kD	2	8	kD	kD
B_1 mg	0,02	0,04	0,03	0,07	Spuren	0,06
B_2 mg	0,10	0,05	0,05	0,04	Spuren	0,04
Niacin-Ä. mg	2,70	0,58**	0,93	0,44	0,20**	0,30**
Pantothensäure mg	0,20	kD	0,14	0,18	kD	kD
B_6 mg	**0,40**	kD	0,03	0,05	kD	0,04
Biotin µg	5,0	kD	2,0	kD	kD	kD
Folsäure µg	20	kD	3	2	kD	kD
B_{12} µg	0	kD	0	0	0	0
C mg	**24**	**30**	10	5	**25**	**122**
Mineralstoffe						
Natrium mg	28	1,5	1	2	2	1
Kalium mg	267	119	192	161	279	235
Calcium mg	17	30	6	8	28	36
Magnesium mg	39	5,7	9	7	15	15
Phosphor mg	57	10	20	16	31	21
Eisen mg	1,3	0,3	0,3	0,3	0,3	0,2
Jod µg	1,3	kD	3	1,4	kD	kD
Fluorid mg	0,02	kD	0,01	Spuren	kD	kD
Zink mg	0,65	kD	0,14	0,08	kD	kD
Selen µg	0,2	kD	1,3	0,6	kD	kD
Kupfer mg	0,16	kD	0,07	0,06	kD	kD
Chrom µg	kD	kD	1,7	2	kD	kD
Mangan mg	0,46	kD	0,06	0,06	kD	kD
Sonstiges						
Cholesterin mg	0	0	0	0	0	0
Harnsäure, gbd. mg	15	kD	21	24	kD	kD

* Obst frisch – soweit nicht anders angegeben ** Nur Niacin

KH, verwertbar = Kohlenhydrate, verwertbar; Retinol-Akt.-Ä. = Retinol-Aktivitäts-Äquivalent; Alpha-Toc. = Alpha-Tocopherol; Niacin-Ä. = Niacin-Äquivalent; Harnsäure, gbd. = Harnsäure, gebildete

OBST* Angaben je 100 g Lebensmittel	Preiselbeere (Kronsbeere)	Quitte	Rambutan	Reineclaude	Sanddorn-beeren	Sapote
Energie kcal	41	50	70	62	92	107
Proteine g	0,3	0,4	1,0	0,8	1,4	1,4
davon ess. AS g	0,2	0,2	0,5	0,2	0,8	0,5
Fette gesamt g	0,5	0,5	0,1	0,1	7,1	0,5
MUFS g	0,3	0,2	Spuren	0,1	4,4	0,2
davon n3-FS g	0,2	Spuren	Spuren	Spuren	1,8	Spuren
davon n6-FS g	0,2	0,2	Spuren	Spuren	2,6	0,2
KH, verwertbar g	6,2	7,3	15,0	12,3	3,3	20,9
davon Zucker g	6,1	7,6	15,0	12,3	3,3	20,9
Ballaststoffe g	2,9	5,9	1,5	2,3	3,0	5,5
Wasser g	89	85	82	83	83	70
Vitamine						
A Retinol-Akt.-Ä. µg	2	3	Spuren	15	125	5
D µg	0	0	0	0	0	0
E Alpha-Toc. mg	0,94	0,4	0,5	0,7	**3,1**	0,5
K µg	kD	kD	kD	kD	kD	kD
B_1 mg	0,01	0,03	0,01	0,05	0,03	0,04
B_2 mg	0,02	0,03	0,06	0,03	0,21	0,02
Niacin-Ä. mg	0,10	0,27	0,65	0,40	0,74	1,90
Pantothensäure mg	kD	0,08	0,40	0,20	0,15	0,25
B_6 mg	0,01	0,04	0,10	0,05	0,11	0,04
Biotin µg	2,4	0,1	2,0	0,8	3,0	1,0
Folsäure µg	3	8	7	3	10	19
B_{12} µg	0	0	0	0	0	0
C mg	12	13	**53**	6	**450**	**23**
Mineralstoffe						
Natrium mg	2	2	1	1	4	6
Kalium mg	81	183	64	243	133	226
Calcium mg	14	10	20	13	42	31
Magnesium mg	6	8	25	10	30	21
Phosphor mg	10	20	15	25	9	21
Eisen mg	0,5	0,6	1,9	1,1	0,4	0,9
Jod µg	5	1,6	1,5	1	1	2,5
Fluorid mg	0,04	0,01	0,02	Spuren	0,02	0,02
Zink mg	0,19	0,20	0,12	0,10	0,15	0,12
Selen µg	kD	kD	kD	kD	kD	kD
Kupfer mg	0,17	0,09	0,08	0,08	0,20	0,12
Chrom µg	1	kD	kD	kD	kD	kD
Mangan mg	0,26	0,02	0,06	0,09	0,60	0,50
Sonstiges						
Cholesterin mg	0	0	0	0	0	0
Harnsäure, gbd. mg	13	30	15	20	15	15

OBST* Angaben je 100 g Lebensmittel	Sapotill-apfel	Stachel-anone	Stachel-beeren	Surinam-Kirsche	Tamarillo	Wasser-melone
Energie kcal	99	74	43	50	61	39
Proteine g	0,5	1,0	0,8	0,8	1,7	0,6
davon ess. AS g	0,3	0,5	0,3	0,4	0,8	0,4
Fette gesamt g	1,0	0,3	0,2	0,4	0,8	0,2
MUFS g	0,4	0,1	0,1	0,2	0,3	0,1
davon n3-FS g	0,1	Spuren	Spuren	Spuren	0,1	Spuren
davon n6-FS g	0,3	0,1	0,1	0,1	0,3	Spuren
KH, verwertbar g	19,0	15,5	7,1	9,4	10,6	8,3
davon Zucker g	19,0	15,5	7,1	9,4	10,6	8,3
Ballaststoffe g	5,1	1,1	3,0	1,8	1,5	0,2
Wasser g	74	81	87	87	84	90
Vitamine						
A Retinol-Akt.-Ä. µg	3	1	9	75	60	20
D µg	0	0	0	0	0	0
E Alpha-Toc. mg	0,5	0,5	0,61	0,5	0,5	0,1
K µg	kD	kD	kD	kD	kD	kD
B_1 mg	0,01	0,07	0,02	0,03	0,08	0,05
B_2 mg	0,02	0,05	0,02	0,04	0,04	0,05
Niacin-Ä. mg	0,33	1,15	0,42	0,50	1,53	0,32
Pantothensäure mg	0,25	0,25	0,20	0,31	0,20	**1,60**
B_6 mg	0,04	0,06	0,02	0,01	0,06	0,07
Biotin µg	1,0	1,0	1,0	0,4	1,0	4,0
Folsäure µg	20	30	19	6	24	5
B_{12} µg	0	0	0	0	0	0
C mg	14	20	**35**	**27**	**24**	6
Mineralstoffe						
Natrium mg	12	14	2	3	2	1
Kalium mg	190	270	200	103	320	109
Calcium mg	21	14	29	9	12	7
Magnesium mg	24	21	15	12	21	9
Phosphor mg	12	27	30	11	32	9
Eisen mg	0,8	0,6	0,6	0,2	0,7	0,2
Jod µg	1	1,5	1	1	2	1
Fluorid mg	0,02	0,02	0,01	0,02	0,01	0,01
Zink mg	0,40	0,12	0,16	0,10	0,10	0,08
Selen µg	kD	kD	1,3	kD	kD	0,4
Kupfer mg	0,21	0,08	0,16	0,08	0,06	0,03
Chrom µg	kD	kD	1	kD	kD	kD
Mangan mg	0,20	0,06	0,10	0,06	0,03	0,03
Sonstiges						
Cholesterin mg	0	0	0	0	0	0
Harnsäure, gbd. mg	15	15	16	15	15	20

* Obst frisch – soweit nicht anders angegeben ** Nur Niacin

KH, verwertbar = Kohlenhydrate, verwertbar; Retinol-Akt.-Ä. = Retinol-Aktivitäts-Äquivalent; Alpha-Toc. = Alpha-Tocopherol; Niacin-Ä. = Niacin-Äquivalent; Harnsäure, gbd. = Harnsäure, gebildete

OBST* Angaben je 100 g Lebensmittel	Wein-trauben	Zitrone	Zwetschge
Energie kcal	72	39	48
Proteine g	0,7	0,7	0,6
davon ess. AS g	0,3	0,2	0,2
Fette gesamt g	0,3	0,6	0,1
MUFS g	0,1	0,3	0,1
davon n3-FS g	Spuren	0,1	Spuren
davon n6-FS g	0,1	0,2	Spuren
KH, verwertbar g	15,2	3,2	8,8
davon Zucker g	15,1	3,2	8,8
Ballaststoffe g	1,6	1,3	2,3
Wasser g	81	89	86
Vitamine			
A Retinol-Akt.-Ä. µg	3	Spuren	25
D µg	0	0	0
E Alpha-Toc. mg	0,63	0,4	0,6
K µg	9	kD	kD
B_1 mg	0,05	0,05	0,05
B_2 mg	0,03	0,02	0,03
Niacin-Ä. mg	0,31	0,24	0,40
Pantothensäure mg	0,06	0,27	0,15
B_6 mg	0,07	0,06	0,05
Biotin µg	2,0	0,5	0,1
Folsäure µg	43	6	3
B_{12} µg	0	0	0
C mg	4	**51**	4
Mineralstoffe			
Natrium mg	2	2	2
Kalium mg	198	170	240
Calcium mg	12	11	13
Magnesium mg	7	28	8
Phosphor mg	19	16	23
Eisen mg	0,4	0,5	0,4
Jod µg	1	1,6	0,1
Fluorid mg	0,01	0,01	Spuren
Zink mg	0,05	0,13	0,10
Selen µg	1,7	1	kD
Kupfer mg	0,10	0,13	0,10
Chrom µg	2	kD	kD
Mangan mg	0,07	0,05	0,10
Sonstiges			
Cholesterin mg	0	0	0
Harnsäure, gbd. mg	27	20	20

Stärkelieferanten – Getreide, Pseudogetreide, Kartoffeln und stärkereiche Gemüse

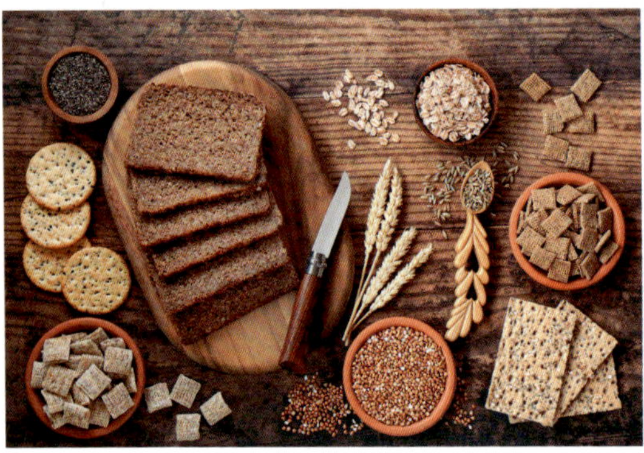

Diese Gruppe umfasst die Nahrungsmittel sowie daraus hergestellte Produkte, die uns mit Stärke versorgen. Die ebenfalls stärkereichen Hülsenfrüchte finden Sie unter den Proteinlieferanten ab S. 90. Die Stärkelieferanten – besonders Vollkornprodukte und stärkereiche Gemüse – enthalten fast alle unentbehrlichen Mikronährstoffe, leisten den größten Beitrag an der Versorgung mit Ballaststoffen und sollen fester Bestandteil einer pflanzenbasierten Ernährung des Menschen sein. Ausreichende Tagesmengen vorausgesetzt, erfüllen Vollkornprodukte und stärkereiche Gemüsesorten wichtige Aufgaben im Rahmen der Prävention wie auch bei der begleitenden Therapie ernährungsassoziierter Erkrankungen.

Vertreter

Zu dieser Lebensmittelgruppe zählen sämtliche Getreidesorten, Pseudogetreide, die stärkereichen Gemüsesorten sowie die daraus hergestellten Produkte. Die ebenfalls stärkereichen Hülsenfrüchte werden aufgrund ihres hohen Gehalts an Pflanzenproteinen bei den Proteinlieferanten besprochen (siehe ab S. 90).

Makronährstoffe

Getreide, Pseudogetreide und stärkereiche Gemüse enthalten sämtliche energieliefernden Makronährstoffe. Wie die Bezeichnung Stärkelieferanten verdeutlicht, macht das komplexe Kohlenhydrat **Stärke** den Hauptteil der Makronährstoffe aus, hinzu kommen unterschiedliche Mengen an Proteinen und Fetten (siehe Tabellen S. 68 bis 89).

Mikronährstoffe/Funktionelle Nährstoffe

Die Gruppe der Stärkelieferanten bietet die Versorgung mit einer **Vielzahl unentbehrlicher Mikronährstoffen** (siehe Tabellen S. 68 bis 89). Lediglich Vitamin D und Vitamin B_{12} kommen nicht vor. Vitamin C ist ausschließlich in stärkereichen Gemüsesorten enthalten. Die Stärkelieferanten sind wichtig für die ausreichende Zufuhr von Ballaststoffen und dienen als Quelle bioaktiver sekundärer Pflanzenstoffe wie Carotinoide (stärkereiche Gemüse und Getreide), Phytinsäure (Getreide, Pseudogetreide) und Ubichinone (Coenzym Q in stärkereichen Gemüsen). Der regelmäßige und ausreichende Ver-

Stärkelieferanten	Beispiele
Getreide und daraus hergestellte Produkte	Gerste, Hafer, Hirse, Mais, Reis, Roggen, Teff, Weizen und Weizensorten (Dinkel, Einkorn, Emmer, Kamut), Wildreis Getreideflocken, Getreidegrieß, Getreidegraupen, Getreidemehle
Pseudogetreide und daraus hergestellte Produkte	Amaranth, Buchweizen, Canihua, Quinoa Gepuffte Pseudogetreide, Pseudogetreidemehle
Kartoffeln und stärkereiche Gemüse	Kartoffeln, Kochbananen, Süßkartoffeln und Zuckermais

zehr von Stärkelieferanten ist unverzichtbarer Bestandteil einer vollwertigen, ausgewogenen Kost.

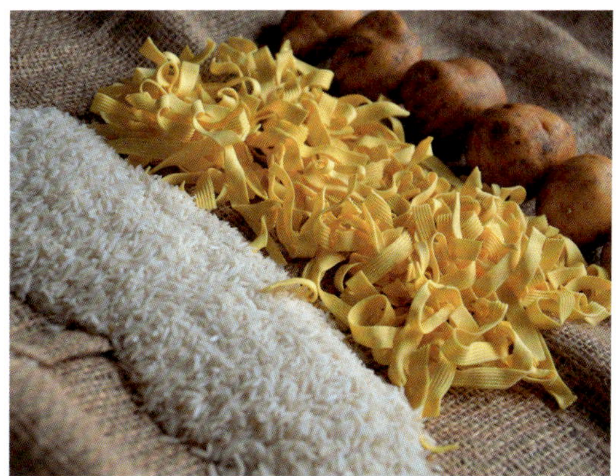

Sonstige Inhaltsstoffe

Stärkelieferanten sind bis auf Ausnahmen frei von Salicylsäure. Die Nickelgehalte sind sortenabhängig unterschiedlich (siehe nachstehende Tabelle). Stärkelieferanten sind frei von Cholesterin und Oxalsäure. Die Werte für die aus Purinen gebildete Harnsäure liegen meist unter 100 mg/100 g (siehe Tabelle S. 68 bis 89).

Besonderheit Glutene

Glutene, mit den Untereinheiten Prolamine und Gluteline, finden sich als Speicherproteine in Gerste, in „normalem“ Hafer (durch Verunreinigung mit anderen Getreiden), Roggen, Weizen und Weizenarten (Dinkel, Einkorn, Emmer, Kamut, Urkorn), sowie in den Kreuzungen Tritordeum (Hartweizen + Wildgerste) und Triticale (Weizen weiblich + Roggen männlich).
Glutene werden auch als Klebereiweiße bezeichnet, weil sie beim Verkneten des Mehls mit Wasser für die Stabilität und Elastizität des Teigs sorgen. Das entstandene Teiggerüst hält besonders bei hefehaltigen Broten und Gebäck die Gase fest und macht die Produkte schön locker.
Bei Menschen, die von der Autoimmunerkrankung Zöliakie betroffen sind, bewirkt die Prolaminfraktion der Glutene (außer glutenfreier Hafer) die Bildung von Antikörpern mit der Folge chronischer Entzündungen der Dünndarmschleimhaut. Dies führt unbehandelt zu einer Rückbildung der Dünndarmzotten mit einer Reduktion der Absorptionsfläche, Einschränkungen der Nährstoffaufnahme und schweren Zuständen von Nährstoffmangel (Eisen und anderen Mineralstoffe sowie Vitaminen).
Zöliakie kann derzeit ausschließlich durch konsequenten Glutenverzicht behandelt werden.
Von Natur aus glutenfrei sind Hafer aus glutenfreiem Anbau, Hirse, Mais, Reis, Wildreis sowie die Pseudogetreide Amaranth, Buchweizen und Quinoa. Die Bezeichnung glutenfrei dürfen Getreide und Getreideprodukte tragen, die unter 20 mg Gluten je Kilogramm enthalten (20 ppm).
Das Symbol der durchgestrichenen Ähre dürfen Lebensmittel tragen, die nach den Standards der Association of European Coeliac Societies (AOECS) geprüft sind und für die der Hersteller die Lizenz für dieses Glutenfrei-Symbol erworben hat. Die von der Deutschen Zöliakie-Gesellschaft e.V. autorisierte Center of Certification Excellence GmBH prüft in Deutschland die Erfüllung der AOECS-Standards. Zusätzlich zum Symbol der gestrichenen Ähre ist auf der Verpackungsrückseite eine Deutschland-Kennung angegeben: DE für Deutschland, Zahlenfolge für den Hersteller sowie Zahlenfolge für das glutenfreie Produkt.

Einen Überblick zu den Inhaltsstoffen der Stärkelieferanten gibt die nachstehende Tabelle.

Inhaltsstoffe	Getreide und Pseudogetreide	Stärkereiche Gemüsesorten
Wasser	unter 15 g/100 g	über 65 g/100 g
Kohlenhydrate	über 50 g/100 g	über 15 g/100 g
Fette	unter 1 g/100 g bis über 10 g/100 g	unter 1 g/100 g
Proteine	über 5 g/100 g bis unter 40 g/100 g	unter 2 g/100 g
Vitamine	**Fast alle** Vitamine Ausnahmen: kein Vitamin B_{12}, kein Vitamin D, kein Vitamin C, Vitamin A nur in Form von Provitamin A (Carotinoide)	**Fast alle** Vitamine Ausnahmen: kein Vitamin B_{12}, kein Vitamin D, keine Daten für Vitamin K, Vitamin A nur in Form von Provitamin A (Carotinoide)
Mineralstoffe	**alle** Mineralstoffe	**alle** Mineralstoffe
Bioaktive Pflanzenstoffe	Carotinoide, Phytinsäure, Phytosterine, Phytoöstrogene, Protease-Inhibitoren	Carotinoide, Protease-Inhibitoren, Ubichinone (Coenzym Q)
Ballaststoffe	Hemizellulose, Zellulose, Lignin, Pektine, Beta-Glucane, resistente Stärke	Hemizellulose, Zellulose, Pektin, Lignin, resistente Stärke
Gesättigte Fettsäuren	gering	gering
Nickel	sortenabhängig, je 100 g Buchweizen (190 µg), Gerste (28 µg), Hafer (210 µg), Mais (47 µg), Vollkornreis (37 µg), polierter Reis (10 µg), Roggen (20–270 µg), Weizen (13 µg)	je 100 g Kartoffel (6 µg), keine Daten für Kochbanane, Süßkartoffel und Zuckermais
Salicylsäure	Keine Salicylsäure außer geringe Mengen in Maismehl 0,43 mg/100 g	unter 0,5 µg/100 g
Cholesterin	frei von Cholesterin	frei von Cholesterin
aus Purinen gebildete Harnsäure	abhängig von Sorte und Verarbeitungsgrad (siehe Tabelle S. 68 bis 83 und 87 bis 89)	sortenabhängig (siehe Tabelle S. 84 bis 86)
Oxalsäure	in großer Menge in den Randschichten der Getreidekörner Daten derzeit für Weizenkleie 457 mg/100 g	Daten derzeit nur für Süßkartoffeln 280 mg bis 570 mg/100 g

Nachhaltigkeit und Qualität

Die Stärkelieferanten können als pflanzliche Lebensmittel grundsätzlich sehr gute CO_2-Äquivalente/kg erreichen. Das Institut für Energie- und Umweltforschung Heidelberg (ifeu) hat für ausgewählte Sorten Werte berechnet (siehe auch download-link). Bedingung dafür ist die überwiegende Auswahl regional produzierter Produkte. Damit werden unnötige Transportwege vermieden.

Um eine möglichst hohe Nährstoffdichte durch Lebensmittel dieser Gruppe zu erreichen, sollen Getreide und daraus hergestellte Produkte am besten als Vollkornprodukte verzehrt und Kartoffeln möglichst schonend in der Schale gekocht werden. So können diese Lebensmittel als Quelle für Mikronährstoffe und funktionelle Nährstoffe optimal genutzt werden.

Prävention chronischer Erkrankungen und Einflussmöglichkeiten bei bestehenden Stoffwechselerkrankungen

Vollkornprodukte und stärkereiche Gemüse sind wichtig für die ausreichende Versorgung mit B-Vitaminen, Mineralstoffen und Ballaststoffen. Ausreichende Zufuhr wirkt Verstopfung und Bildung von Divertikeln sowie krankhaften Veränderungen der Hämorrhoiden entgegen. Darüber hinaus haben die ballaststoffreichen Stärkelieferanten einen positiven Effekt auf den Blutzuckeranstieg nach einer Mahlzeit sowie auf das LDL-Cholesterin. Die Lebensmittel dieser Gruppe haben damit sowohl positive Effekte im Rahmen der Prävention wie auch der Behandlung von Stoffwechselerkrankung.

Wir empfehlen

Die Gruppe der Stärkelieferanten ist unsere Hauptquelle für komplexe Kohlenhydrate und gilt als flexible Gruppe. **Die Menge stärkereicher Lebensmittel kann je nach Energiebedarf für unterschiedliche körperliche Aktivitäten individuell angepasst werden.**

Vollkorngetreide und stärkereiche Gemüsesorten haben eine hohe Nährstoffdichte und liefern reichlich Ballaststoffe. Wegen des damit verbundenen gesundheitsfördernden Potentials der Lebensmittel dieser Gruppe empfehlen wir für Erwachsene den Einsatz von **mindestens** 650 kcal für Vollkorngetreide, Vollkornprodukte, Vollkornbrot und/oder stärkereichen Gemüsesorten. Diese Empfehlung betrifft sowohl die Prävention wie auch die unterstützende Behandlung von Stoffwechselstörungen sowie Herz- und Gefäßerkrankungen.

Die Mahlzeiten des Tages sollten so häufig wie möglich zu einem Viertel aus stärkereichen Lebensmitteln bestehen.

So können Sie Stärkelieferanten in Ihre Mahlzeiten einbauen:

60 g bis 75 g Haferflocken dazu Joghurt, zuckerarme Früchte, Samen und Nüsse **oder**
100 g bis 150 g Vollkornbrot mit Käse oder veganer Alternative dazu Rohkost und Nüsse **und**
60 g bis 75 g Vollkornnudeln **oder** Vollkornreis (beide Trockengewicht) **oder** 300 g bis 350 g Kartoffeln **oder** 250 g bis 300 g Süßkartoffeln für die warme Mahlzeit dazu reichlich Gemüse ergänzt durch Käse, Quark, Hülsenfrüchte, Fisch **oder** Geflügel und Öl für die Zubereitung.

Die folgenden Tabellen (S. 68 bis 89) zeigen Übersichten zu den Nährstoffen und Inhaltsstoffen ausgewählter Lebensmittel der Getreide, Pseudogetreide und stärkereichen Gemüse.

Nährstoffe, die mit 100 g mehr als 20 % der Referenzwerte für die Nährstoffzufuhr liefern sind fett gedruckt.

STÄRKE-LIEFERANTEN* Angaben je 100 g Lebensmittel	Amaranth	Amaranth, gepufft, ungesüßt	Buchweizen, Korn geschält	Buchweizen, Grieß	Buchweizen, Grütze	Buchweizen, Vollkorn-mehl
Energie kcal	385	353	350	348	348	366
Proteine g	**14,6**	**15,5**	9,8	8,1	8,1	**11,7**
davon ess. AS g	6,5	6,5	5,3	3,9	3,5	6,3
Fette gesamt g	8,8	7,1	1,7	1,6	1,6	2,7
MUFS g	2,9	2,9	0,6	0,5	0,5	0,9
davon n3-FS g	0,1	0,1	0,1	0,1	0,1	0,1
davon n6-FS g	2,8	2,8	0,5	0,4	0,4	0,8
KH, verwertbar g	56,8	71,1	71,0	72,6	72,6	70,7
davon Zucker g	1,7	0,5	0,4	0,4	0,4	0,4
Ballaststoffe g	**10,3**	**9,5**	3,7	3,2	3,2	3,6
Wasser g	7,2	6	12	13	13	10
Vitamine						
A Retinol-Akt.-Ä. µg	0	0	1,1	1	1	1,1
D µg	0	0	0	0	0	0
E Alpha-Toc. mg	1,4	0,1	0,2	0,1	0,1	0,5
K µg	kD	1	7	7	7	7
B_1 mg	0,08	0,08	**0,24**	**0,28**	**0,28**	**0,58**
B_2 mg	0,19	0,21	0,15	0,08	0,08	0,15
Niacin-Ä. mg	**4,12**	**4,30**	**5,73**	**4,85**	**4,63**	**6,07**
Pantothensäure mg	**1,05**	**1,05**	**1,20**	**1,45**	**1,45**	**1,45**
B_6 mg	**0,40**	0,22	**0,58**	**0,40**	**0,40**	**0,58**
Biotin µg	kD	1,0	5,0	4,0	4,0	1,0
Folsäure µg	kD	49	50	29	29	50
B_{12} µg	0	0	0	0	0	0
C mg	0	0	0	0	0	0
Mineralstoffe						
Natrium mg	25	21	2	1	1	1
Kalium mg	484	366	392	218	218	680
Calcium mg	**214**	**214**	18	12	12	33
Magnesium mg	**308**	**266**	**142**	48	48	50
Phosphor mg	**582**	**455**	**320**	**150**	**150**	**263**
Eisen mg	**9,0**	**7,6**	**3,8**	2,0	2,0	2,2
Jod µg	2,5	2,5	0,5	0,5	0,5	2,5
Fluorid mg	0,05	kD	0,05	0,08	0,08	0,07
Zink mg	**3,18**	**3,18**	2,70	2,50	2,50	2,50
Selen µg	kD	kD	8,30	kD	kD	4,90
Kupfer mg	**0,78**	**0,78**	**0,58**	**0,70**	**0,70**	**0,90**
Chrom µg	kD	kD	8,8	kD	kD	kD
Mangan mg	**2,26**	**2,26**	**1,54**	**1,50**	**1,50**	**2,00**
Sonstiges						
Cholesterin mg	0	0	0	0	0	0
Harnsäure, gbd. mg	66	66	150	125	125	180

* Getreide – Getreideprodukte – Frühstückszerealien ** Nur Niacin

KH, verwertbar = Kohlenhydrate, verwertbar; Retinol-Akt.-Ä. = Retinol-Aktivitäts-Äquivalent; Alpha-Toc. = Alpha-Tocopherol; Niacin-Ä. = Niacin-Äquivalent; Harnsäure, gbd. = Harnsäure, gebildete

STÄRKE-LIEFERANTEN* Angaben je 100 g Lebensmittel	Canihua, Korn	Dinkel, Korn	Dinkel-flocken, Großblatt	Dinkel-mehl, Typ 630	Dinkel, Vollkorn-mehl	Einkorn, Korn	Emmer, Korn
Energie kcal	360	348	337	349	357	327	369
Proteine g	**14,4**	**17,0**	**11,9**	**12,4**	**12,7**	**14,7**	**15,1**
davon ess. AS g	kD	7,6	7,6	4,9	6,3	kD	kD
Fette gesamt g	8,8	1,7	2,8	1,3	3,6	2,2	2,5
MUFS g	4,5	0,8	0,8	0,6	1,4	1,3	kD
davon n3-FS g	kD	0,05	0,05	0,04	kD	0,1	kD
davon n6-FS g	kD	0,7	0,7	0,6	1,4	0,8	kD
KH, verwertbar g	50,8	60,3	51,2	68,9	63,7	57,4	67,1
davon Zucker g	4,2	0,7	0,6	0,8	3,9	2,4	2,7
Ballaststoffe g	**9,3**	**10,0**	**8,1**	3,7	**8,3**	**8,0**	**6,8**
Wasser g	12	9	34	13	11	11	10
Vitamine							
A Retinol-Akt.-Ä. µg	kD	kD	kD	kD	kD	3	1
D µg	0	0	0	0	0	0	0
E Alpha-Toc. mg	**8,1**	0,2	0,2	0,3	1,4	1,3	1,1
K µg	kD	kD	kD	kD	kD	kD	kD
B_1 mg	**0,78**	**0,30**	**0,30**	**0,30**	**0,51**	**0,45**	kD
B_2 mg	**0,55**	0,16	0,16	0,10	0,03	**0,40**	kD
Niacin-Ä. mg	**3,69**	**9,46**	**9,46**	**3,58**	**4,50**	**6,10****	kD
Pantothensäure mg	kD	**1,20**	**1,20**	**1,20**	**1,20**	kD	kD
B_6 mg	kD	0,30	0,30	0,30	0,18	**0,44**	kD
Biotin µg	kD	6,0	6,0	5,0	6,0	kD	kD
Folsäure µg	kD	50	50	50	50	kD	kD
B_{12} µg	0	0	0	0	0	0	0
C mg	0	0	0	0	0	0	0
Mineralstoffe							
Natrium mg	7,5	1	1	1	2	1	1
Kalium mg	647	415	415	135	407	382	440
Calcium mg	43	25	25	8	8	37	43
Magnesium mg	**188**	**136**	**136**	31	**109**	**145**	**150**
Phosphor mg	**262**	**422**	**422**	**116**	**286**	**463**	**420**
Eisen mg	**14,3**	**4,4**	**4,4**	1,2	**9,7**	**4,4**	0,7
Jod µg	kD	0,6	0,6	0,2	0,8	0,0	0,0
Fluorid mg	kD	0,06	0,06	0,03	0,03	kD	kD
Zink mg	kD	**3,65**	**3,65**	1,55	**3,36**	kD	kD
Selen µg	kD	kD	kD	kD	kD	kD	kD
Kupfer mg	kD	**0,40**	**0,40**	0,10	**0,46**	kD	kD
Chrom µg	kD	kD	kD	kD	kD	kD	kD
Mangan mg	kD	**4,41**	**4,41**	**1,16**	**3,26**	kD	kD
Sonstiges							
Cholesterin mg	0	0	0	0	0	0	0
Harnsäure, gbd. mg	kD	125	125	125	125	kD	kD

STÄRKE-LIEFERANTEN* Angaben je 100 g Lebensmittel	Gerste, Korn	Gerste, Graupen	Gerste, Vollkorn-flocken	Gerste, Vollkorn-mehl	Hafer, Korn	Haferdrink i. D., nicht angereichert	Haferdrink, angerei-chert
Energie kcal	338	351	336	338	351	44	43
Proteine g	11,2	10,4	8,5	11,2	10,7	0,5	**0,3**
davon ess. AS g	4,8	4,2	3,5	4,9	5	kD	kD
Fette gesamt g	2,1	1,4	1,5	2,1	7,1	1,4	1,3
MUFS g	1,0	0,6	0,7	0,9	2,8	0,7	0,6
davon n3-FS g	0,1	0,1	0,1	0,1	0,1	kD	kD
davon n6-FS g	0,9	0,6	0,6	0,9	2,7	kD	kD
KH, verwertbar g	63,3	71,0	66,1	63,3	55,7	7,1	7,0
davon Zucker g	1,7	2,2	2,2	2,0	1,1	4,6	3,3
Ballaststoffe g	**8,7**	4,6	**10,3**	**8,7**	**9,7**	0,7	1,4
Wasser g	12	12	12	12	14	88	89

Vitamine

A Retinol-Akt.-Ä. µg	0,1	kD	kD	0,1	kD	kD	kD
D µg	0	0	0	0	0	0	0,75
E Alpha-Toc. mg	0,3	0,1	0,3	0,3	0,7	0,4	0,7
K µg	1	1	1	1	50	6,5	6
B_1 mg	**0,43**	0,09	0,20	**0,43**	**0,67**	0,07	0,06
B_2 mg	0,18	0,08	0,08	0,18	0,17	0,01	0,21
Niacin-Ä. mg	**7,22**	**5,10**	**4,65**	**7,47**	**5,19**	0,52	0,39
Pantothensäure mg	0,68	0,50	0,49	0,68	0,71	0,10	0,11
B_6 mg	**0,56**	0,22	0,29	**0,56**	**0,96**	0,06	0,01
Biotin µg	**10,0**	4,0	4,0	**10,0**	**13,0**	1,9	2
Folsäure µg	**65**	20	19	**65**	33	7	9
B_{12} µg	0	0	0	0	0	0	0,38
C mg	0	0	0	0	0	0	0

Mineralstoffe

Natrium mg	18	5	3	18	8	38	40
Kalium mg	444	270	160	444	355	43	25
Calcium mg	38	18	16	38	80	12	120
Magnesium mg	**114**	65	66	**114**	**129**	15	4
Phosphor mg	**342**	**210**	**189**	**342**	**342**	39	70
Eisen mg	2,8	3,0	2,0	2,8	**5,8**	0,6	0,01
Jod µg	7,4	1,0	1,0	7,4	8,0	0,01	0,02
Fluorid mg	0,12	kD	0,1	0,12	0,1	kD	0,03
Zink mg	2,30	2,10	1,28	2,30	**3,20**	0,4	0,37
Selen µg	7,00	1,00	kD	kD	7,10	kD	kD
Kupfer mg	**0,43**	**0,40**	0,12	**0,43**	**0,41**	0,05	0,04
Chrom µg	13,0	kD	kD	kD	3,9	kD	kD
Mangan mg	**1,44**	**1,30**	**1,27**	**1,44**	**3,00**	0,45	0,5

Sonstiges

Cholesterin mg	0	0	0	0	0	0	0
Harnsäure, gbd. mg	94	100	82	94	94	kD	kD

* Getreide – Getreideprodukte – Frühstückszerealien ** Nur Niacin

KH, verwertbar = Kohlenhydrate, verwertbar; Retinol-Akt.-Ä. = Retinol-Aktivitäts-Äquivalent; Alpha-Toc. = Alpha-Tocopherol; Niacin-Ä. = Niacin-Äquivalent; Harnsäure, gbd. = Harnsäure, gebildete

STÄRKE-LIEFERANTEN* Angaben je 100 g Lebensmittel	Haferkleie Flocken (Kölln)	Haferkleie Fleks (Kölln)	Hafer, Grieß	Hafer, Grütze	Hafer, Mehl	Hafer-flocken, Instant	Hafer, Vollkorn-flocken
Energie kcal	351	385	376	376	406	368	373
Proteine g	**19,0**	**14,8**	**15,9**	**15,9**	**14,2**	**15,2**	**13,2**
davon ess. AS g	kD	kD	7,2	7,7	7,5	kD	6,3
Fette gesamt g	8,0	6,6	5,8	5,8	7,2	7,3	6,7
MUFS g	3,0	2,0	2,3	2,4	3,0	3,0	2,5
davon n3-FS g	kD	kD	0,1	0,1	0,1	kD	0,1
davon n6-FS g	kD	kD	2,2	2,3	2,9	kD	2,4
KH, verwertbar g	41,2	59,3	58,9	58,9	67,9	54,0	59,5
davon Zucker g	1,0	11,1	0,9	0,9	0,6	1,2	0,8
Ballaststoffe g	**18,8**	**13,4**	**10,8**	**10,8**	5,0	**11,5**	**9,7**
Wasser g	13	5	7	7	4	12	10
Vitamine							
A Retinol-Akt.-Ä. µg	kD	kD	kD	kD	kD	kD	kD
D µg	0	0	0	0	0	0	0
E Alpha-Toc. mg	kD	kD	0,7	0,7	0,9	kD	0,7
K µg	kD	kD	kD	kD	4	0	63
B_1 mg	**0,85**	**0,46**	**0,60**	**0,60**	**0,56**	**0,36**	**0,56**
B_2 mg	kD	kD	0,22	0,22	0,12	kD	0,03
Niacin-Ä. mg	kD	kD	**5,28**	**4,97**	**4,96**	kD	**3,88**
Pantothensäure mg	kD	kD	0,70	0,70	**1,00**	kD	**1,09**
B_6 mg	kD	kD	0,15	0,15	0,20	kD	0,10
Biotin µg	kD	kD	**20,0**	**20,0**	**20,0**	kD	**20,0**
Folsäure µg	kD	kD	30	30	**60**	kD	**87**
B_{12} µg	0	0	0	0	0	0	0
C mg	0	0	0	0	0	0	0
Mineralstoffe							
Natrium mg	4	212	6	6	6	4	2
Kalium mg	kD	kD	308	308	268	kD	382
Calcium mg	kD	kD	67	67	55	kD	16
Magnesium mg	**280**	**233**	**71**	**71**	**131**	**139**	**121**
Phosphor mg	**804**	**627**	**349**	**349**	**405**	**451**	**325**
Eisen mg	**7,8**	**6,9**	**3,9**	**3,9**	**4,2**	**4,8**	**4,4**
Jod µg	kD	kD	4,5	4,5	4,2	kD	0,8
Fluorid mg	kD	kD	0,03	0,03	0,10	kD	0,08
Zink mg	**5,40**	**4,20**	**4,00**	**4,00**	**3,30**	**3,70**	**3,64**
Selen µg	kD	kD	kD	kD	kD	kD	9,70
Kupfer mg	kD	kD	**0,45**	**0,45**	0,23	kD	**0,41**
Chrom µg	kD	kD	kD	kD	kD	kD	kD
Mangan mg	kD	kD	**3,50**	**3,50**	**3,70**	kD	**4,93**
Sonstiges							
Cholesterin mg	0	0	0	0	0	0	0
Harnsäure, gbd. mg	kD	kD	139	139	149	kD	100

STÄRKE-LIEFERANTEN* Angaben je 100 g Lebensmittel	Hirse, Korn	Hirse, gepufft, glutenfrei	Hirse-Müsli, glutenfrei	Hirse, Vollkorn-flocken	Kamut (Khorasan Weizen), Korn	Mais, Korn
Energie kcal	355	385	338	364	343	344
Proteine g	9,6	11,0	9,5	10,6	**14,5**	8,7
davon ess. AS g	4,2	kD	4,4	4,3	kD	4,3
Fette gesamt g	3,6	4,3	5,6	3,9	2,1	3,8
MUFS g	1,5	2,2	1,7	1,7	1,2	1,6
davon n3-FS g	0,1	0,1	0,1	0,1	kD	Spuren
davon n6-FS g	1,4	1,6	1,6	1,6	kD	1,6
KH, verwertbar g	64,0	72,8	55,3	68,8	60,4	64,2
davon Zucker g	1,3	0,4	9,5	1,6	1,6	1,4
Ballaststoffe g	**13,0**	3,5	**13,1**	3,9	**10,7**	**7,7**
Wasser g	8	11	14	11	11	14
Vitamine						
A Retinol-Akt.-Ä. µg	kD	kD	3,8	kD	Spuren	76,9
D µg	0	0	0	0	0	0
E Alpha-Toc. mg	0,1	0,1	1,2	0,1	1,1	1,5
K µg	1	1	2	1	kD	40
B_1 mg	**0,26**	**0,43**	**0,25**	**0,43**	**0,57**	**0,36**
B_2 mg	0,14	0,11	0,11	0,11	0,18	0,20
Niacin-Ä. mg	**4,25**	**4,37**	**3,48**	**4,37**	**8,38**	2,68
Pantothensäure mg	**1,20**	**1,00**	0,79	**1,00**	kD	0,65
B_6 mg	**0,75**	**0,52**	**0,57**	**0,52**	0,26	**0,40**
Biotin µg	1,0	6,0	**10,0**	6,0	kD	6,0
Folsäure µg	32	20	37	20	kD	26
B_{12} µg	0	0	0	0	0	0
C mg	0	0	1,82	0	0	0
Mineralstoffe						
Natrium mg	3	3	199	3	5	6
Kalium mg	430	173	496	173	403	270
Calcium mg	20	10	50	10	22	8
Magnesium mg	**170**	**123**	**137**	**123**	**130**	**91**
Phosphor mg	**310**	**275**	**204**	**275**	**364**	**213**
Eisen mg	**9,0**	**6,9**	**5,6**	**6,9**	**3,8**	1,5
Jod µg	5,0	2,5	3,8	2,5	kD	2,6
Fluorid mg	0,04	0,05	0,04	0,05	kD	0,04
Zink mg	2,24	**2,87**	1,42	**2,87**	**kD**	1,48
Selen µg	2,00	kD	kD	kD	kD	12,00
Kupfer mg	**0,49**	**0,61**	**0,42**	**0,61**	**kD**	0,24
Chrom µg	2,7	kD	kD	kD	kD	8,8
Mangan mg	0,71	**1,11**	0,82	**1,11**	**kD**	0,40
Sonstiges						
Cholesterin mg	0	0	0	0	0	0
Harnsäure, gbd. mg	66	62	86	62	kD	60

* Getreide – Getreideprodukte – Frühstückszerealien ** Nur Niacin

KH, verwertbar = Kohlenhydrate, verwertbar; Retinol-Akt.-Ä. = Retinol-Aktivitäts-Äquivalent; Alpha-Toc. = Alpha-Tocopherol; Niacin-Ä. = Niacin-Äquivalent; Harnsäure, gbd. = Harnsäure, gebildete

STÄRKE-LIEFERANTEN* Angaben je 100 g Lebensmittel	Mais, Cornflakes	Mais, Grieß	Mais, Polenta Trocken-produkt	Mais, Popcorn, ohne Zucker	Mais, Stärke	Mais, Vollkorn-mehl	Mehr-korn-flocken
Energie kcal	368	354	354	388	353	352	329
Proteine g	7,7	8,8	7,7	**12,7**	0,4	9,0	9,6
davon ess. AS g	4,1	4,2	4,2	6,1	0,2	4,3	3,9
Fette gesamt g	0,6	1,1	0,8	5,0	0,1	4,0	1,7
MUFS g	0,2	0,4	0,4	1,8	Spuren	2,1	0,8
davon n3-FS g	Spuren	Spuren	Spuren	0,1	Spuren	Spuren	0,1
davon n6-FS g	0,2	0,4	0,4	1,7	Spuren	2,1	0,7
KH, verwertbar g	79,7	73,8	74,2	67,2	85,9	64,6	61,9
davon Zucker g	7,2	1,5	1,5	1,3	0,0	1,3	1,3
Ballaststoffe g	4,0	5,0	4,8	**10,0**	1,0	**9,2**	**12,3**
Wasser g	5	11	11	4	12	12	13

Vitamine

A Retinol-Akt.-Ä. µg	14,2	22	22	40	kD	75	0,9
D µg	0	0	0	0	0	0	0
E Alpha-Toc. mg	0,1	0,5	0,5	**2,2**	kD	1,3	0,8
K µg	kD	kD	kD	kD	kD	kD	kD
B_1 mg	0,06	0,13	0,13	**0,30**	kD	**0,37**	**0,34**
B_2 mg	0,06	0,04	0,04	0,12	0,01	0,11	0,11
Niacin-Ä. mg	2,23	2,27	2,27	2,73	0,08	**3,08**	**5,05**
Pantothensäure mg	0,17	0,55	0,55	0,30	kD	0,62	**1,06**
B_6 mg	0,07	0,15	0,15	0,22	0,01	0,30	0,28
Biotin µg	2,0	6,0	6,0	4,0	kD	6,0	5,0
Folsäure µg	6	5	5	9	kD	20	54
B_{12} µg	0	0	0	0	0	0	0
C mg	0	0	0	0	0	0	0

Mineralstoffe

Natrium mg	**960**	1	10	3	3	1	4
Kalium mg	120	80	80	240	7	280	330
Calcium mg	13	4	4	11	10	19	38
Magnesium mg	14	20	20	**81**	2	**100**	**94**
Phosphor mg	59	73	73	**281**	30	**260**	**294**
Eisen mg	2,0	1,0	1,0	1,7	0,5	2,3	3,0
Jod µg	1,0	2,5	2,5	0,5	2,5	2,7	5,0
Fluorid mg	0,05	0,06	0,06	0,03	0,05	0,06	0,11
Zink mg	0,26	0,41	0,41	1,70	0,60	2,00	2,11
Selen µg	kD	kD	kD	kD	kD	kD	kD
Kupfer mg	0,20	0,08	0,08	0,17	0,05	0,18	0,26
Chrom µg	kD	kD	kD	kD	kD	kD	kD
Mangan mg	0,05	0,11	0,11	0,32	**1,00**	0,40	**2,35**

Sonstiges

Cholesterin mg	0	0	0	0	0	0	0
Harnsäure, gbd. mg	80	29	29	60	kD	60	68

STÄRKE-LIEFERANTEN* Angaben je 100 g Lebensmittel	Müsli, Müsli-mischung	Müsli, Basis-Müsli	Müsli, Früchte-Müsli ohne Zucker	Müsli, Joghurt-Müsli	Müsli, Knusper-Müsli	Müsli, Schoko-Müsli
Energie kcal	364	380	353	364	380	401
Proteine g	11,0	13,2	10,4	11,4	8,4	10,2
davon ess. AS g	5	5	4,7	5,2	3,8	4,7
Fette gesamt g	6,8	9,7	5,7	6,8	8,3	11,5
MUFS g	1,9	1,9	1,8	1,9	1,4	1,6
davon n3-FS g	0,1	0,1	0,2	0,1	0,1	0,1
davon n6-FS g	1,9	1,9	1,7	1,8	1,4	1,5
KH, verwertbar g	59,0	53,9	59,0	58,8	63,5	59,3
davon Zucker g	10,1	1,8	12,4	10,7	24,0	17,9
Ballaststoffe g	9,8	11,5	10,3	9,6	7,4	8,3
Wasser g	11	11	12	11	11	9

Vitamine

A Retinol-Akt.-Ä. µg	3	3	31,8	3	1,5	2,1
D µg	0	0	0,01	0	0	0
E Alpha-Toc. mg	3,0	3,0	2,3	2,9	4,2	1,8
K µg	23	23	22	22	20	20
B_1 mg	0,41	0,41	0,39	0,41	1,20	0,34
B_2 mg	0,09	0,09	0,09	0,13	1,40	0,13
Niacin-Ä. mg	4,37	4,37	4,32	4,42	16,97	4,05
Pantothensäure mg	0,77	0,77	0,82	0,81	5,10	0,81
B_6 mg	0,25	0,25	0,24	0,25	1,70	0,19
Biotin µg	13,0	13,0	12,3	13,0	8,9	9,8
Folsäure µg	69	69	63	68	170	54
B_{12} µg	0	0	0	0	0,9	0,1
C mg	2	2	2	2	51	1

Mineralstoffe

Natrium mg	101	20	45	107	110	64
Kalium mg	438	438	461	455	317	407
Calcium mg	35	35	37	53	340	66
Magnesium mg	100	100	99	100	80	93
Phosphor mg	271	271	265	282	331	270
Eisen mg	3,3	3,3	3,3	3,3	11,9	3,3
Jod µg	2,8	2,8	3,0	3,3	2,1	3,1
Fluorid mg	0,08	0,08	0,08	0,08	0,06	0,08
Zink mg	2,55	2,55	2,42	2,57	1,91	2,43
Selen µg	kD	kD	kD	kD	kD	kD
Kupfer mg	0,43	0,43	0,41	0,42	0,36	0,41
Chrom µg	kD	kD	kD	kD	kD	kD
Mangan mg	2,97	2,97	2,85	2,93	2,32	2,52

Sonstiges

Cholesterin mg	0	0	0	0	0	2
Harnsäure, gbd. mg	99	99	89	98	66	79

* Getreide – Getreideprodukte – Frühstückszerealien ** Nur Niacin

KH, verwertbar = Kohlenhydrate, verwertbar; Retinol-Akt.-Ä. = Retinol-Aktivitäts-Äquivalent; Alpha-Toc. = Alpha-Tocopherol; Niacin-Ä. = Niacin-Äquivalent; Harnsäure, gbd. = Harnsäure, gebildete

STÄRKE-LIEFERANTEN* Angaben je 100 g Lebensmittel	Quinoa, Korn	Quinoa, rot	Quinoa, schwarz	Quinoa, weiß	Quinoa, gepufft	Roggen, Korn
Energie kcal	369	359	346	350	373	326
Proteine g	**12,2**	**14,6**	**13,7**	**13,8**	9,0	9,5
davon ess. AS g	6,7	kD	kD	kD	kD	3,9
Fette gesamt g	5,9	7,0	6,5	5,0	4,5	1,7
MUFS g	2,6	2,9	2,7	2,6	2,5	0,7
davon n3-FS g	0,2	0,2	0,1	0,1	0,2	0,1
davon n6-FS g	2,4	1,8	1,7	1,6	2,4	0,6
KH, verwertbar g	62,4	52,8	51,7	58,5	71,0	60,7
davon Zucker g	1,8	3,1	3,2	1,8	1,8	1,0
Ballaststoffe g	**6,9**	**12,3**	**12,3**	**6,6**	4,4	**13,4**
Wasser g	11	11	12	13	11	13
Vitamine						
A Retinol-Akt.-Ä. µg	kD	4	4	kD	kD	1
D µg	0	0	0	0	0	0
E Alpha-Toc. mg	0,1	**3,5**	**2,9**	1,4	0,1	**1,6**
K µg	1	kD	kD	kD	1	kD
B_1 mg	**0,46**	0,17	0,06	0,17	**0,46**	**0,37**
B_2 mg	0,05	0,20	**0,29**	0,11	0,05	0,17
Niacin-Ä. mg	**3,20**	**3,00****	2,78**	0,50**	**3,20**	**3,53**
Pantothensäure mg	**1,05**	kD	kD	kD	**1,05**	**1,50**
B_6 mg	0,14	0,14	0,14	**0,44**	0,14	0,23
Biotin µg	1,0	kD	kD	kD	1,0	5,0
Folsäure µg	49	kD	kD	kD	49	**143**
B_{12} µg	0	0	0	0	0	0
C mg	4	0	0	0	4	0
Mineralstoffe						
Natrium mg	3	1	1	1	3	4
Kalium mg	562	680	**870**	**870**	562	510
Calcium mg	25	32	47	47	25	37
Magnesium mg	**198**	**145**	**175**	**175**	**198**	**91**
Phosphor mg	**592**	**375**	**415**	**415**	**592**	**340**
Eisen mg	2,9	**3,3**	**3,8**	**3,8**	2,9	2,8
Jod µg	1,6	kD	kD	kD	1,6	7,2
Fluorid mg	0,02	kD	kD	kD	0,02	0,15
Zink mg	2,25	kD	kD	kD	2,25	**2,76**
Selen µg	kD	kD	kD	kD	kD	1,40
Kupfer mg	**0,48**	kD	kD	kD	**0,48**	**0,39**
Chrom µg	kD	kD	kD	kD	kD	6,6
Mangan mg	**1,53**	kD	kD	kD	**1,53**	**2,85**
Sonstiges						
Cholesterin mg	0	0	0	0	0	0
Harnsäure, gbd. mg	66	kD	kD	kD	66	51

STÄRKE-LIEFERANTEN* Angaben je 100 g Lebensmittel	Roggen, Keim	Roggen, Mehl Type 815	Roggen, Mehl Type 997	Roggen, Mehl Type 1150	Roggen, Vollkorn-mehl	Roggen, Vollkorn-flocken
Energie kcal	364	338	329	338	326	321
Proteine g	**39,0**	6,9	7,4	9,0	9,5	9,0
davon ess. AS g	16	3,1	3,3	4	3,9	3,7
Fette gesamt g	11,2	1,0	1,1	1,3	1,7	1,7
MUFS g	5,3	0,5	0,5	0,6	0,8	0,8
davon n3-FS g	0,7	0,1	0,1	0,1	0,1	0,1
davon n6-FS g	4,6	0,4	0,5	0,5	0,7	0,7
KH, verwertbar g	20,7	71,0	67,9	67,8	60,7	60,1
davon Zucker g	0,4	6,5	6,2	6,2	1,0	1,0
Ballaststoffe g	**12,0**	**6,5**	**6,9**	**7,7**	**13,4**	**13,3**
Wasser g	12	14	16	13	13	15

Vitamine

A Retinol-Akt.-Ä. µg	5	kD	kD	kD	1	1
D µg	0	0	0	0	0	0
E Alpha-Toc. mg	**8,7**	0,3	0,9	0,6	1,4	1,2
K µg	kD	kD	kD	kD	kD	kD
B_1 mg	**1,00**	0,18	0,19	0,22	**0,37**	**0,35**
B_2 mg	**0,84**	0,09	0,11	0,10	0,17	0,17
Niacin-Ä. mg	**8,93**	1,77	1,97	2,65	**3,43**	**3,33**
Pantothensäure mg	0,80	0,60	0,70	**1,00**	**1,50**	**1,50**
B_6 mg	**0,50**	0,11	0,20	**0,35**	0,23	0,29
Biotin µg	**10,0**	2,5	3,0	3,0	5,0	5,0
Folsäure µg	**100**	15	33	37	**143**	56
B_{12} µg	0	0	0	0	0	0
C mg	0	0	0	0	0	0

Mineralstoffe

Natrium mg	10	1	1	1	4	2
Kalium mg	400	170	290	297	510	450
Calcium mg	40	22	25	28	37	64
Magnesium mg	**110**	26	46	50	**91**	**120**
Phosphor mg	**1000**	**128**	**189**	**196**	**340**	**350**
Eisen mg	**9,0**	2,1	1,9	2,1	2,8	**3,7**
Jod µg	7,0	2,1	2,5	2,9	7,2	7,2
Fluorid mg	0,03	0,15	0,05	0,15	0,15	0,15
Zink mg	**20,80**	1,46	1,61	2,10	2,76	2,48
Selen µg	kD	kD	kD	kD	kD	kD
Kupfer mg	**0,75**	0,21	0,27	**0,31**	**0,39**	**0,30**
Chrom µg	kD	kD	kD	0,7	kD	kD
Mangan mg	**5,00**	**2,01**	**1,69**	**2,33**	**2,85**	**2,67**

Sonstiges

Cholesterin mg	0	0	0	0	0	0
Harnsäure, gbd. mg	1230	51	54	66	51	70

* Getreide – Getreideprodukte – Frühstückszerealien ** Nur Niacin

KH, verwertbar = Kohlenhydrate, verwertbar; Retinol-Akt.-Ä. = Retinol-Aktivitäts-Äquivalent; Alpha-Toc. = Alpha-Tocopherol; Niacin-Ä. = Niacin-Äquivalent; Harnsäure, gbd. = Harnsäure, gebildete

STÄRKE-LIEFERANTEN* Angaben je 100 g Lebensmittel	Sago	Teff, Korn	Teff, Vollkorn-mehl	Weizen, Korn	Weizen Bulgur (geschälter vorgegarter getrockneter Weizen)	Weizen, Couscous
Energie kcal	341	355	341	330	345	353
Proteine g	0,6	**13,3**	**12,3**	**11,4**	9,0	**11,7**
davon ess. AS g	0,3	kD	kD	4,6	3,6	4,6
Fette gesamt g	0,1	2,4	2,0	1,8	1,0	1,7
MUFS g	0,1	1,1	1,7	0,8	0,5	0,8
davon n3-FS g	Spuren	0,1	0,1	0,1	Spuren	0,1
davon n6-FS g	Spuren	0,7	1,6	0,8	0,4	0,7
KH, verwertbar g	83,1	65,1	63,5	59,6	68,9	68,7
davon Zucker g	0,0	1,8	2,5	0,7	0,8	0,8
Ballaststoffe g	0,1	**8,0**	**8,0**	**13,3**	**10,3**	**6,2**
Wasser g	16	9	11	12	9	11

Vitamine

A Retinol-Akt.-Ä. µg	kD	kD	kD	1,7	kD	kD
D µg	0	0	0	0	0	0
E Alpha-Toc. mg	kD	1,3	0,1	1,0	0,5	0,8
K µg	kD	kD	1	kD	kD	kD
B_1 mg	0,01	**0,39**	**0,43**	**0,46**	**0,30**	**0,27**
B_2 mg	0,01	0,27	0,11	0,09	0,10	0,02
Niacin-Ä. mg	0,27	**3,40****	**4,37**	**7,18**	**5,72**	**3,27**
Pantothensäure mg	0,01	kD	**1,00**	**1,18**	**1,00**	0,50
B_6 mg	0,01	**0,48**	**0,52**	0,27	**0,40**	0,03
Biotin µg	kD	kD	6,0	6,0	5,0	1,0
Folsäure µg	kD	kD	20	**87**	30	17
B_{12} µg	0	0	0	0	0	0
C mg	0	0	0	0	0	0

Mineralstoffe

Natrium mg	8	12	118	8	5	6
Kalium mg	15	427	173	380	262	335
Calcium mg	35	180	10	33	30	26
Magnesium mg	6	**184**	**123**	**97**	**140**	**71**
Phosphor mg	7	**429**	**275**	**342**	**319**	**254**
Eisen mg	1,8	**7,6**	**6,9**	**3,2**	**4,7**	2,6
Jod µg	1,0	kD	2,5	6,7	0,2	3,1
Fluorid mg	0,02	kD	0,05	0,09	0,05	0,09
Zink mg	0,15	kD	**2,87**	2,56	**3,00**	2,05
Selen µg	kD	kD	kD	2,10	kD	kD
Kupfer mg	0,13	kD	**0,61**	**0,37**	**0,56**	**0,41**
Chrom µg	kD	kD	kD	kD	kD	kD
Mangan mg	0,10	kD	**1,11**	**3,10**	**2,00**	**1,28**

Sonstiges

Cholesterin mg	0	0	0	0	0	0
Harnsäure, gbd. mg	4	kD	62	51	69	80

STÄRKE-LIEFERANTEN* Angaben je 100 g Lebensmittel	Weizen, Grieß/ Grütze	Weizen, Keim	Weizen, Kleie	Weizen, Paniermehl/ Semmel-brösel	Weizen, Mehl Type 405	Weizen, Mehl Type 550
Energie kcal	342	356	264	368	348	352
Proteine g	10,3	**28,7**	**16,0**	10,1	10,0	10,6
davon ess. AS g	4,1	15,3	7,8	4,0	4,4	4,3
Fette gesamt g	0,8	9,2	4,7	2,1	1,0	1,1
MUFS g	0,4	4,0	2,3	0,7	0,4	0,5
davon n3-FS g	Spuren	0,3	0,1	Spuren	Spuren	Spuren
davon n6-FS g	0,3	3,7	2,2	0,7	0,4	0,5
KH, verwertbar g	69,0	30,6	17,7	73,5	72,3	72,0
davon Zucker g	0,8	15,2	1,9	4,4	0,7	1,1
Ballaststoffe g	**7,1**	**17,7**	**45,1**	5,3	2,8	3,5
Wasser g	12	0	9	7	14	12
Vitamine						
A Retinol-Akt.-Ä. µg	Spuren	5,2	0,5	kD	Spuren	Spuren
D µg	0	0	0	0	0	0
E Alpha-Toc. mg	0,8	**22,1**	**1,6**	0,4	0,2	0,2
K µg	kD	**131**	**83**	kD	kD	kD
B_1 mg	0,12	**2,01**	**0,65**	0,20	0,10	0,11
B_2 mg	0,04	**0,72**	**0,51**	0,05	0,01	0,08
Niacin-Ä. mg	kD	**10,02**	**21,87**	2,5	2,70	2,50
Pantothensäure mg	0,50	**1,00**	**2,50**	0,60	0,21	0,40
B_6 mg	0,09	**0,49**	**0,73**	0,11	0,04	0,10
Biotin µg	1,0	**17,0**	**44,0**	6,2	2,0	1,0
Folsäure µg	17	**520**	**195**	39	10	16
B_{12} µg	0	0	0	0	0	0
C mg	0	0	0	0	0	0
Mineralstoffe						
Natrium mg	1	5	2	**400**	1	2
Kalium mg	112	**1060**	**1340**	130	168	150
Calcium mg	17	49	67	50	5	17
Magnesium mg	30	**290**	**480**	23	14	23
Phosphor mg	87	**1000**	**1142**	100	62	107
Eisen mg	1,0	**8,6**	**16,4**	1,2	0,6	1,0
Jod µg	5,1	0,3	2,4	2,8	7,4	0,7
Fluorid mg	0,06	0,14	0,16	0,06	0,05	0,05
Zink mg	**3,30**	**17,80**	**9,22**	0,90	0,51	0,78
Selen µg	kD	kD	kD	kD	kD	kD
Kupfer mg	0,15	**1,10**	**1,32**	0,12	0,11	0,14
Chrom µg	kD	kD	kD	kD	kD	kD
Mangan mg	0,60	**16,24**	**13,03**	0,60	0,40	0,69
Sonstiges						
Cholesterin mg	0	0	0	0	0	0
Harnsäure, gbd. mg	80	843	142	60	40	40

* Getreide – Getreideprodukte – Frühstückszerealien

KH, verwertbar = Kohlenhydrate, verwertbar; Retinol-Akt.-Ä. = Retinol-Aktivitäts-Äquivalent; Alpha-Toc. = Alpha-Tocopherol; Niacin-Ä. = Niacin-Äquivalent; Harnsäure, gbd. = Harnsäure, gebildete

STÄRKE-LIEFERANTEN* Angaben je 100 g Lebensmittel	Weizen, Mehl Type 1050	Weizen, Vollkorn-mehl	Weizenpops	Weizen, Stärke	Weizen, Vollkorn-flocken
Energie kcal	347	328	388	355	330
Proteine g	**12,1**	**11,4**	7,8	0,4	**11,4**
davon ess. AS g	4,9	4,5	3,1	0,2	4,6
Fette gesamt g	1,8	2,4	3,7	0,1	1,8
MUFS g	0,8	1,1	0,6	0,1	0,8
davon n3-FS g	0,1	0,1	Spuren	Spuren	0,1
davon n6-FS g	0,8	1,0	0,6	0,1	0,8
KH, verwertbar g	67,2	59,5	77,4	86,1	59,6
davon Zucker g	0,7	0,7	38,6	kD	0,7
Ballaststoffe g	5,2	**10,0**	4,8	1,2	**13,3**
Wasser g	13	15	5	12	12
Vitamine					
A Retinol-Akt.-Ä. µg	Spuren	0,8	0,6	0	1,7
D µg	0	0	0	0	0
E Alpha-Toc. mg	0,4	1,4	1,2	kD	1,0
K µg	kD	kD	3	kD	kD
B_1 mg	**0,43**	**0,47**	0,11	kD	**0,46**
B_2 mg	0,07	0,17	0,03	kD	0,09
Niacin-Ä. mg	**3,59**	**7,12**	**4,18**	0,08	**7,18**
Pantothensäure mg	0,63	**1,20**	0,28	kD	**1,18**
B_6 mg	0,24	**0,46**	0,08	kD	0,27
Biotin µg	3,0	**8,3**	3,9	kD	6,0
Folsäure µg	22	50	10	kD	**87**
B_{12} µg	0	0	0	0	0
C mg	0	0	0,02	0	0
Mineralstoffe					
Natrium mg	2	3	197	2	8
Kalium mg	203	337	216	16	380
Calcium mg	24	32	16	0	33
Magnesium mg	54	**124**	**78**	4	**97**
Phosphor mg	**212**	**345**	**193**	20	**342**
Eisen mg	2,2	**3,4**	2,7	0	**3,2**
Jod µg	1,4	2,7	0,4	kD	6,7
Fluorid mg	0,01	0,09	0,02	0,01	0,09
Zink mg	1,89	**3,40**	1,55	0,10	2,56
Selen µg	kD	kD	kD	kD	kD
Kupfer mg	0,26	**0,63**	**0,32**	0,05	**0,37**
Chrom µg	kD	kD	kD	kD	kD
Mangan mg	**1,84**	**3,10**	**1,11**	0,10	**3,10**
Sonstiges					
Cholesterin mg	0	0	0	0	0
Harnsäure, gbd. mg	46	82	59	kD	51

NUDELN TEIGWAREN Angaben je 100 g Lebensmittel	Dinkel Spirelli (Alnatura)	Hartweizengrießnudeln, eifrei	Eierteigwaren, frisch	Eierteigwaren aus Weizen	Eierteigwaren, Spätzle	Eierteigwaren, Vollkorn
Energie kcal	363	357	365	369	219	352
Proteine g	**11,9**	**12,5**	**11,8**	**13,3**	8,8	**12,5**
davon ess. AS g	kD	4,6	5,0	5,4	4,1	5,1
Fette gesamt g	1,7	1,2	2,5	2,8	3,4	4,2
MUFS g	kD	0,5	0,7	1,0	0,7	1,3
davon n3-FS g	kD	0,04	0,05	0,1	0,1	0,1
davon n6-FS g	kD	0,5	0,6	1,0	0,6	1,2
KH, verwertbar g	72,4	70,5	71,6	69,9	37,4	60,3
davon Zucker g	2,7	0,4	0,8	0,5	0,5	0,8
Ballaststoffe g	2,8	5,1	2,7	3,4	1,4	**10,1**
Wasser g	11	10	11	10	48	11
Vitamine						
A Retinol-Akt.-Ä. µg	kD	kD	45	63	84	32
D µg	0	kD	0	0	1	0
E Alpha-Toc. mg	0,2	0,2	0,5	0,1	0,7	1,5
K µg	kD	kD	1	kD	3	kD
B_1 mg	**0,67**	0,09	0,11	0,17	0,08	**0,44**
B_2 mg	0,11	0,06	0,07	0,07	0,13	0,17
Niacin-Ä. mg	**5,35**	**4,10**	2,92	**3,15**	2,25	**7,19**
Pantothensäure mg	0,80	0,30	0,42	0,30	0,60	**1,32**
B_6 mg	0,20	0,17	0,05	0,06	0,04	**0,44**
Biotin µg	1,0	1,0	6	1,0	**8,7**	**12,0**
Folsäure µg	40	31	17	22	28	46
B_{12} µg	0	0	kD	0	**1**	0
C mg	0	0	0	0	0	0
Mineralstoffe						
Natrium mg	0	5	24	17	243	6
Kalium mg	390	200	189	219	131	348
Calcium mg	34	22	13	23	21	43
Magnesium mg	**120**	56	15	42	11	**127**
Phosphor mg	**370**	**165**	94	**153**	97	**383**
Eisen mg	**3,9**	1,5	0,9	3,0	0,9	**3,9**
Jod µg	1,9	0,6	9,0	3,3	6,8	4,0
Fluorid mg	0,04	0,04	0,07	0,08	0,06	0,10
Zink mg	**3,00**	1,50	0,74	1,21	0,72	**3,63**
Selen µg	kD	kD	kD	**20,0**	kD	kD
Kupfer mg	**0,51**	**0,30**	**0,12**	0,20	0,08	**0,66**
Chrom µg	kD	kD	kD	4,0	kD	kD
Mangan mg	0,26	0,86	0,40	0,58	0,22	**3,15**
Sonstiges						
Cholesterin mg	0	0	64	86	121	74
Harnsäure, gbd. mg	kD	60	41	40	22	83

KH, verwertbar = Kohlenhydrate, verwertbar; Retinol-Akt.-Ä. = Retinol-Aktivitäts-Äquivalent; Alpha-Toc. = Alpha-Tocopherol; Niacin-Ä. = Niacin-Äquivalent; Harnsäure, gbd. = Harnsäure, gebildete

NUDELN TEIGWAREN Angaben je 100 g Lebensmittel	Teigwaren,- Vollkorn, eifrei	Teigwaren, glutenfrei i.D.
Energie kcal	345	358
Proteine g	**13,4**	**0,5**
davon ess. AS g	5,3	0,2
Fette gesamt g	2,5	0,1
MUFS g	1,1	0,05
davon n3-FS g	0,1	0,002
davon n6-FS g	1,1	0,05
KH, verwertbar g	60,6	86,7
davon Zucker g	0,7	kD
Ballaststoffe g	**11,5**	1,5
Wasser g	11	11

Vitamine

A Retinol-Akt.-Ä. µg	kD	kD
D µg	0	0
E Alpha-Toc. mg	0,2	kD
K µg	kD	0
B_1 mg	**0,67**	kD
B_2 mg	0,11	0,01
Niacin-Ä. mg	**5,35**	0,08
Pantothensäure mg	0,80	kD
B_6 mg	0,20	0,01
Biotin µg	1,0	kD
Folsäure µg	40	kD
B_{12} µg	0	0
C mg	0	0

Mineralstoffe

Natrium mg	5	3
Kalium mg	390	9
Calcium mg	34	16
Magnesium mg	**120**	2
Phosphor mg	**370**	30
Eisen mg	**3,9**	0,5
Jod µg	1,9	3
Fluorid mg	0,04	0,05
Zink mg	**3,00**	0,61
Selen µg	kD	kD
Kupfer mg	**0,51**	0,05
Chrom µg	kD	kD
Mangan mg	0,26	1,01

Sonstiges

Cholesterin mg	0	0
Harnsäure, gbd. mg	80	kD

REIS Angaben je 100 g Lebensmittel	Reis, Korn, ungeschält	Reis, Korn, geschält	Basmatireis	Reis, parboiled	Reis, Milchreis, Korn	Reisdrink, i.D., nicht angereichert
Energie kcal	356	355	357	354	355	55
Proteine g	7,8	7,4	9,0	6,5	7,4	0,2
davon ess. AS g	4,1	3,8	4,3	3,2	3,6	kD
Fette gesamt g	2,2	0,6	1,1	0,5	0,6	1,2
MUFS g	0,8	0,2	0,4	0,2	0,2	0,7
davon n3-FS g	0,03	0,01	0,02	0,01	0,01	kD
davon n6-FS g	0,8	0,2	0,4	0,2	0,2	kD
KH, verwertbar g	74,1	77,7	75,4	78,9	77,7	10,9
davon Zucker g	0,7	0,3	0,3	0,2	0,3	5,5
Ballaststoffe g	2,2	2,1	2,2	1,4	2,1	0
Wasser g	13	12	12	12	12	88
Vitamine						
A Retinol-Akt.-Ä. µg	kD	kD	kD	kD	kD	kD
D µg	0	0	0	0	0	0
E Alpha-Toc. mg	0,6	0,1	0,1	0,2	0,1	1
K µg	0	1	1	1	1	0
B_1 mg	**0,41**	0,06	0,13	**0,44**	0,06	0
B_2 mg	0,09	0,03	0,01	0,03	0,03	0
Niacin-Ä. mg	**6,70**	2,80	**3,02**	**4,60**	2,70	0
Pantothensäure mg	**1,70**	0,63	0,63	0,90	0,63	0,07
B_6 mg	0,28	0,15	0,05	**0,40**	0,15	0,03
Biotin µg	**12,0**	3,0	3,0	3,0	3,0	0,2
Folsäure µg	22	11	11	16	11	2
B_{12} µg	0	0	0	0	0	0
C mg	0	0	0	0	0	0
Mineralstoffe						
Natrium mg	10	4	16	6	4	33
Kalium mg	260	112	107	150	112	14
Calcium mg	16	6	35	24	6	7
Magnesium mg	**110**	32	41	28	32	4
Phosphor mg	**282**	**110**	**114**	**110**	**110**	12
Eisen mg	**3,2**	0,9	0,3	2,9	0,9	0,1
Jod µg	2,2	1,9	6,2	2,2	1,9	10,2
Fluorid mg	0,04	0,05	0,03	0,04	0,05	0,02
Zink mg	2,00	1,44	0,30	1,70	1,44	0,06
Selen µg	10,0	7,0	kD	kD	kD	kD
Kupfer mg	**0,30**	0,22	0,25	**0,34**	0,22	0,03
Chrom µg	2,6	2,0	kD	kD	kD	kD
Mangan mg	**2,14**	0,99	0,70	**3,90**	0,99	0,08
Sonstiges						
Cholesterin mg	0	0	0	0	0	0
Harnsäure, gbd. mg	134	87	87	83	87	kD

KH, verwertbar = Kohlenhydrate, verwertbar; Retinol-Akt.-Ä. = Retinol-Aktivitäts-Äquivalent; Alpha-Toc. = Alpha-Tocopherol; Niacin-Ä. = Niacin-Äquivalent; Harnsäure, gbd. = Harnsäure, gebildete

REIS Angaben je 100 g Lebensmittel	Reiskorn, Grieß	Reiskorn, Mehl	Reis-nudeln	Reiskorn, Puffreis	Reiskorn, Stärke	Wildreis (Wasser-gras)	Wildreis-mischung
Energie kcal	355	362	360	394	349	385	363
Proteine g	7,4	7,2	3,4	7,5	0,1	**14,7**	9,5
davon ess. AS g	3,6	3,8	kD	3,7	kD	7,3	4,6
Fette gesamt g	0,6	0,7	0,6	2,3	Spuren	1,1	1,9
MUFS g	0,2	0,2	kD	0,8	Spuren	0,4	0,7
davon n3-FS g	0,01	0,01	kD	0,02	kD	0,01	0,02
davon n6-FS g	0,2	0,2	kD	0,8	kD	0,4	0,7
KH, verwertbar g	77,7	79,6	83,2	83,5	85	74,9	74,3
davon Zucker g	0,3	0,2	0,5	0,3	0	0,2	0,6
Ballaststoffe g	2,1	2,0	1,6	2,0	0,2	**6,2**	3,2
Wasser g	12	10	10	3	2	2	10
Vitamine							
A Retinol-Akt.-Ä. µg	kD	kD	kD	kD	kD	1	kD
D µg	0	0	0	0	0	0	0
E Alpha-Toc. mg	0,1	0,1	0,0	0,2	0	Spuren	0,5
K µg	1	0	0	0	0	2	1
B_1 mg	0,06	0,06	0,03	0,11	0	0,12	**0,34**
B_2 mg	0,03	0,03	0,02	0,10	0	0,26	0,13
Niacin-Ä. mg	2,70	**3,07**	0,22	**4,27**	0,14	**9,23**	**7,25**
Pantothensäure mg	0,63	0,50	0,05	0,32	0	**1,07**	**1,54**
B_6 mg	0,15	0,20	0,02	0,08	0	**0,39**	0,30
Biotin µg	3,0	1,0	kD	1,0	0	3,5	**9,9**
Folsäure µg	11	10	3	19	0	**95**	40
B_{12} µg	0	0	0	0	0	0	0
C mg	0	0	0	0	0	0	0
Mineralstoffe							
Natrium mg	4	4	182	3	61	7	9
Kalium mg	112	104	30	110	8	427	302
Calcium mg	6	7	18	6	20	21	17
Magnesium mg	32	23	12	25	20	**177**	**127**
Phosphor mg	**110**	90	**153**	100	10	**433**	**320**
Eisen mg	0,9	0,4	0,7	1,1	0,02	2,0	2,9
Jod µg	1,9	1,0	0	2,0	0	3,0	2,4
Fluorid mg	0,05	0,03	kD	0,03	0,01	0,05	0,04
Zink mg	1,44	0,40	0,74	1,03	0,1	**5,96**	**2,99**
Selen µg	kD	kD	kD	kD	kD	kD	kD
Kupfer mg	0,22	0,20	0,08	0,17	0,05	**0,52**	**0,36**
Chrom µg	kD	kD	kD	kD	kD	kD	kD
Mangan mg	0,99	0,60	0,50	**1,50**	0,05	**1,33**	**1,94**
Sonstiges							
Cholesterin mg	0	0	0	0	0	0	0
Harnsäure, gbd. mg	87	85	kD	96	kD	kD	101

KARTOFFELN Angaben je 100 g Lebensmittel	Kartoffel (Erdapfel), geschält	Kartoffel, Breipulver	Kartoffel, Gnocchi	Kartoffel-kloß, tiefgefroren	Kartoffel-kroketten, tiefgefroren	Kartoffel, Pommes Frites, tiefgefroren
Energie kcal	76	352	165	110	171	79
Proteine g	1,9	7,4	3,9	2,6	3,9	2,0
davon ess. AS g	0,9	4,6	1,7	1,1	1,9	1,0
Fette gesamt g	0,01	0,5	0,6	1,7	7,7	0,02
MUFS g	0,008	0,25	0,16	0,09	0,34	0,01
davon n3-FS g	0,002	0,06	0,01	0,01	0,03	0,002
davon n6-FS g	0,006	0,19	0,14	0,08	0,31	0,007
KH, verwertbar g	15,6	75,3	34,3	19,9	20,4	16,3
davon Zucker g	0,7	3,4	1,0	0,9	1,0	0,7
Ballaststoffe g	1,2	6,1	1,8	1,5	1,6	1,3
Wasser g	80	8	58	73	65	79
Vitamine						
A Retinol-Akt.-Ä. µg	0,4	kD	13	0,4	43	0,4
D µg	0	0	0,1	0	0,3	0
E Alpha-Toc. mg	0,05	0,27	0,2	0,1	0,2	0,03
K µg	2	kD	2	2	3	2
B_1 mg	0,08	0,10	0,05	0,08	0,08	0,08
B_2 mg	0,01	0,19	0,01	0,01	0,05	0,01
Niacin-Ä. mg	1,72	6,77	1,90	1,55	1,67	1,79
Pantothensäure mg	0,40	0,90	0,42	0,28	0,29	0,29
B_6 mg	0,16	0,84	0,02	0,08	0,05	0,17
Biotin µg	0,4	0,5	1,8	0,3	2,8	0,4
Folsäure µg	15	24	17	10	15	15
B_{12} µg	0	0	0,1	0	0,2	0
C mg	19	20	14	17	12	14
Mineralstoffe						
Natrium mg	3	138	**520**	161	70	2
Kalium mg	381	**1360**	155	344	165	199
Calcium mg	9	34	21	12	27	9
Magnesium mg	22	69	14	21	12	14
Phosphor mg	31	**310**	50	40	43	23
Eisen mg	0,9	2,4	0,4	0,6	0,3	0,5
Jod µg	3,4	0,5	6,0	3,6	5,2	3,4
Fluorid mg	0,01	0,04	0,02	0,02	0,03	0,01
Zink mg	0,42	0,78	0,27	0,38	0,41	0,35
Selen µg	1,5	kD	kD	kD	kD	kD
Kupfer mg	0,10	0,24	0,06	0,10	0,07	0,07
Chrom µg	2,5	kD	kD	kD	kD	kD
Mangan mg	0,11	0,30	0,14	0,14	0,09	0,08
Sonstiges						
Cholesterin mg	0	0	18	0	40	0
Harnsäure, gbd. mg	16	60	20	14	17	17

KH, verwertbar = Kohlenhydrate, verwertbar; Retinol-Akt.-Ä. = Retinol-Aktivitäts-Äquivalent; Alpha-Toc. = Alpha-Tocopherol; Niacin-Ä. = Niacin-Äquivalent; Harnsäure, gbd. = Harnsäure, gebildete

KARTOFFELN Angaben je 100 g Lebensmittel	Kartoffel-puffer, tiefgefroren	Kartoffel-rösti, tiefgefroren	Kartoffel-stärke
Energie kcal	151	148	341
Proteine g	2,9	2,6	0,6
davon ess. AS g	1,4	1,3	0,3
Fette gesamt g	7,1	7,1	0,1
MUFS g	1,00	0,22	0,05
davon n3-FS g	0,14	0,05	0,01
davon n6-FS g	0,87	0,17	0,04
KH, verwertbar g	17,8	17,6	83,1
davon Zucker g	0,9	0,9	kD
Ballaststoffe g	1,3	1,5	0,1
Wasser g	70	70	16
Vitamine			
A Retinol-Akt.-Ä. µg	16	44	kD
D µg	0,2	0,1	0
E Alpha-Toc. mg	0,1	0,1	kD
K µg	2	2	kD
B_1 mg	0,08	0,09	0,01
B_2 mg	0,03	0,02	0,01
Niacin-Ä. mg	1,76	1,54	0,27
Pantothensäure mg	0,31	0,20	0,01
B_6 mg	0,15	0,05	0,01
Biotin µg	2,1	0,4	kD
Folsäure µg	18	7	kD
B_{12} µg	0,1	0,1	0
C mg	11	14	0
Mineralstoffe			
Natrium mg	75	92	8
Kalium mg	168	181	15
Calcium mg	13	8	35
Magnesium mg	12	13	6
Phosphor mg	31	24	7
Eisen mg	0,4	0,2	1,8
Jod µg	3,6	4,1	1,0
Fluorid mg	0,02	0,02	0,002
Zink mg	0,40	0,29	0,15
Selen µg	kD	kD	kD
Kupfer mg	0,07	0,07	0,13
Chrom µg	kD	kD	kD
Mangan mg	0,09	0,07	0,10
Sonstiges			
Cholesterin mg	34	18	0
Harnsäure, gbd. mg	17	18	4

SONSTIGE SÄTTIGUNGS-BEILAGEN Angaben je 100 g Lebensmittel	Batate (Süßkartoffel)	Edelkastanie (Marone)	Kochbanane	Mais in Dosen, Abtropfgewicht	Zuckermais
Energie kcal	117	212	126	81	95
Proteine g	1,6	2,9	1,0	3,1	3,3
davon ess. AS g	0,7	1,4	0,6	1,5	1,6
Fette gesamt g	0,6	1,9	0,3	1,2	1,2
MUFS g	0,2	0,5	0,1	0,5	0,5
davon n3-FS g	0,04	0,05	0,02	0,01	0,02
davon n6-FS g	0,2	0,5	0,1	0,5	0,5
KH, verwertbar g	24,1	41,2	28,3	12,6	15,7
davon Zucker g	4,6	13,9	0,8	2,7	3,4
Ballaststoffe g	3,1	**8,4**	1,5	2,8	2,8
Wasser g	69	44	68	78	76
Vitamine					
A Retinol-Akt.-Ä. µg	**657**	2	11	2	3
D µg	0	0	0	0	0
E Alpha-Toc. mg	**4,6**	0,5	0,3	0,04	0,04
K µg	0	0	0	3	3
B_1 mg	0,06	0,20	0,06	0,09	0,15
B_2 mg	0,05	0,21	0,05	0,07	0,12
Niacin-Ä. mg	1,07	1,37	0,85	1,11	1,97
Pantothensäure mg	0,83	0,50	0,31	0,46	0,89
B_6 mg	0,27	**0,35**	**0,40**	0,14	0,22
Biotin µg	4,0	2,0	5,0	2,0	4,0
Folsäure µg	12	**62**	19	9	43
B_{12} µg	0	0	0	0	0
C mg	**30**	**27**	16	3	12
Mineralstoffe					
Natrium mg	4	2	4	222	0
Kalium mg	360	707	385	170	289
Calcium mg	22	33	8	8	2
Magnesium mg	18	45	35	22	27
Phosphor mg	39	87	35	72	83
Eisen mg	0,7	1,3	0,7	0,3	0,4
Jod µg	2,4	0,1	2,5	3,2	3,3
Fluorid mg	0,02	0,01	0,02	0,03	0,02
Zink mg	0,23	0,50	0,12	0,46	0,56
Selen µg	1,8	2,0	kD	kD	0,6
Kupfer mg	0,13	0,23	0,12	0,04	0,05
Chrom µg	kD	kD	kD	kD	kD
Mangan mg	0,24	0,75	0,50	0,14	0,16
Sonstiges					
Cholesterin mg	0	0	0	0	0
Harnsäure, gbd. mg	14	kD	25	**52**	52

KH, verwertbar = Kohlenhydrate, verwertbar; Retinol-Akt.-Ä. = Retinol-Aktivitäts-Äquivalent; Alpha-Toc. = Alpha-Tocopherol; Niacin-Ä. = Niacin-Äquivalent; Harnsäure, gbd. = Harnsäure, gebildete

BROT – BRÖTCHEN Angaben je 100 g Lebensmittel	Baguette	Dinkelbrot	Knäckebrot, Roggenknäckebrot	Laugenbrezel/ -brötchen	Mehrkornbrot	Pumpernickel
Energie kcal	291	242	349	226	255	212
Proteine g	10,1	10,4	8,6	7,2	7,9	4,8
davon ess. AS g	3,9	4,6	3,7	3,1	3,3	2,1
Fette gesamt g	1,8	3,5	1,2	1,0	1,4	1,5
MUFS g	0,8	2,0	0,2	0,5	0,6	0,3
davon n3-FS g	0,1	0,01	0,04	0,03	0,1	0,1
davon n6-FS g	0,7	2,0	0,2	0,4	0,5	0,2
KH, verwertbar g	55,9	39,5	67,7	44,5	49,0	39,9
davon Zucker g	3,2	4,9	6,0	0,9	1,3	2,6
Ballaststoffe g	3,6	4,4	**14,9**	3,9	**6,2**	**8,8**
Wasser g	28	40	6	42	33	44
Vitamine						
A Retinol-Akt.-Ä. µg	kD	kD	kD	0,3	0,1	0,3
D µg	0	0	0	0	0	0
E Alpha-Toc. mg	0,8	**3,6**	1,2	0,4	0,5	0,8
K µg	2	0	5	0	4	0
B_1 mg	0,16	**0,38**	**0,24**	0,18	0,22	0,04
B_2 mg	0,08	0,18	0,07	0,09	0,09	0,05
Niacin-Ä. mg	**3,27**	**4,30**	2,54	**3,30**	**3,00**	1,18
Pantothensäure mg	kD	0,76	0,79	0,50	0,15	0,53
B_6 mg	0,09	0,22	0,17	0,15	0,22	0,13
Biotin µg	0,0	**14,2**	7,0	4,8	1,4	4,9
Folsäure µg	44	**84**	27	53	28	23
B_{12} µg	0	0	0	0	0	0
C mg	0	0	0	0	0	0
Mineralstoffe						
Natrium mg	**663**	**448**	**579**	**379**	**491**	**445**
Kalium mg	139	282	511	172	230	192
Calcium mg	36	23	52	15	30	24
Magnesium mg	26	**76**	**109**	41	49	54
Phosphor mg	**111**	**216**	**323**	127	**160**	**153**
Eisen mg	1,3	**4,2**	2,9	1,3	1,8	1,9
Jod µg	6,8	1,2	1,6	26,5	4,1	2,0
Fluorid mg	0,03	0,03	0,01	0,05	0,11	0,02
Zink mg	0,81	2,09	2,32	1,16	1,42	1,71
Selen µg	0,0	kD	kD	kD	kD	kD
Kupfer mg	0,14	**0,48**	**0,30**	0,25	0,22	0,20
Chrom µg	kD	kD	kD	kD	kD	kD
Mangan mg	0,65	**1,43**	**2,41**	0,97	**1,20**	**1,49**
Sonstiges						
Cholesterin mg	0	0	0	0	0	0
Harnsäure, gbd. mg	kD	106	92	48	17	57

BROT – BRÖTCHEN Angaben je 100 g Lebensmittel	Roggenmischbrot	Roggenmischbrot mit Kleie	Roggenvollkornbrot	Toastbrot, Weizen	Toastbrot, Vollkorn	Vollkornbrot mit Sonnenblumenkernen
Energie kcal	212	224	213	267	254	234
Proteine g	5,4	6,3	7,3	8,3	8,7	8,7
davon ess. AS g	3	2,6	3,4	3,2	3,6	3,8
Fette gesamt g	1,2	1,5	1,2	3,6	3,8	3,1
MUFS g	0,2	0,7	0,6	0,4	1,1	1,8
davon n3-FS g	0,04	0,1	0,1	0,05	0,2	0,1
davon n6-FS g	0,2	0,6	0,5	0,4	0,9	1,7
KH, verwertbar g	40,7	42,1	38,7	48,1	42,0	38,5
davon Zucker g	3,8	1,3	2,1	3,8	2,6	2,8
Ballaststoffe g	**7,2**	**7,4**	**8,1**	3,2	**7,2**	**7,9**
Wasser g	45	40	43	35	36	40
Vitamine						
A Retinol-Akt.-Ä. µg	kD	kD	0,3	1	18	0,4
D µg	0	0	0	0	0	0
E Alpha-Toc. mg	0,7	0,6	0,8	0,2	0,9	**3,6**
K µg	3	6	0	0	13	0
B_1 mg	0,18	0,21	0,18	0,16	0,16	**0,31**
B_2 mg	0,05	0,10	0,15	0,07	0,19	0,16
Niacin-Ä. mg	1,75	**3,26**	1,56	2,88	**4,57**	2,19
Pantothensäure mg	0,47	0,14	0,53	kD	0,74	0,49
B_6 mg	0,08	0,16	0,15	0,10	0,23	0,23
Biotin µg	4,3	2,4	4,9	0,0	**8,7**	**8,7**
Folsäure µg	16	35	14	19	59	22
B_{12} µg	0	0	0	0	0	0
C mg	0	0	0	0	0	0
Mineralstoffe						
Natrium mg	**452**	**511**	**527**	**598**	**424**	**488**
Kalium mg	171	223	291	133	343	328
Calcium mg	23	33	37	16	43	41
Magnesium mg	46	62	55	19	**83**	**75**
Phosphor mg	138	**197**	**201**	89	**269**	**237**
Eisen mg	1,6	2,2	2,0	0,9	**3,3**	2,3
Jod µg	2,4	4,2	2,3	3,0	3,1	2,4
Fluorid mg	0,01	0,12	0,04	kD	0,05	0,04
Zink mg	1,51	1,71	1,53	0,66	2,22	1,85
Selen µg	3,0	kD	0,8	kD	kD	kD
Kupfer mg	0,19	0,24	0,24	0,11	**0,38**	**0,36**
Chrom µg	7,8	kD	kD	kD	kD	kD
Mangan mg	**1,32**	**1,87**	**1,54**	0,58	**2,13**	**1,61**
Sonstiges						
Cholesterin mg	0	0	0	0	4	3
Harnsäure, gbd. mg	55	8	57	kD	76	53

KH, verwertbar = Kohlenhydrate, verwertbar; Retinol-Akt.-Ä. = Retinol-Aktivitäts-Äquivalent; Alpha-Toc. = Alpha-Tocopherol; Niacin-Ä. = Niacin-Äquivalent; Harnsäure, gbd. = Harnsäure, gebildete

BROT – BRÖTCHEN Angaben je 100 g Lebensmittel	Weißbrot	Weizen-brötchen (Semmel)	Weizen-mischbrot	Weizenvoll-kornbrot
Energie kcal	248	291	245	218
Proteine g	8,2	10,1	8,6	7,6
davon ess. AS g	3,3	3,8	2,9	3,1
Fette gesamt g	1,2	1,8	1,5	0,9
MUFS g	0,4	0,8	0,3	0,4
davon n3-FS g	0,1	0,1	0,1	0,03
davon n6-FS g	0,4	0,7	0,2	0,4
KH, verwertbar g	48,8	55,9	46,3	40,7
davon Zucker g	1,2	3,1	1,6	1,0
Ballaststoffe g	3,2	3,6	4,3	**7,4**
Wasser g	37	27	38	42

Vitamine

A Retinol-Akt.-Ä. µg	3	kD	kD	kD
D µg	0	0	0	0
E Alpha-Toc. mg	0,4	0,8	0,4	0,6
K µg	0	2	0	3
B_1 mg	0,09	0,16	0,21	**0,25**
B_2 mg	0,06	0,08	0,04	0,15
Niacin-Ä. mg	2,18	**3,25**	2,20	**4,97**
Pantothensäure mg	0,69	kD	0,25	0,65
B_6 mg	0,02	0,09	0,08	0,08
Biotin µg	3,0	kD	4,6	4,0
Folsäure µg	22	44	27	29
B_{12} µg	0	0	0	0
C mg	0	0	0	0

Mineralstoffe

Natrium mg	**540**	**731**	**499**	**462**
Kalium mg	132	163	125	210
Calcium mg	58	49	21	31
Magnesium mg	24	22	32	60
Phosphor mg	88	**139**	**112**	**204**
Eisen mg	0,7	1,0	1,4	2,0
Jod µg	5,8	kD	2,0	1,4
Fluorid mg	0,07	0,07	0,04	0,04
Zink mg	0,67	0,80	1,18	1,54
Selen µg	5,0	kD	kD	2,4
Kupfer mg	0,22	0,13	0,15	0,24
Chrom µg	5,0	kD	kD	kD
Mangan mg	0,60	0,63	**1,09**	**1,53**

Sonstiges

Cholesterin mg	0	1	0	0
Harnsäure, gbd. mg	14	kD	48	64

Proteinlieferanten – Milch, Sauermilchprodukte und Käse

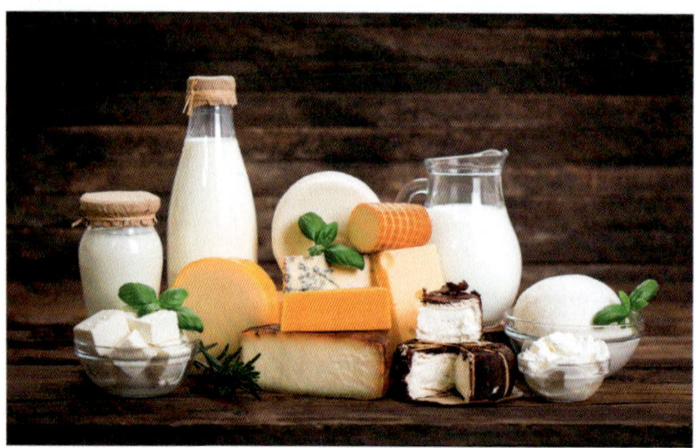

Diese **Gruppe** tierischer Lebensmittel bietet eine gute Ergänzung einer wünschenswert pflanzenbasierten Ernährungsweise für Menschen. Milch (-Produkte) und Käse sind **gekennzeichnet** durch ihren Gehalt an biologisch hochwertigem Protein und sind wichtige Quellen für **Calcium** und **Vitamine** vor allem Vitamin B_2 und Vitamin B_{12}.

Vertreter

Diese Gruppe umfasst die Milch unterschiedlicher Säugetiere (Kuh, Schaf, Ziege, Büffel, Kamel) sowie daraus hergestellte Sauermilchprodukte und Käse.
Wichtig: Die sehr fetthaltigen Milchprodukte Butter, Crème fraîche, Sahne und Schmand zählen in diesem Buch zur Gruppe der Fette (siehe ab S. 158).

Makronährstoffe

Die unterschiedlichen Lebensmittel dieser Gruppe liefern verschiedene Mengen biologisch hochwertiger Proteine. Der Fettgehalt variiert je nach Produkt – es überwiegt der Gehalt gesättigter Fettsäuren.
Milch, Sauermilchprodukte, Frischkäse und Quark enthalten zudem Kohlenhydrate in Form von Laktose (Milchzucker), bei gereiften Käsen ist die Laktose durch Mikroorganismen abgebaut (siehe Tabellen S. 94 bis 113).
Ausreichende Tagesmengen vorausgesetzt, erfüllen die Lebensmittel dieser Gruppe wichtige Aufgaben im Rahmen der Bereitstellung essenzieller Aminosäuren für Aufbau und Erhaltung von Zellen, Enzymen, Hormonen, Antikörpern, Gerinnungsfaktoren und Transportproteinen.

Mikronährstoffe/Funktionelle Nährstoffe

Milch, Milchprodukte und Käse sind die herausragenden Calciumquellen unserer Nahrung und damit wichtig für Aufbau und Erhalt von Knochen- und Zahnsubstanz sowie die Reizweiterleitung zwischen Nerven und Muskeln. Milch, Milchprodukte und Käse sind bedeutende Quellen für Vitamin B_2 und verfügbares Vitamin B_{12}. Bei fisch- und fleischfreier Ernährung ist diese Lebensmittelgruppe die alleinige Quelle für natürliches Vitamin B_{12}, das unter anderem unentbehrlich ist für Zellteilung, DNA-Synthese und Regulation der Remethylierung von Homocystein sowie den Stoffwechsel von Fetten und Aminosäuren (siehe S. 205). Zusätzlich ergänzen Milch und daraus gewonnene Produkte die Versorgung mit einer Vielzahl unentbehrlicher

Milch und Produkte	Beispiele
Milch	Kuhmilch, Schafmilch, Ziegenmilch, Büffelmilch, Kamelmilch
Sauermilchprodukte	Kefir, Joghurt aus der Milch unterschiedlicher Säugetiere
Frischkäse	Quark und Frischkäse aus der Milch unterschiedlicher Säugetiere
Gereifte Käse	Schnittkäse, Hartkäse, Sauermilchkäse, Weichkäse aus der Milch unterschiedlicher Säugetiere

Mikronährstoffe und enthalten kleine Mengen Vitamin D – die Mengen sind jedoch zu gering, um den Referenzwert für eine ausreichende Vitamin-D-Zufuhr zu erreichen. Ballaststoffe fehlen ebenso wie die sekundäre Pflanzenstoffe.

Sonstige Inhaltsstoffe

Milch, Milchprodukte und Käse sind frei von Oxalsäure. Die Gehalte an Salicylsäure sind sehr gering, die für Nickel reichen von 1 bis 89 µg/100 g (siehe nachstehende Tabelle). Die Lebensmittel dieser Gruppe enthalten sehr unterschiedlichen Mengen an Cholesterin und je nach Fettgehalt kleine Mengen an Trans-Fettsäuren. Die Werte für die aus Purinen gebildete Harnsäure liegen bei 0 bis unter 10 mg (siehe Tabelle S. 94 bis 113).

Einen ersten Überblick zu den Inhaltsstoffen von Milch, Milchprodukte und Käse gibt die folgende Tabelle.

Inhaltsstoffe	Milch und Sauermilchprodukte	Quark und Frischkäse	Gereifte Käse
Wasser	80 g bis 87 g/100 g und darüber	über 50 g/100 g, fettreduzierte Produkte 80 g/100 g	30 g bis 70 g/100 g
Kohlenhydrate (Laktose)	unter 4 g bis 5 g/100 g	unter 1 g bis 4 g/100 g	Spuren
Fette	0,1 g bis 10 g/100 g	unter 0,5 g bis über 30g/100 g	unter 1 g bis 40 g/100 g
Proteine	unter 1 g bis 9 g/100 g	unter 5 g bis 17 g/100 g	12 g bis über 35 g/100 g
Vitamine	**fast alle** Vitamine Ausnahme: kein oder minimale Mengen Vitamin C	**fast alle** Vitamine Ausnahme: kein oder minimale Mengen Vitamin C	**fast alle** Vitamine Ausnahme: kein oder minimale Mengen Vitamin C
Mineralstoffe	**alle** Mineralstoffe gute Quelle für Calcium	**alle** Mineralstoffe gute Quelle für Calcium	**alle** Mineralstoffe gute Quelle für Calcium
Bioaktive Pflanzenstoffe	Carotinoide, je nach Fütterung	Carotinoide, je nach Fütterung	Carotinoide, je nach Fütterung
Ballaststoffe	keine	keine	keine
Gesättigte Fettsäuren	unter 1 g bis 7 g/100 g	unter 0,2 g bis über 20 g/100 g	unter 6 g bis über 20 g/100 g
Trans-Fettsäuren (tr-FS) 0,02 g bis 0,03 g/100 g Milchfett	z. B. Milch, 3,5 % Fett: 0,07 g bis 0,11 g tr-FS/100 g	z. B. Speisequark, 20 % Fett i.Tr. – 5,1 g Fett gesamt: 0,1 g bis 0,15 g tr-FS/100 g	z. B. Emmentaler, 45 % Fett i.Tr. – 29,8 g Fett gesamt: 0,6 g bis 0,9 g tr-FS/100 g

Fortsetzung der Tabelle von S. 91

Inhaltsstoffe	Milch und Sauermilchprodukte	Quark und Frischkäse	Gereifte Käse
Nickel – wenig Daten	sortenabhängig, je 100 g Kuhmilch (1 µg), Schafmilch (6 µg), Joghurt (1 µg), Molke (4 µg), Kondensmagermilch (15 µg)	sortenabhängig, je 100 g Quark, 20 % Fett i.Tr. (1 µg), Quark, 40 % Fett i.Tr. (5 bis 26 µg)	sortenabhängig, je 100 g Chester, 50 % Fett i.Tr. (1 µg), Edamer, alle Fettstufen (89 µg), Emmentaler, 45 % Fett i.Tr. (20 µg), Gouda, 45 % Fett i.Tr. (89 µg)
Salicylsäure – wenig Daten	zu vernachlässigende Mengen	maximal 0,02 mg/100 g	maximal 0,05 mg/100 g
Cholesterin	abhängig vom Fettgehalt 1 mg bis 37 mg/100 g	abhängig vom Fettgehalt 1 mg bis 138 mg/100 g	abhängig vom Fettgehalt 3 mg bis 119 mg/100 g
aus Purinen gebildete Harnsäure	0 bis unter 10 mg/100 g	unter 10 mg bis 30 mg/100 g	1 mg bis 30 mg/100 g
Oxalsäure	keine	keine	keine

Nachhaltigkeit und Qualität

Bei der Milcherzeugung entsteht neben CO_2 zusätzlich klimaschädigendes Methan. Im internationalen Vergleich weisen Milchprodukte aus deutscher Produktion eine geringe Umweltlast auf. Ein Liter Milch verursacht 1,1 kg CO_2-Äquivalente bei fettarmer H-Milch und 1,7 kg bei ESL-Vollmilch, BIO. Das Institut für Energie- und Umweltforschung Heidelberg (ifeu) hat Werte für ausgewählte Milchprodukte und Käse berechnet (siehe auch Downloadlink im Service). Um eine möglichst hohe Nährstoffdichte durch Lebensmittel dieser Gruppe zu erreichen, sollen Milch und daraus hergestellte Sauermilchprodukte am besten als **Naturprodukte oder fettreduzierte Erzeugnisse ohne Zusatz von Zucker** verzehrt werden. So können diese Lebensmittel als **Quelle für hochwertige Proteine und Mikronährstoffe** optimal genutzt werden.

Prävention chronischer Erkrankungen und Einflussmöglichkeiten bei bestehenden Stoffwechselerkrankungen

Milch, Sauermilchprodukte und Käse sind potente Proteinlieferanten. Die biologische Wertigkeit der Milchproteine ist hoch, weil das Muster der Aminosäuren (Proteinbausteine) sehr günstig ist (siehe S. 8). Aminosäuren sind wichtig für die Synthese von Körperproteinen, das Baumaterial für Zellen, Muskeln inklusive Herzmuskel, Enzyme, Hormone, Antikörper, Gerinnungsfaktoren und Transportproteine. Sauermilchprodukte (Joghurt) haben einen positiven Effekt auf die Immunfunktion. Die Lebensmittel dieser Gruppe sind zudem gute Quellen für Vitamin B_2, Vitamin B_{12} und Calcium. Die ausreichende Zufuhr dieser Lebensmittel vermeidet Beeinträchtigungen durch Mangel an Vitamin B_2 (siehe S. 201), Vitamin B_{12} (siehe S. 205) und Calcium (siehe S. 210). Entsprechend haben Milch, Sauermilchprodukte und Käse sowohl positive Effekte im Rahmen der

Wir empfehlen

Milch, Sauermilchprodukte und Käse haben eine hohe Proteindichte und sind potente Quellen für Vitamin B_2, B_{12} und Calcium. Im Rahmen einer pflanzenbasierten, überwiegend vegetarischen Kost mit kleinen Mengen an Fisch oder Fleisch/Geflügel empfehlen wir für Erwachsene den Einsatz von etwa 300 kcal für Milch, Sauermilchprodukte und Käse. Zusätzliche 100 kcal sind bei einer lakto-vegetabilen Ernährungsweise mit regelmäßigem Verzehr von Hülsenfrüchten empfehlenswert.
Die Mahlzeiten des Tages sollten zwei bis dreimal Milch, Sauermilchprodukte oder Käse enthalten. Käsesorten mit Fettgehalten über 25 g/100 g (siehe Tabelle ab S. 101) wegen des hohen Fettgehalts und Gehalts an gesättigten Fettsäuren sowie des Vorkommens von Trans-Fettsäuren in Portionen von nur 25 g bis maximal 40 g pro Tag.

So können Sie Milch, Sauermilchprodukte und Käse in Ihre Mahlzeiten einbauen:

200 g Joghurt zu Haferflocken, zuckerarmen Früchten, Samen und Nüssen **und**
+ 40 g Schnittkäse zu Vollkornbrot, ergänzt durch Rohkost und Nüsse **oder**
150 g Magerquark mit reichlich Kräutern zu Kartoffeln **oder** Süßkartoffeln für die warme Mahlzeit ergänzt durch Gemüse oder Salat und Öl für die Zubereitung.

Prävention wie auch der Behandlung von Nährstoffmangelzuständen.

Die folgenden Tabellen (S. 94 bis 113) zeigen Übersichten zu den Nährstoffen und Inhaltsstoffen ausgewählter Lebensmittel der Gruppe Milch, Sauermilchprodukte und Käse.

Nährstoffe, die mit 100 g Lebensmittel mehr als 20 % der Referenzwerte für die Nährstoffzufuhr liefern, sind fett gedruckt.

MILCH Angaben je 100 g Lebensmittel	Kuhmilch, < 1 % Fett	Kuhmilch, 1,5 % Fett	Kuhmilch, 3,5 % Fett	Kuhmilch, 3,8 % Fett	Schaf-milch	Stuten-milch	Ziegen-milch
Energie kcal	35	48	65	67	94	48	67
Proteine g	3,5	3,4	3,4	3,3	5,3	2,2	3,7
davon ess. AS g	2,1	2,0	2,0	1,7	2,9	1,1	2,3
Fette gesamt g	0,1	1,6	3,6	3,8	6,0	1,5	3,9
MUFS g	Spuren	Spuren	0,1	0,1	0,2	0,1	0,1
davon n3-FS g	Spuren	Spuren	Spuren	Spuren	0,1	Spuren	Spuren
davon n6-FS g	Spuren	Spuren	Spuren	0,1	0,1	Spuren	0,1
KH, verwertbar g	4,8	4,8	4,7	4,7	4,7	6,2	4,2
davon Zucker g	4,8	4,8	4,7	4,7	4,4	6,2	4,2
Ballaststoffe g	0	0	0	0	0	0	0
Wasser g	91	89	87	87	83	90	87
Vitamine							
A Retinol-Akt.-Ä. µg	2	14	29	36	43	15	71
D µg	kD	0,03	0,09	0,07	0,16	0,05	0,25
E Alpha-Toc. mg	Spuren	Spuren	0,1	0,1	0,2	0,1	0,1
K µg	kD	kD	1	kD	7	2	4
B_1 mg	0,04	0,04	0,04	0,04	0,06	0,03	0,05
B_2 mg	0,17	0,18	0,18	0,18	0,36	0,03	0,15
Niacin-Ä. mg	0,81	0,79	0,79	0,79	1,62	0,62	1,15
Pantothensäure mg	0,28	0,35	0,35	0,35	0,35	0,30	0,31
B_6 mg	0,05	0,05	0,04	0,04	0,08	0,03	0,03
Biotin µg	2	4	4	4	9	7	4
Folsäure µg	5	8	9	7	6	4	1
B_{12} µg	0,3	0,4	0,4	0,4	0,5	0,3	0,1
C mg	1	2	2	2	4	15	2
Mineralstoffe							
Natrium mg	53	47	45	48	51	25	42
Kalium mg	150	155	140	157	168	64	181
Calcium mg	123	118	120	120	198	110	127
Magnesium mg	14	12	12	12	20	9	11
Phosphor mg	97	91	92	92	138	54	109
Eisen mg	0,1	0,0	0,1	0,05	0,1	0,1	0,04
Jod µg	11,7	11,7	11,7	11,7	10,0	2,0	4,1
Fluorid mg	0,02	0,02	0,02	0,02	0,02	0,01	0,02
Zink mg	0,41	0,43	0,40	0,38	0,48	0,15	0,24
Selen µg	1,6	kD	kD	kD	1,2	kD	0,7
Kupfer mg	Spuren	0,01	0,01	0,01	0,02	0,03	0,01
Chrom µg	1,1	kD	1,7	kD	0,3	kD	4,6
Mangan mg	kD	Spuren	Spuren	Spuren	0,01	0,01	0,01
Sonstiges							
Cholesterin mg	kD	4	9	10	11	5	11
Harnsäure, gbd. mg	kD	kD	kD	kD	kD	kD	kD

KH, verwertbar = Kohlenhydrate, verwertbar; Retinol-Akt.-Ä. = Retinol-Aktivitäts-Äquivalent; Alpha-Toc. = Alpha-Tocopherol; Niacin-Ä. = Niacin-Äquivalent; Harnsäure, gbd. = Harnsäure, gebildete

MILCH- UND SAUERMILCH-PRODUKTE Angaben je 100 g Lebensmittel	Ayran	Butter-milch	Creme fraiche, 30 % Fett	Dickmilch, 1,5 % Fett	Dickmilch, 3,5 % Fett	Joghurt, 0,1 % Fett	Joghurt, 1,5 % Fett
Energie kcal	35	37	277	46	64	37	49
Proteine g	1,9	3,5	2,4	3,4	3,4	3,5	3,6
davon ess. AS g	1	2,1	1,3	1,8	1,8	2,6	2,1
Fette gesamt g	1,8	0,5	27,0	1,5	3,5	0,1	1,6
MUFS g	0,1	Spuren	0,7	0,1	0,1	Spuren	0,1
davon n3-FS g	Spuren	Spuren	0,2	Spuren	Spuren	Spuren	Spuren
davon n6-FS g	Spuren	Spuren	0,5	Spuren	0,1	Spuren	Spuren
KH, verwertbar g	2,1	4,0	6,6	4,1	4,0	4,9	4,5
davon Zucker g	2,1	4,0	2,6	4,1	4,0	4,9	4,5
Ballaststoffe g	0	0	0	0	0	0	0
Wasser g	92	91	63	90	88	90	89

Vitamine

A Retinol-Akt.-Ä. µg	15	9	**315**	21	42	1	14
D µg	0,03	0,01	kD	0,03	0,08	kD	0,03
E Alpha-Toc. mg	Spuren	Spuren	0,7	0,1	0,1	Spuren	Spuren
K µg	kD	kD	kD	2	4	kD	2
B_1 mg	0,02	0,03	0,02	0,04	0,04	0,04	0,04
B_2 mg	0,09	0,16	0,20	0,17	0,17	0,18	0,17
Niacin-Ä. mg	0,38	0,73	0,74	0,82	0,82	0,93	0,79
Pantothensäure mg	0,17	0,30	kD	0,37	0,36	0,36	0,33
B_6 mg	0,02	0,04	0,02	0,05	0,05	0,05	0,04
Biotin µg	2	2	kD	3,5	3,5	4	3
Folsäure µg	5	5	7	5	5	12	13
B_{12} µg	0,2	0,2	0,0	0,5	0,5	0,4	0,4
C mg	0	1	0	1	1	2	2

Mineralstoffe

Natrium mg	219	57	31	50	50	57	45
Kalium mg	77	147	120	150	150	187	149
Calcium mg	63	109	75	120	120	143	114
Magnesium mg	7	16	0	12	12	14	11
Phosphor mg	46	90	67	100	100	109	87
Eisen mg	0,02	0,1	0,1	0,1	0,1	0,1	0,04
Jod µg	1,9	5,0	10,0	7,5	7,5	3,8	3,6
Fluorid mg	0,02	0,01	0,01	0,01	0,01	0,02	0,02
Zink mg	0,22	0,50	kD	0,37	0,36	0,45	0,36
Selen µg	kD	1,2	kD	kD	kD	kD	kD
Kupfer mg	0,01	0,01	kD	0,01	0,01	0,01	0,01
Chrom µg	kD	Spuren	kD	kD	kD	kD	kD
Mangan mg	Spuren	Spuren	kD	0,01	0,01	Spuren	Spuren

Sonstiges

Cholesterin mg	5	1	86	6	13	kD	4
Harnsäure, gbd. mg	4	kD	kD	kD	kD	kD	kD

MILCH- UND SAUERMILCH-PRODUKTE Angaben je 100 g Lebensmittel	Joghurt, 3,5 % Fett	Joghurt, 10 % Fett	Joghurt aus Schafmilch	Kefir, 1,5 % Fett	Saure Sahne, 10 % Fett	Sahne, 10 % Fett (Kaffee-sahne)
Energie kcal	69	118	69	65	187	122
Proteine g	3,9	3,1	3,9	3,3	2,8	3,1
davon ess. AS g	2,3	1,6	2	1,7	1,5	1,6
Fette gesamt g	3,8	10,0	3,8	3,5	18,0	10,5
MUFS g	0,2	0,4	0,1	0,1	0,5	0,3
davon n3-FS g	0,1	0,1	0,1	Spuren	0,2	0,1
davon n6-FS g	0,1	0,2	0,1	0,1	0,3	0,2
KH, verwertbar g	4,4	3,7	4,4	3,6	3,5	4,1
davon Zucker g	4,4	3,7	4,4	3,6	3,5	4,1
Ballaststoffe g	0	0	0	0	0	0
Wasser g	87	82	87	88	75	82
Vitamine						
A Retinol-Akt.-Ä. µg	31	115	31	42	115	70
D µg	0,06	0,2	0,06	0,03	0,2	0,82
E Alpha-Toc. mg	0,1	0,3	0,1	0,1	0,3	0,3
K µg	kD	1	kD	2	kD	kD
B_1 mg	0,04	0,02	0,04	0,04	0,04	0,03
B_2 mg	0,18	0,16	0,18	0,17	0,15	0,16
Niacin-Ä. mg	0,84	0,81	0,77	0,81	0,67	0,78
Pantothensäure mg	0,35	0,34	0,35	0,37	0,34	0,08
B_6 mg	0,05	0,05	0,05	0,05	0,02	0,04
Biotin µg	4	3,3	4	4	3	3
Folsäure µg	10	14	10	5	7	6
B_{12} µg	0,4	0,5	0,4	0,5	0,3	0,4
C mg	1	1	1	1	1	1
Mineralstoffe						
Natrium mg	48	50	48	46	53	40
Kalium mg	157	140	157	160	144	132
Calcium mg	120	120	120	120	100	101
Magnesium mg	12	11	12	14	11	11
Phosphor mg	92	90	92	90	80	85
Eisen mg	0,05	0,05	0,05	0,1	0,1	0,1
Jod µg	3,5	7,0	3,5	7,5	2,8	2,9
Fluorid mg	0,01	0,01	0,01	0,01	0,01	0,02
Zink mg	0,45	0,34	0,45	0,36	0,43	0,30
Selen µg	1,5	kD	kD	kD	kD	kD
Kupfer mg	0,01	0,01	0,01	0,01	0,03	0,02
Chrom µg	kD	kD	kD	kD	kD	kD
Mangan mg	Spuren	0,01	Spuren	0,01	Spuren	Spuren
Sonstiges						
Cholesterin mg	10	37	10	9	48	28
Harnsäure, gbd. mg	8	kD	8	kD	kD	kD

KH, verwertbar = Kohlenhydrate, verwertbar; Retinol-Akt.-Ä. = Retinol-Aktivitäts-Äquivalent; Alpha-Toc. = Alpha-Tocopherol; Niacin-Ä. = Niacin-Äquivalent; Harnsäure, gbd. = Harnsäure, gebildete

MILCH- UND SAUERMILCH-PRODUKTE Angaben je 100 g Lebensmittel	Sahne, 30 % Fett (Schlag-sahne)	Kondens-milch, 4 % Fett	Kondens-milch, 7.5 % Fett	Kondens-milch, 10 % Fett	Schweden-milch, 3,5 % Fett	Skyr	Süß-molke
Energie kcal	303	111	132	177	66	70	25
Proteine g	2,4	7,5	6,5	8,8	3,4	11,0	0,8
davon ess. AS g	1,3	3,9	3,4	kD	1,8	kD	0,5
Fette gesamt g	31,7	4,0	7,6	10,1	3,5	0,2	0,2
MUFS g	0,8	0,1	0,2	0,3	0,1	Spuren	Spuren
davon n3-FS g	0,2	0,1	Spuren	Spuren	Spuren	Spuren	Spuren
davon n6-FS g	0,6	0,1	0,2	Spuren	0,1	Spuren	Spuren
KH, verwertbar g	3,3	10,8	9,3	12,5	4,7	4,0	4,7
davon Zucker g	3,3	10,8	9,3	12,5	4,7	4,0	4,7
Ballaststoffe g	0	0	0	0	0	0	0
Wasser g	62	76	75	67	87	82	94

Vitamine

A Retinol-Akt.-Ä. µg	**334**	42	51	68	59	12	3
D µg	1,1	0,08	0,1	kD	0,08	kD	kD
E Alpha-Toc. mg	0,7	0,1	0,2	0,2	0,1	Spuren	Spuren
K µg	kD	4	8	kD	4	kD	kD
B_1 mg	0,03	0,07	0,07	0,09	0,04	0,01	0,04
B_2 mg	0,15	**0,37**	**0,37**	**0,48**	0,19	**0,28**	0,15
Niacin-Ä. mg	0,63	1,83	1,67	2,43	0,81	2,73	0,47
Pantothensäure mg	0,30	0,80	0,64	kD	0,34	kD	0,34
B_6 mg	0,04	0,07	0,06	2,43	0,04	0,05	0,04
Biotin µg	3	6,8	6	kD	3	kD	1
Folsäure µg	4	7	6	kD	9	kD	1
B_{12} µg	0,4	0,4	0,4	kD	0,2	kD	0,2
C mg	1	1	2	3	2	0	1

Mineralstoffe

Natrium mg	34	110	98	128	49	46	45
Kalium mg	112	330	322	420	155	140	129
Calcium mg	80	260	242	315	124	120	68
Magnesium mg	10	26	27	35	12	12	1
Phosphor mg	63	**220**	**189**	**246**	99	**150**	43
Eisen mg	0,03	0,1	0,1	0,1	0,04	kD	0,1
Jod µg	2,4	17,0	6,7	kD	7,0	kD	8,0
Fluorid mg	0,01	0,03	0,04	0,05	0,01	kD	0,01
Zink mg	0,26	0,80	0,78	kD	0,44	kD	0,05
Selen µg	kD	kD	kD	kD	kD	kD	kD
Kupfer mg	0,01	0,03	0,02	kD	0,01	kD	0,002
Chrom µg	kD	kD	kD	kD	kD	kD	kD
Mangan mg	Spuren	0,01	0,01	kD	0,01	kD	Spuren

Sonstiges

Cholesterin mg	84	16	20	kD	12	3	1
Harnsäure, gbd. mg	kD	kD	kD	kD	kD	kD	kD

FRISCHKÄSE – QUARK Angaben je 100 g Lebensmittel	Doppelrahmfrischkäse, 60 % Fett i.Tr.	Feta	Frischkäse aus Schafmilch, 45 % Fett i.Tr.	Frischkäse aus Ziegenmilch, 45 % Fett i.Tr.	Körniger Frischkäse	Mascarpone
Energie kcal	337	284	167	167	104	387
Proteine g	11,3	**15,7**	8,5	8,5	**12,3**	4,5
davon ess. AS g	7,2	9,2	4,6	4,6	6,4	2,5
Fette gesamt g	31,5	24,1	13,0	13,0	4,3	40,3
MUFS g	1,0	0,9	0,4	0,4	0,2	1,1
davon n3-FS g	0,2	0,2	0,1	0,1	Spuren	0,3
davon n6-FS g	0,8	0,6	0,3	0,3	0,1	0,8
KH, verwertbar g	2,6	0,8	4,4	4,4	3,3	3,0
davon Zucker g	2,6	0,0	4,4	4,4	3,3	3,4
Ballaststoffe g	0	0	0	0	0	0
Wasser g	53	55	73	73	78	51
Vitamine						
A Retinol-Akt.-Ä. µg	**313**	**275**	125	125	21	**401**
D µg	0,31	kD	kD	kD	0,09	kD
E Alpha-Toc. mg	0,7	0,8	0,3	0,3	0,1	1,1
K µg	kD	29	kD	kD	12	kD
B_1 mg	0,05	0,02	0,03	0,03	0,03	0,03
B_2 mg	0,23	**0,43**	0,24	0,24	0,25	0,25
Niacin-Ä. mg	2,61	4,08	2,62	2,62	2,79	1,27
Pantothensäure mg	0,44	kD	kD	kD	0,57	kD
B_6 mg	0,06	kD	0,05	0,05	0,06	0,03
Biotin µg	4	kD	kD	kD	6,4	kD
Folsäure µg	23	21	13	13	15	10
B_{12} µg	0,5	0,4	1,0	1,0	2,0	0,3
C mg	0	0	0	0	0	0
Mineralstoffe						
Natrium mg	**375**	**957**	184	184	230	44
Kalium mg	95	57	145	145	88	124
Calcium mg	79	**248**	**214**	**214**	95	113
Magnesium mg	7	17	15	15	8	10
Phosphor mg	**137**	**223**	**145**	**145**	**150**	97
Eisen mg	0,6	0,1	0,2	0,2	0,3	0,1
Jod µg	8,0	**78,0**	19,0	19,0	20,0	**180,0**
Fluorid mg	0,01	kD	kD	kD	0,02	kD
Zink mg	0,39	1,04	kD	kD	0,50	kD
Selen µg	kD	kD	kD	kD	kD	kD
Kupfer mg	0,01	kD	kD	kD	0,02	kD
Chrom µg	kD	kD	kD	kD	kD	kD
Mangan mg	0,01	kD	kD	kD	0,01	kD
Sonstiges						
Cholesterin mg	84	69	61	61	11	119
Harnsäure, gbd. mg	kD	kD	kD	kD	9	kD

KH, verwertbar = Kohlenhydrate, verwertbar; Retinol-Akt.-Ä. = Retinol-Aktivitäts-Äquivalent; Alpha-Toc. = Alpha-Tocopherol; Niacin-Ä. = Niacin-Äquivalent; Harnsäure, gbd. = Harnsäure, gebildete

FRISCHKÄSE – QUARK Angaben je 100 g Lebensmittel	Mozzarella aus Büffelmilch, 52 % Fett i.Tr.	Mozzarella aus Kuhmilch, 45 % Fett i.Tr.	Rahmfrischkäse, 50 % Fett i.Tr.	Ricotta, 60 % Fett i.Tr.	Schichtkäse, Sahneschichtkäse, 50 % Fett i.Tr.	Speisequark (Topfen), Magerquark
Energie kcal	273	263	199	174	222	73
Proteine g	**14,0**	**17,1**	9,7	9,5	9,9	**13,5**
davon ess. AS g	0	9,7	5,6	5	5,2	7,5
Fette gesamt g	24,0	21,0	16,6	15,0	19,0	0,2
MUFS g	1,1	0,5	0,4	0,5	0,7	Spuren
davon n3-FS g	0,1	0,1	0,1	0,1	0,3	Spuren
davon n6-FS g	0,7	0,4	0,3	0,3	0,4	Spuren
KH, verwertbar g	1,0	1,8	2,7	0,3	2,9	3,2
davon Zucker g	0,0	0,0	2,7	0,3	2,9	3,2
Ballaststoffe g	0	0	0	0	0	0
Wasser g	56	58	69	72	67	81
Vitamine						
A Retinol-Akt.-Ä. µg	**203**	**220**	164	**310**	105	1
D µg	kD	kD	kD	0,3	kD	0,01
E Alpha-Toc. mg	0,2	0,5	0,4	0,7	0,3	Spuren
K µg	kD	kD	kD	kD	kD	1
B_1 mg	0,03	0,04	0,03	0,02	0,03	0,04
B_2 mg	0,27	**0,33**	**0,32**	0,19	0,25	**0,30**
Niacin-Ä. mg	0,40*	4,06	2,77	2,18	2,24	2,80
Pantothensäure mg	kD	kD	kD	0,60	0,56	0,74
B_6 mg	0,09	0,03	0,03	0,05	0,06	0,10
Biotin µg	kD	kD	kD	5	5	7
Folsäure µg	kD	9	17	18	25	16
B_{12} µg	kD	1,3	0,5	0,4	1,0	0,9
C mg	0	0	0	0	0	1
Mineralstoffe						
Natrium mg	200	187	**320**	90	38	40
Kalium mg	145	40	112	100	108	95
Calcium mg	**210**	**378**	87	**274**	88	92
Magnesium mg	10	13	0	14	9	12
Phosphor mg	**195**	**282**	**132**	**270**	**164**	**160**
Eisen mg	0,2	0,1	0,1	0,4	0,1	0,4
Jod µg	kD	**150,0**	18,0	10,0	8,0	4,0
Fluorid mg	kD	0,02	0,05	0,09	0,01	0,03
Zink mg	kD	2,71	0,52	1,20	0,46	0,57
Selen µg	kD	kD	kD	kD	kD	1,9
Kupfer mg	kD	kD	kD	0,70	0,01	0,02
Chrom µg	kD	kD	kD	kD	kD	kD
Mangan mg	kD	kD	kD	0,03	0,01	0,07
Sonstiges						
Cholesterin mg	56	65	67	40	50	1
Harnsäure, gbd. mg	kD	kD	kD	5	kD	kD

* nur Niacin

FRISCHKÄSE – QUARK Angaben je 100 g Lebensmittel	Speisequark, 20 % Fett i.Tr.	Speisequark, 40 % Fett i.Tr.
Energie kcal	109	159
Proteine g	**12,5**	11,1
davon ess. AS g	7,4	6,5
Fette gesamt g	5,1	11,4
MUFS g	0,1	0,3
davon n3-FS g	Spuren	0,1
davon n6-FS g	0,1	0,2
KH, verwertbar g	2,7	2,6
davon Zucker g	2,7	2,6
Ballaststoffe g	0	0
Wasser g	78	74
Vitamine		
A Retinol-Akt.-Ä. µg	42	95
D µg	0,09	0,19
E Alpha-Toc. mg	0,1	0,3
K µg	kD	kD
B_1 mg	0,04	0,03
B_2 mg	0,27	0,24
Niacin-Ä. mg	2,81	2,45
Pantothensäure mg	0,68	0,61
B_6 mg	0,09	0,08
Biotin µg	6	6
Folsäure µg	16	28
B_{12} µg	**0,8**	0,7
C mg	1	1
Mineralstoffe		
Natrium mg	35	34
Kalium mg	87	82
Calcium mg	85	95
Magnesium mg	11	10
Phosphor mg	**165**	**187**
Eisen mg	0,4	0,3
Jod µg	3,7	3,4
Fluorid mg	0,02	0,02
Zink mg	0,50	0,50
Selen µg	5,0	kD
Kupfer mg	0,01	0,01
Chrom µg	1,0	kD
Mangan mg	0,06	0,06
Sonstiges		
Cholesterin mg	14	30
Harnsäure, gbd. mg	kD	kD

KH, verwertbar = Kohlenhydrate, verwertbar; Retinol-Akt.-Ä. = Retinol-Aktivitäts-Äquivalent; Alpha-Toc. = Alpha-Tocopherol; Niacin-Ä. = Niacin-Äquivalent; Harnsäure, gbd. = Harnsäure, gebildete

KÄSE Angaben je 100 g Lebensmittel	Amsterdamer, 50 % Fett i.Tr.	Appenzeller, 50 % Fett i.Tr.	Bel Paese, 50 % Fett i.Tr.	Bergkäse, 20 % Fett i.Tr.	Bergkäse, 45 % Fett i.Tr.	Butterkäse, 30 % Fett i.Tr.
Energie kcal	344	386	372	374	384	245
Proteine g	**23,0**	**24,8**	**25,4**	**35,6**	**28,9**	**26,3**
davon ess. AS g	12	13,3	13,3	18,6	15,2	13,7
Fette gesamt g	28,0	31,7	30,2	25,8	30,0	15,4
MUFS g	1,0	1,2	0,7	0,6	1,1	0,6
davon n3-FS g	0,4	0,4	0,4	0,2	0,4	0,2
davon n6-FS g	0,7	0,7	0,3	0,4	0,7	0,4
KH, verwertbar g	Spuren	0,4	kD	0,1	Spuren	Spuren
davon Zucker g	Spuren	0,4	kD	0,1	Spuren	Spuren
Ballaststoffe g	0	0	0	0	0	0
Wasser g	43	38	39	35	37	55
Vitamine						
A Retinol-Akt.-Ä. µg	**248**	**366**	**477**	**350**	**345**	**178**
D µg	1	0,63	1	0,65	0,6	0,31
E Alpha-Toc. mg	0,5	1,0	0,5	0,6	0,9	0,5
K µg	kD	kD	kD	kD	kD	kD
B_1 mg	0,03	0,04	0,03	0,02	0,04	0,04
B_2 mg	0,20	**0,44**	0,22	**0,62**	**0,32**	**0,35**
Niacin-Ä. mg	**5,12**	**5,50**	**5,79**	**7,65**	**6,40**	**5,83**
Pantothensäure mg	0,80	0,40	2,00	0,53	0,40	0,80
B_6 mg	0,07	0,07	0,18	0,10	0,11	0,06
Biotin µg	3	3	3	3	3	3
Folsäure µg	18	15	40	20	20	18
B_{12} µg	**2,0**	**1,0**	**0,8**	**2,0**	**2,7**	**2,0**
C mg	0	0	0	0	0	0
Mineralstoffe						
Natrium mg	**880**	**620**	**1300**	**840**	**300**	**980**
Kalium mg	67	82	140	175	100	121
Calcium mg	**780**	**740**	**604**	**1176**	**1100**	**1014**
Magnesium mg	40	29	40	43	43	38
Phosphor mg	**520**	**540**	**480**	**871**	**700**	**656**
Eisen mg	0,1	0,3	0,5	0,4	0,3	0,2
Jod µg	30,0	35,0	**40,0**	**80,6**	**40,0**	17,8
Fluorid mg	0,12	0,14	0,14	0,16	0,16	0,12
Zink mg	**4,00**	**4,00**	**3,10**	**5,94**	**5,10**	**4,75**
Selen µg	kD	kD	kD	kD	kD	kD
Kupfer mg	0,10	1,25	0,14	**0,86**	0,20	0,04
Chrom µg	kD	kD	kD	kD	kD	kD
Mangan mg	0,04	0,03	0,48	0,07	0,04	0,03
Sonstiges						
Cholesterin mg	90	84	80	69	70	36
Harnsäure, gbd. mg	10	10	19	10	10	10

KÄSE Angaben je 100 g Lebensmittel	Butterkäse, 45 % Fett i.Tr.	Butterkäse, 60 % Fett i.Tr.	Brie, 45 % Fett i.Tr.	Brie, 60 % Fett i.Tr.	Brie, 70 % Fett i.Tr.	Camembert, 30 % Fett i.Tr.
Energie kcal	299	379	284	362	408	215
Proteine g	**21,7**	**17,0**	**21,0**	**16,8**	**13,2**	**23,5**
davon ess. AS g	11,3	8,9	11	8,8	6,9	13,4
Fette gesamt g	23,5	34,7	22,4	33,2	40,0	13,5
MUFS g	0,9	1,3	0,8	1,2	1,5	0,3
davon n3-FS g	0,3	0,5	0,3	0,4	0,5	0,1
davon n6-FS g	0,6	0,8	0,5	0,8	0,9	0,2
KH, verwertbar g	Spuren	Spuren	Spuren	Spuren	Spuren	Spuren
davon Zucker g	Spuren	Spuren	Spuren	Spuren	Spuren	Spuren
Ballaststoffe g	0	0	0	0	0	0
Wasser g	51	45	52	46	43	59

Vitamine

A Retinol-Akt.-Ä. µg	**272**	**398**	**251**	**387**	**460**	**208**
D µg	0,47	0,7	0,44	0,66	0,8	0,17
E Alpha-Toc. mg	0,7	1,0	0,6	0,9	1,2	0,3
K µg	kD	kD	kD	kD	kD	kD
B_1 mg	0,04	0,05	0,04	0,04	0,04	0,05
B_2 mg	**0,32**	**0,30**	**0,52**	**0,40**	**0,35**	**0,67**
Niacin-Ä. mg	**4,82**	**3,80**	**5,77**	**4,85**	**4,08**	**7,37**
Pantothensäure mg	0,80	0,80	0,69	0,69	0,25	0,90
B_6 mg	0,06	0,06	0,20	0,20	0,10	0,28
Biotin µg	2,5	2,5	6	6	3,8	5
Folsäure µg	18	18	**65**	**60**	50	**143**
B_{12} µg	**2,0**	**2,0**	**1,8**	**1,8**	**1,2**	**3,1**
C mg	0	0	0	0	0	0

Mineralstoffe

Natrium mg	**980**	**980**	**700**	**600**	**700**	**669**
Kalium mg	121	121	150	152	100	120
Calcium mg	**1014**	**1014**	**350**	**280**	**250**	**600**
Magnesium mg	38	38	20	20	13	19
Phosphor mg	**656**	**656**	**370**	**250**	**200**	**385**
Eisen mg	0,2	0,2	0,3	0,3	0,2	0,2
Jod µg	17,8	17,8	20,0	20,0	20,0	3,9
Fluorid mg	0,14	0,12	0,10	0,10	0,10	0,03
Zink mg	**4,75**	**4,75**	**3,00**	2,60	2,00	**3,40**
Selen µg	kD	kD	kD	kD	kD	2,6
Kupfer mg	0,04	0,04	0,07	0,07	0,07	0,08
Chrom µg	kD	kD	kD	kD	kD	kD
Mangan mg	0,03	0,03	0,03	0,03	0,03	0,03

Sonstiges

Cholesterin mg	54	81	51	93	112	36
Harnsäure, gbd. mg	10	10	10	10	10	10

KH, verwertbar = Kohlenhydrate, verwertbar; Retinol-Akt.-Ä. = Retinol-Aktivitäts-Äquivalent; Alpha-Toc. = Alpha-Tocopherol; Niacin-Ä. = Niacin-Äquivalent; Harnsäure, gbd. = Harnsäure, gebildete

KÄSE Angaben je 100 g Lebensmittel	Camembert, 45 % Fett i.Tr.	Camembert, 60 % Fett i.Tr.	Chester, 45 % Fett i.Tr.	Chester, 50 % Fett i.Tr.	Danablu, 50 % Fett i.Tr.	Danablu, 60 % Fett i.Tr.
Energie kcal	284	374	367	394	345	362
Proteine g	**21,0**	**17,9**	**27,0**	**25,4**	**20,2**	**16,8**
davon ess. AS g	12	10,1	14,2	13,4	10,6	8,8
Fette gesamt g	22,3	34,0	28,8	32,4	29,5	33,2
MUFS g	0,5	0,8	1,1	1,2	1,1	1,2
davon n3-FS g	0,2	0,3	0,4	0,4	0,4	0,4
davon n6-FS g	0,3	0,6	0,7	0,8	0,7	0,8
KH, verwertbar g	0,1	Spuren	Spuren	Spuren	Spuren	Spuren
davon Zucker g	0,1	Spuren	Spuren	Spuren	Spuren	Spuren
Ballaststoffe g	0	0	0	0	0	0
Wasser g	52	45	39	37	44	47
Vitamine						
A Retinol-Akt.-Ä. µg	**346**	**527**	**334**	**376**	**301**	**387**
D µg	0,28	0,66	0,58	0,65	0,29	0,66
E Alpha-Toc. mg	0,5	0,8	0,9	1,0	0,8	1,0
K µg	kD	kD	kD	kD	kD	kD
B_1 mg	0,05	0,04	0,04	0,04	0,04	0,04
B_2 mg	**0,60**	**0,37**	**0,47**	**0,45**	**0,50**	**0,40**
Niacin-Ä. mg	6,60	5,12	5,98	5,63	4,90	4,85
Pantothensäure mg	0,80	0,70	0,38	0,36	1,73	0,32
B_6 mg	0,25	0,20	0,10	0,10	0,12	0,12
Biotin µg	5	3	3	3	1,5	4,8
Folsäure µg	44	38	35	33	36	**60**
B_{12} µg	**2,8**	**2,4**	**1,1**	**1,1**	**1,2**	**1,8**
C mg	0	0	0	0	0	0
Mineralstoffe						
Natrium mg	**669**	**709**	**700**	**700**	**1260**	**700**
Kalium mg	110	95	90	80	97	120
Calcium mg	**570**	**490**	**760**	**720**	**620**	**280**
Magnesium mg	17	15	30	25	23	16
Phosphor mg	**350**	**310**	**500**	**500**	**400**	**250**
Eisen mg	0,2	0,1	0,4	0,4	0,2	0,3
Jod µg	3,5	3,0	**52,0**	**52,0**	9,0	20,0
Fluorid mg	0,03	0,02	0,14	0,14	0,16	0,10
Zink mg	**3,10**	2,70	**3,80**	**3,60**	**3,00**	2,60
Selen µg	kD	2,6	kD	11,0	kD	kD
Kupfer mg	0,07	0,06	0,05	0,05	0,08	0,07
Chrom µg	kD	kD	kD	12,0	kD	kD
Mangan mg	0,04	0,03	0,04	0,04	0,04	0,03
Sonstiges						
Cholesterin mg	59	90	68	76	97	93
Harnsäure, gbd. mg	10	10	10	10	10	10

KÄSE Angaben je 100 g Lebensmittel	Edamer, 30 % Fett i.Tr.	Edamer, 45 % Fett i.Tr.	Edelpilzkäse, 45 % Fett i.Tr.	Edelpilzkäse, 60 % Fett i.Tr.	Emmentaler, 30 % Fett i.Tr.	Emmentaler, 45 % Fett i.Tr.
Energie kcal	253	354	303	425	374	378
Proteine g	**26,4**	**24,8**	**22,0**	**19,1**	**35,6**	**27,7**
davon ess. AS g	15,8	14,9	11,5	10	18,6	16,4
Fette gesamt g	16,2	28,3	24,0	39,1	25,8	29,8
MUFS g	0,3	0,6	0,9	1,4	0,6	0,9
davon n3-FS g	0,1	0,2	0,3	0,5	0,2	0,3
davon n6-FS g	0,2	0,4	0,6	0,9	0,4	0,5
KH, verwertbar g	Spuren	Spuren	Spuren	Spuren	0,1	Spuren
davon Zucker g	Spuren	Spuren	Spuren	Spuren	0,1	Spuren
Ballaststoffe g	0	0	0	0	0	0
Wasser g	52	42	47	36	35	37
Vitamine						
A Retinol-Akt.-Ä. µg	163	**284**	**208**	**449**	**350**	**281**
D µg	0,32	0,51	0,8	0,78	0,65	1,1
E Alpha-Toc. mg	0,4	0,4	0,5	1,2	0,6	0,5
K µg	kD	kD	kD	kD	kD	3
B_1 mg	0,06	0,06	0,04	0,04	0,02	0,01
B_2 mg	**0,35**	**0,35**	**0,50**	**0,40**	**0,62**	0,22
Niacin-Ä. mg	**6,77**	**6,40**	**5,65**	**4,75**	**7,65**	**7,85**
Pantothensäure mg	0,40	0,40	**2,30**	0,80	0,53	0,40
B_6 mg	0,07	0,07	**0,40**	0,12	0,10	0,05
Biotin µg	1,7	1,5	3	2,3	3	3
Folsäure µg	40	3	45	45	20	9
B_{12} µg	**2,2**	**2,1**	**1,0**	**2,0**	**2,0**	**3,1**
C mg	0	0	0	0	0	1
Mineralstoffe						
Natrium mg	**512**	**512**	**1200**	**850**	**840**	**335**
Kalium mg	95	67	150	100	175	157
Calcium mg	**800**	**678**	**550**	**600**	**1176**	**1372**
Magnesium mg	34	29	45	50	43	47
Phosphor mg	**570**	**403**	**380**	**400**	**871**	**840**
Eisen mg	0,3	0,3	0,6	0,4	0,4	0,3
Jod µg	5,3	4,0	**40,0**	20,0	80,6	10,4
Fluorid mg	kD	0,07	0,15	0,16	0,16	0,06
Zink mg	**5,30**	**4,60**	**3,50**	**3,00**	**5,94**	**5,79**
Selen µg	kD	4,0	kD	2,0	kD	11,0
Kupfer mg	0,05	0,05	0,16	0,10	**0,86**	**0,38**
Chrom µg	kD	kD	kD	1,0	kD	5,0
Mangan mg	0,04	0,03	0,20	0,06	0,07	0,06
Sonstiges						
Cholesterin mg	43	75	59	90	69	83
Harnsäure, gbd. mg	7	7	10	10	10	10

KH, verwertbar = Kohlenhydrate, verwertbar; Retinol-Akt.-Ä. = Retinol-Aktivitäts-Äquivalent; Alpha-Toc. = Alpha-Tocopherol; Niacin-Ä. = Niacin-Äquivalent; Harnsäure, gbd. = Harnsäure, gebildete

KÄSE Angaben je 100 g Lebensmittel	Esrom, 45 % Fett i.Tr.	Fontina, 50 % Fett i.Tr.	Geheimratskäse, 45 % Fett i.Tr.	Gorgonzola, 45 % Fett i.Tr.	Gouda, 30 % Fett i.Tr.	Gouda, 45 % Fett i.Tr.
Energie kcal	313	382	325	327	256	364
Proteine g	**22,5**	**25,6**	**24,1**	**18,7**	**27,4**	**21,9**
davon ess. AS g	11,8	13,4	12,6	9,9	14,3	15,6
Fette gesamt g	24,9	31,1	25,4	28,1	16,0	30,8
MUFS g	0,9	1,1	0,9	0,9	0,6	0,6
davon n3-FS g	0,3	0,4	0,3	0,1	0,2	0,3
davon n6-FS g	0,6	0,7	0,6	0,7	0,4	0,4
KH, verwertbar g	Spuren	Spuren	Spuren	0,3	Spuren	Spuren
davon Zucker g	Spuren	Spuren	Spuren	Spuren	Spuren	Spuren
Ballaststoffe g	0	0	0	0	0	0
Wasser g	47	39	45	49	53	41

Vitamine

A Retinol-Akt.-Ä. µg	**288**	**288**	**293**	**324**	**188**	**273**
D µg	0,8	0,9	0,51	kD	0,32	1,25
E Alpha-Toc. mg	0,7	0,6	0,8	0,5	0,5	0,8
K µg	kD	kD	kD	kD	kD	kD
B_1 mg	0,05	0,02	0,04	0,03	0,05	0,02
B_2 mg	**0,35**	0,20	**0,30**	**0,48**	**0,35**	0,16
Niacin-Ä. mg	**5,00**	**5,73**	**5,35**	**5,29**	**6,07**	**4,85**
Pantothensäure mg	0,80	0,80	0,40	kD	0,40	0,34
B_6 mg	0,06	0,06	0,07	0,19	0,07	0,04
Biotin µg	3	2	1,5	0	1,7	1,5
Folsäure µg	18	18	35	48	40	21
B_{12} µg	**2,0**	**2,0**	**1,9**	**0,8**	**2,2**	**1,9**
C mg	0	0	0	0	0	1

Mineralstoffe

Natrium mg	**800**	**700**	**600**	**747**	**1089**	**1089**
Kalium mg	100	100	100	114	123	123
Calcium mg	**700**	**550**	**800**	**419**	**958**	**958**
Magnesium mg	50	14	36	20	33	33
Phosphor mg	**400**	**500**	**550**	**319**	**650**	**650**
Eisen mg	0,6	0,2	0,3	0,1	0,3	0,3
Jod µg	35,0	30,0	35,0	**52,0**	11,8	11,8
Fluorid mg	0,14	0,12	0,12	0,07	0,12	0,12
Zink mg	**5,00**	**3,50**	**3,80**	2,67	**4,25**	**4,25**
Selen µg	kD	kD	kD	kD	kD	12,0
Kupfer mg	0,12	0,10	0,10	kD	0,04	0,04
Chrom µg	kD	kD	kD	kD	kD	kD
Mangan mg	0,05	0,04	0,04	kD	0,04	0,04

Sonstiges

Cholesterin mg	58	116	59	90	37	67
Harnsäure, gbd. mg	10	10	10	kD	10	10

KÄSE Angaben je 100 g Lebensmittel	Greyerzer (Gruyère), 50 % Fett i.Tr.	Halloumi (Grill- und Pfannen-käse)	Harzer Käse, < 10 % Fett i.Tr.	Havarti, 45 % Fett i.Tr.	Jarlsberg, 45 % Fett i.Tr.	Jerome, 45 % Fett i.Tr.
Energie kcal	396	378	131	322	349	318
Proteine g	**26,9**	**27,7**	**30,0**	**23,2**	**26,7**	**23,4**
davon ess. AS g	15,9	14,4	18,2	12,1	14	12,2
Fette gesamt g	32,1	29,8	0,7	25,4	26,9	24,9
MUFS g	1,7	0,9	0,0	0,9	1,0	0,9
davon n3-FS g	0,4	0,3	0,0	0,3	0,4	0,3
davon n6-FS g	1,3	0,6	0,0	0,6	0,6	0,6
KH, verwertbar g	Spuren	Spuren	Spuren	Spuren	Spuren	Spuren
davon Zucker g	Spuren	Spuren	Spuren	Spuren	Spuren	Spuren
Ballaststoffe g	0	0	0	0	0	0
Wasser g	36	39	64	45	41	46
Vitamine						
A Retinol-Akt.-Ä. µg	**417**	**281**	11	**238**	**313**	**283**
D µg	0,3	1,1	0,01	0,8	0,54	0,5
E Alpha-Toc. mg	0,8	0,5	0,0	0,8	0,8	0,8
K µg	0	kD	1	kD	kD	kD
B_1 mg	0,02	0,01	0,03	0,05	0,02	0,04
B_2 mg	**0,32**	0,22	**0,36**	**0,35**	**0,37**	**0,35**
Niacin-Ä. mg	**7,14**	**6,93**	**5,37**	**5,17**	**5,92**	**5,20**
Pantothensäure mg	0,52	0,40	0,60	0,80	0,50	0,50
B_6 mg	0,13	0,05	0,03	0,06	0,06	0,06
Biotin µg	1	3	1,4	3	2	2
Folsäure µg	10	9	3	18	30	30
B_{12} µg	**2,0**	**3,1**	**2,0**	**2,0**	**2,0**	**2,0**
C mg	0	1	0	0	0	0
Mineralstoffe						
Natrium mg	**590**	**335**	**787**	**700**	**600**	**700**
Kalium mg	86	157	106	100	120	100
Calcium mg	**880**	**1372**	125	**750**	**800**	**750**
Magnesium mg	33	47	13	40	40	36
Phosphor mg	**580**	**840**	**266**	**500**	**530**	**470**
Eisen mg	0,3	0,3	0,3	0,5	0,4	0,4
Jod µg	40	10,4	10,0	30	35,0	30,0
Fluorid mg	0,16	0,06	0,02	0,12	0,15	0,12
Zink mg	**4,13**	**5,79**	2,00	**4,00**	**4,00**	**3,50**
Selen µg	1,6	kD	kD	kD	kD	kD
Kupfer mg	**1,33**	**0,38**	0,08	0,10	0,13	0,10
Chrom µg	8,0	kD	kD	kD	kD	kD
Mangan mg	**0,03**	0,06	0,01	**0,04**	0,05	0,04
Sonstiges						
Cholesterin mg	**85**	83	2	**59**	69	58
Harnsäure, gbd. mg	10	10	19	10	10	10

KH, verwertbar = Kohlenhydrate, verwertbar; Retinol-Akt.-Ä. = Retinol-Aktivitäts-Äquivalent; Alpha-Toc. = Alpha-Tocopherol; Niacin-Ä. = Niacin-Äquivalent; Harnsäure, gbd. = Harnsäure, gebildete

KÄSE Angaben je 100 g Lebensmittel	Klosterkäse, 50 % Fett i.Tr.	Kochkäse, 10 % Fett i.Tr.	Kochkäse, 50 % Fett i.Tr.	Kümmelkäse, 50 % Fett i.Tr.	Limburger, 30 % Fett i.Tr.	Limburger, 45 % Fett i.Tr.
Energie kcal	342	103	236	361	218	284
Proteine g	**21,1**	**14,7**	11,0	**25,2**	**25,1**	**21,8**
davon ess. AS g	11	7,7	5,7	13,2	13,6	11,9
Fette gesamt g	28,8	3,0	19,0	29,2	13,0	22,0
MUFS g	1,1	0,1	0,7	1,1	0,2	0,4
davon n3-FS g	0,4	Spuren	0,3	0,4	0,1	0,1
davon n6-FS g	0,7	0,1	0,4	0,7	0,2	0,3
KH, verwertbar g	Spuren	3,8	5,4	Spuren	Spuren	Spuren
davon Zucker g	Spuren	3,8	5,4	Spuren	Spuren	Spuren
Ballaststoffe g	0	0	0	0	0	0
Wasser g	45	76	62	40	57	52

Vitamine

A Retinol-Akt.-Ä. µg	**293**	32	**288**	**288**	161	**379**
D µg	0,53	0,06	0,6	0,8	kD	kD
E Alpha-Toc. mg	0,8	0,1	0,5	0,5	0,3	0,6
K µg	kD	kD	kD	kD	kD	kD
B_1 mg	0,05	0,04	0,03	0,03	0,06	0,05
B_2 mg	**0,35**	**0,38**	**0,38**	**0,45**	**0,38**	**0,34**
Niacin-Ä. mg	**4,68**	**3,40**	2,53	**5,66**	**5,58**	**4,89**
Pantothensäure mg	0,80	0,50	0,57	0,19	**1,31**	**1,15**
B_6 mg	0,06	0,07	0,09	0,20	0,09	0,08
Biotin µg	3	3	6	3	9	9
Folsäure µg	18	45	12	50	**66**	**60**
B_{12} µg	**2,0**	**2,0**	**0,8**	0,3	**2,0**	**2,0**
C mg	0	0	0	0	0	0

Mineralstoffe

Natrium mg	**800**	**400**	**800**	**690**	**675**	**689**
Kalium mg	100	100	150	200	140	124
Calcium mg	**700**	**200**	90	**673**	**580**	**519**
Magnesium mg	50	20	9	22	23	20
Phosphor mg	**400**	**300**	**160**	**490**	**271**	**249**
Eisen mg	0,4	0,3	0,5	0,4	0,3	0,6
Jod µg	35,0	15,0	35,0	20,0	19,0	19,0
Fluorid mg	0,14	0,02	0,03	0,10	0,10	0,10
Zink mg	**4,00**	1,00	0,45	**3,00**	2,28	2,04
Selen µg	kD	kD	kD	kD	kD	kD
Kupfer mg	0,12	0,06	0,07	0,07	0,12	0,11
Chrom µg	kD	kD	kD	kD	kD	kD
Mangan mg	0,05	0,01	0,05	0,03	0,03	0,03

Sonstiges

Cholesterin mg	67	7	40	51	35	58
Harnsäure, gbd. mg	10	0	0	10	30	18

KÄSE Angaben je 100 g Lebensmittel	Limburger, 50 % Fett i.Tr.	Monterey, 50 % Fett i.Tr.	Münster, 45 % Fett i.Tr.	Münster, 50 % Fett i.Tr.	Parmesan, 45 % Fett i.Tr.	Parmesan, 37 % Fett i.Tr.
Energie kcal	313	372	289	319	396	374
Proteine g	**20,0**	**24,5**	**21,6**	**20,9**	**30,7**	**35,6**
davon ess. AS g	10,5	12,8	12	11,5	16,1	20,3
Fette gesamt g	26,0	30,3	22,6	26,3	30,6	25,8
MUFS g	1,0	1,1	0,4	0,5	1,2	0,6
davon n3-FS g	0,3	0,4	0,1	0,2	0,2	0,2
davon n6-FS g	0,6	0,7	0,3	0,3	1,0	0,4
KH, verwertbar g	Spuren	0,7	Spuren	Spuren	Spuren	0,1
davon Zucker g	Spuren	0,7	Spuren	Spuren	Spuren	0,1
Ballaststoffe g	0	0	0	0	0	0
Wasser g	50	39	52	49	35	35

Vitamine

A Retinol-Akt.-Ä. µg	**303**	**248**	**352**	**413**	**398**	**350**
D µg	0,52	1	0,46	0,52	0,7	0,65
E Alpha-Toc. mg	0,8	0,6	0,7	0,8	1,0	0,6
K µg	kD	kD	kD	kD	kD	kD
B_1 mg	0,05	0,05	0,01	0,01	0,03	0,02
B_2 mg	**0,35**	**0,39**	**0,32**	**0,32**	kD	**0,62**
Niacin-Ä. mg	**4,55**	**5,39**	**5,10**	**4,94**	**6,88**	**8,34**
Pantothensäure mg	0,40	0,20	0,19	0,19	**1,20**	0,53
B_6 mg	0,10	0,05	0,06	0,06	0,07	0,10
Biotin µg	2	3	2	2	2,7	3
Folsäure µg	50	18	12	12	7	20
B_{12} µg	**2,0**	**1,5**	**1,4**	**1,4**	**2,0**	**2,0**
C mg	0	0	0	0	0	0

Mineralstoffe

Natrium mg	**800**	**536**	**1020**	**900**	**840**	**704**
Kalium mg	100	81	134	134	175	131
Calcium mg	**300**	**746**	**310**	**230**	**1176**	**1176**
Magnesium mg	20	27	27	27	43	40
Phosphor mg	**220**	**444**	**240**	**170**	**871**	**695**
Eisen mg	0,3	0,7	0,4	0,4	0,4	1,0
Jod µg	20,0	30,0	20,0	20,0	**80,6**	kD
Fluorid mg	0,10	0,14	0,10	0,10	0,16	kD
Zink mg	2,00	**3,00**	**2,81**	**2,81**	**5,94**	**3,00**
Selen µg	kD	kD	kD	kD	kD	kD
Kupfer mg	0,07	0,14	0,07	0,07	**0,86**	**0,36**
Chrom µg	kD	kD	kD	kD	kD	kD
Mangan mg	0,03	0,19	0,03	0,03	0,07	kD

Sonstiges

Cholesterin mg	61	100	60	70	82	69
Harnsäure, gbd. mg	12	10	10	10	10	10

KH, verwertbar = Kohlenhydrate, verwertbar; Retinol-Akt.-Ä. = Retinol-Aktivitäts-Äquivalent; Alpha-Toc. = Alpha-Tocopherol; Niacin-Ä. = Niacin-Äquivalent; Harnsäure, gbd. = Harnsäure, gebildete

KÄSE Angaben je 100 g Lebensmittel	Pecorino Schafskäse (Il Forteto)	Port-Salut, 50 % Fett i.Tr.	Provolone, 45 % Fett i.Tr.	Provolone, 50 % Fett i.Tr.	Raclette-Käse, 45 % Fett i.Tr.	Romadur, 30 % Fett i.Tr.
Energie kcal	359	351	397	364	343	219
Proteine g	**22,0**	**23,8**	**26,1**	**26,3**	**22,7**	**23,7**
davon ess. AS g	8,1	12,4	14,7	13,8	11,9	12,4
Fette gesamt g	28,2	28,2	32,0	28,9	28,0	13,7
MUFS g	1,0	1,0	1,0	1,1	1,0	0,5
davon n3-FS g	kD	0,4	0,2	0,4	0,4	0,2
davon n6-FS g	kD	0,7	0,9	0,7	0,7	0,3
KH, verwertbar g	4,4	0,6	1,0	Spuren	Spuren	Spuren
davon Zucker g	0,0	0,6	Spuren	Spuren	Spuren	Spuren
Ballaststoffe g	0	0	0	0	0	0
Wasser g	55	42	35	39	44	58
Vitamine						
A Retinol-Akt.-Ä. µg	**275**	**248**	**369**	**288**	**324**	**187**
D µg	kD	1	kD	0,8	0,56	0,28
E Alpha-Toc. mg	0,8	0,6	0,4	0,5	0,8	0,4
K µg	kD	kD	kD	kD	kD	kD
B_1 mg	kD	0,05	kD	0,02	0,04	0,05
B_2 mg	0,43	0,24	0,30	0,32	0,30	0,35
Niacin-Ä. mg	**3,62**	**5,24**	**5,77**	**5,89**	**5,03**	**5,37**
Pantothensäure mg	kD	0,21	kD	0,40	0,40	0,40
B_6 mg	kD	0,05	0,05	0,08	0,06	0,10
Biotin µg	kD	3	kD	2,8	1,5	2
Folsäure µg	21	18	6	18	33	50
B_{12} µg	0,4	**1,5**	**0,8**	**1,8**	**2,0**	**2,0**
C mg	0	0	0	0	0	0
Mineralstoffe						
Natrium mg	**957**	**534**	**830**	**615**	**600**	**709**
Kalium mg	57	140	90	120	100	117
Calcium mg	**248**	**650**	811	**881**	**750**	**374**
Magnesium mg	17	40	38	31	34	20
Phosphor mg	**223**	**360**	**541**	**576**	**500**	**316**
Eisen mg	0,1	0,5	0,2	0,5	0,3	0,3
Jod µg	**78,0**	30,0	**140,0**	**40,0**	30,0	20,0
Fluorid mg	kD	0,14	0,06	0,16	0,12	0,10
Zink mg	1,04	**3,10**	**4,01**	**3,90**	**3,70**	2,00
Selen µg	kD	kD	kD	kD	kD	kD
Kupfer mg	kD	0,14	kD	0,24	0,10	0,07
Chrom µg	kD	kD	kD	kD	kD	kD
Mangan mg	kD	0,19	kD	0,03	0,04	0,03
Sonstiges						
Cholesterin mg	69	123	107	70	65	36
Harnsäure, gbd. mg	kD	10	kD	10	10	10

KÄSE Angaben je 100 g Lebensmittel	Romadur, 45 % Fett i.Tr.	Roquefort	Sauermilchkäse, < 10 % Fett i.Tr.	Schmelzkäse, schnittfest, 30 % Fett i.Tr.	Schmelzkäse, schnittfest, 45 % Fett i.Tr.	Schmelzkäse, streichfähig, 20 % Fett i.Tr.
Energie kcal	292	360	131	215	296	189
Proteine g	**21,2**	**21,5**	**30,0**	**19,4**	**16,5**	**17,0**
davon ess. AS g	11,1	11,8	15,8	10,1	8,6	8,9
Fette gesamt g	23,1	30,6	0,7	12,5	23,0	10,0
MUFS g	0,9	1,2	0,03	0,5	0,8	0,4
davon n3-FS g	0,3	0,5	0,01	0,2	0,3	0,1
davon n6-FS g	0,5	0,6	0,02	0,3	0,5	0,2
KH, verwertbar g	Spuren	Spuren	Spuren	6,0	6,0	7,5
davon Zucker g	Spuren	Spuren	Spuren	6,0	6,0	7,5
Ballaststoffe g	0	0	0	0	0	0
Wasser g	51	41	64	56	50	60
Vitamine						
A Retinol-Akt.-Ä. µg	**262**	**314**	11	**168**	**288**	**115**
D µg	0,46	0,7	0,01	0,35	0,7	0,2
E Alpha-Toc. mg	0,7	0,8	Spuren	0,3	0,5	0,3
K µg	kD	kD	kD	kD	kD	kD
B_1 mg	0,05	0,04	0,03	0,03	0,03	0,03
B_2 mg	**0,45**	**0,59**	**0,36**	**0,38**	**0,38**	**0,38**
Niacin-Ä. mg	**4,92**	**5,41**	**5,37**	**4,42**	**3,80**	**3,90**
Pantothensäure mg	0,40	**1,73**	0,60	**1,00**	**1,00**	**1,00**
B_6 mg	0,15	0,12	0,03	0,07	0,07	0,07
Biotin µg	2	2,3	1,4	3	3	4
Folsäure µg	80	49	3	3	3	18
B_{12} µg	**2,0**	0,6	**2,0**	**2,0**	**2,0**	**2,0**
C mg	0	0	0	0	0	0
Mineralstoffe						
Natrium mg	**709**	**1496**	**787**	**1200**	**1200**	**1200**
Kalium mg	150	91	106	150	150	200
Calcium mg	**273**	**662**	125	**900**	**600**	**600**
Magnesium mg	20	30	13	45	45	30
Phosphor mg	**212**	**392**	**266**	**1100**	**800**	**1100**
Eisen mg	0,3	0,6	0,3	0,9	0,9	0,9
Jod µg	20,0	**40,0**	10,0	35	35,0	35,0
Fluorid mg	0,10	0,16	0,02	0,14	0,14	0,14
Zink mg	**3,00**	2,50	2,00	**4,00**	**4,00**	**3,00**
Selen µg	kD	kD	kD	kD	kD	kD
Kupfer mg	0,07	0,12	0,08	0,12	0,12	0,12
Chrom µg	kD	kD	kD	kD	kD	kD
Mangan mg	0,03	0,06	0,01	0,05	0,05	0,05
Sonstiges						
Cholesterin mg	61	72	2	29	53	23
Harnsäure, gbd. mg	10	kD	19	24	14	29

KH, verwertbar = Kohlenhydrate, verwertbar; Retinol-Akt.-Ä. = Retinol-Aktivitäts-Äquivalent; Alpha-Toc. = Alpha-Tocopherol; Niacin-Ä. = Niacin-Äquivalent; Harnsäure, gbd. = Harnsäure, gebildete

KÄSE Angaben je 100 g Lebensmittel	Schmelzkäse, streichfähig, 45 % Fett i.Tr.	Steppenkäse, 30 % Fett i.Tr.	Stilton, 60 % Fett i.Tr.	Tilsiter, 30 % Fett i.Tr.	Tilsiter, 45 % Fett i.Tr.	Trappisten, 45 % Fett i.Tr.
Energie kcal	288	252	461	271	354	338
Proteine g	**15,7**	**26,5**	**26,0**	**28,7**	**26,3**	**24,2**
davon ess. AS g	8,2	13,9	13,6	16,6	13,9	12,6
Fette gesamt g	22,3	16,0	40,0	17,2	27,7	26,8
MUFS g	0,8	0,6	1,5	0,4	0,7	1,0
davon n3-FS g	0,3	0,2	0,5	0,1	0,2	0,4
davon n6-FS g	0,5	0,4	0,9	0,3	0,5	0,6
KH, verwertbar g	6,3	Spuren	Spuren	Spuren	Spuren	Spuren
davon Zucker g	6,3	Spuren	Spuren	Spuren	Spuren	Spuren
Ballaststoffe g	0	0	0	0	0	0
Wasser g	51	52	29	49	40	43
Vitamine						
A Retinol-Akt.-Ä. µg	**261**	144	**389**	82	133	**313**
D µg	0,45	0,5	0,27	0,32	0,51	0,54
E Alpha-Toc. mg	0,7	0,3	1,0	0,5	0,8	0,8
K µg	kD	kD	kD	kD	kD	kD
B_1 mg	0,03	0,05	0,07	0,07	0,06	0,04
B_2 mg	**0,38**	**0,35**	**0,30**	**0,42**	**0,36**	**0,35**
Niacin-Ä. mg	**3,62**	**5,88**	**5,77**	**6,88**	**6,38**	**5,38**
Pantothensäure mg	**1,00**	0,80	0,71	0,35	0,35	0,50
B_6 mg	0,07	0,06	0,06	0,06	0,06	0,06
Biotin µg	4	3	3,6	0,6	2	2
Folsäure µg	18	18	77	34	30	30
B_{12} µg	**2,0**	**2,0**	**1,0**	**2,5**	**2,2**	**2,0**
C mg	0	0	0	0	1	0
Mineralstoffe						
Natrium mg	**1200**	**800**	930	**573**	**550**	**600**
Kalium mg	150	100	130	69	60	100
Calcium mg	**500**	**900**	360	**990**	**840**	**750**
Magnesium mg	30	40	20	36	29	37
Phosphor mg	**700**	**600**	**300**	**580**	**510**	**500**
Eisen mg	0,9	0,5	0,3	0,4	0,1	0,4
Jod µg	35,0	30,0	**46,0**	30,0	30,0	30,0
Fluorid mg	0,14	0,12	0,15	0,12	0,12	0,12
Zink mg	**3,00**	**4,00**	**2,50**	**4,00**	**3,69**	**3,80**
Selen µg	kD	kD	kD	kD	kD	kD
Kupfer mg	0,12	0,10	0,18	0,08	0,07	0,10
Chrom µg	kD	kD	kD	kD	kD	kD
Mangan mg	0,05	0,04	Spuren	0,04	0,05	0,04
Sonstiges						
Cholesterin mg	52	37	120	46	74	62
Harnsäure, gbd. mg	14	10	10	10	10	10

KÄSE Angaben je 100 g Lebensmittel	Trappisten, 50 % Fett i.Tr.	Weinkäse, 60 % Fett i.Tr.	Weißlacker, 45 % Fett i.Tr.	Weißlacker, 50 % Fett i.Tr.	Wilster-marsch, 45 % Fett i.Tr.	Wilster-marsch, 50 % Fett i.Tr.
Energie kcal	366	377	291	323	319	357
Proteine g	**22,6**	**17,0**	**20,8**	**20,0**	**23,4**	**21,8**
davon ess. AS g	11,8	8,9	10,9	10,4	12,2	11,4
Fette gesamt g	30,7	34,7	23,0	27,0	25,0	30,0
MUFS g	1,1	1,3	0,8	1,0	0,9	1,1
davon n3-FS g	0,4	0,5	0,3	0,4	0,3	0,4
davon n6-FS g	0,7	0,8	0,5	0,6	0,6	0,7
KH, verwertbar g	Spuren	Spuren	Spuren	Spuren	Spuren	Spuren
davon Zucker g	Spuren	Spuren	Spuren	Spuren	Spuren	Spuren
Ballaststoffe g	0	0	0	0	0	0
Wasser g	41	44	48	45	46	43
Vitamine						
A Retinol-Akt.-Ä. µg	**355**	**398**	**262**	**313**	**283**	**264**
D µg	0,61	0,69	0,46	0,54	0,5	kD
E Alpha-Toc. mg	0,9	1,0	0,7	0,8	0,8	0,7
K µg	kD	kD	kD	kD	kD	kD
B_1 mg	0,04	0,05	0,05	0,05	0,04	0,04
B_2 mg	**0,32**	**0,35**	**0,35**	**0,35**	**0,35**	**0,33**
Niacin-Ä. mg	**5,02**	**3,90**	**4,62**	**4,45**	**5,20**	**4,86**
Pantothensäure mg	0,50	**1,20**	0,80	0,80	0,50	0,47
B_6 mg	0,06	0,10	0,06	0,06	0,06	0,06
Biotin µg	2	3	3	3	2	2
Folsäure µg	30	50	18	18	30	28
B_{12} µg	**2,0**	**2,0**	**2,0**	**2,0**	**2,0**	**2,0**
C mg	0	0	0	0	0	0
Mineralstoffe						
Natrium mg	**600**	**800**	**1400**	**1400**	**700**	**653**
Kalium mg	100	100	100	100	100	93
Calcium mg	**700**	**300**	**400**	**400**	**750**	**700**
Magnesium mg	36	20	30	30	40	37
Phosphor mg	**500**	**200**	**300**	**300**	**500**	**467**
Eisen mg	0,4	0,3	0,4	0,4	0,5	0,5
Jod µg	30,0	20,0	20,0	20,0	30,0	28,0
Fluorid mg	0,12	0,10	0,09	0,09	0,12	0,11
Zink mg	**3,50**	2,00	**3,00**	**3,00**	**4,00**	**3,73**
Selen µg	kD	kD	kD	kD	kD	kD
Kupfer mg	0,10	0,07	0,08	0,08	0,10	0,09
Chrom µg	kD	kD	kD	kD	kD	kD
Mangan mg	0,04	0,03	0,03	0,03	0,04	0,04
Sonstiges						
Cholesterin mg	71	81	54	63	58	70
Harnsäure, gbd. mg	10	10	10	10	10	9

KH, verwertbar = Kohlenhydrate, verwertbar; Retinol-Akt.-Ä. = Retinol-Aktivitäts-Äquivalent; Alpha-Toc. = Alpha-Tocopherol; Niacin-Ä. = Niacin-Äquivalent; Harnsäure, gbd. = Harnsäure, gebildete

KÄSE Angaben je 100 g Lebensmittel	Ziegenmilch-schnittkäse, 45 % Fett i.Tr.	Ziegenmilch-weichkäse, 45 % Fett i.Tr.
Energie kcal	344	275
Proteine g	**25,3**	**20,1**
davon ess. AS g	13,3	10,5
Fette gesamt g	27,0	21,8
MUFS g	0,5	0,8
davon n3-FS g	0,2	0,3
davon n6-FS g	0,4	0,5
KH, verwertbar g	Spuren	Spuren
davon Zucker g	Spuren	Spuren
Ballaststoffe g	0	0
Wasser g	43	54
Vitamine		
A Retinol-Akt.-Ä. µg	**289**	**288**
D µg	1	0,7
E Alpha-Toc. mg	0,4	0,4
K µg	kD	kD
B_1 mg	0,06	0,05
B_2 mg	**0,36**	**0,46**
Niacin-Ä. mg	**5,74**	**5,57**
Pantothensäure mg	0,41	0,31
B_6 mg	0,07	0,20
Biotin µg	2	5
Folsäure µg	3	50
B_{12} µg	**2,0**	**2,0**
C mg	0	0
Mineralstoffe		
Natrium mg	**521**	**1000**
Kalium mg	68	150
Calcium mg	**690**	**400**
Magnesium mg	30	20
Phosphor mg	**410**	**400**
Eisen mg	0,3	0,3
Jod µg	4,0	20,0
Fluorid mg	kD	0,10
Zink mg	**4,68**	**3,00**
Selen µg	kD	kD
Kupfer mg	0,05	0,07
Chrom µg	kD	kD
Mangan mg	0,04	0,03
Sonstiges		
Cholesterin mg	72	54
Harnsäure, gbd. mg	7	10

Proteinlieferanten – Hülsenfrüchte, Fisch, Fleisch, Geflügel, Innereien und Eier

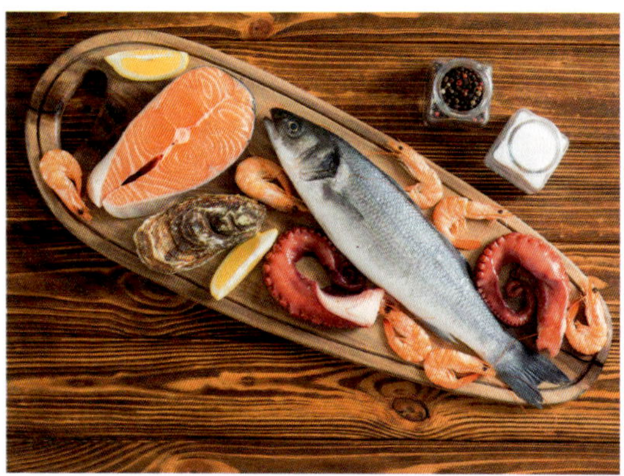

Die sehr verschiedenen Lebensmittel dieser Gruppe sind sämtlich gute Quellen für Proteine und weisen zum Teil recht unterschiedliche Gehalte an Mikronährstoffen auf. Nur die tierischen Vertreter sind zudem Lieferanten für natürliches Vitamin B_{12}. Im Rahmen einer pflanzenbasierten Ernährungsweise soll diese Gruppe einen kleineren Raum einnehmen.

Vertreter

Zu dieser Lebensmittelgruppe zählen alle Proteinlieferanten außer Milch und die daraus gewonnenen Produkte (S. 90 bis 113). Sie umfasst Hülsenfrüchte als die pflanzlichen Vertreter dieser Gruppe, Fische und Weichtiere, Insekten, Algen, das Fleisch und die Innereien aller Landtiere, die Eier sowie die daraus hergestellten Produkte (siehe Tabelle unten und S. 117).

Makronährstoffe

Die Lebensmittel dieser Gruppe sind **geballte Nährstoffquellen**. Bereits mit relativ geringen Mengen (100 g) sind sie reiche Quellen für **biologisch hochwertige Proteine** und **unterschiedliche Mengen an Fetten.** Relevante Mengen an **Kohlenhydraten** liefern lediglich die Hülsenfrüchte (siehe Tabellen S. 119 bis 123).

Mikronährstoffe/Funktionelle Nährstoffe

Die jeweiligen Untergruppen sind reiche Quellen für **verschiedene Mikronährstoffe**.
Besonders zu erwähnen ist zum einen die Versorgung mit wichtigen B-Vitaminen – vor allem Niacin-Äquivalente, B_6, und natürliches B_{12} sowie

Fisch, Fleisch, Geflügel, Innereien, Eier, Hülsenfrüchte	Beispiele
Hülsenfrüchte	Bohnen, Erbsen, Kichererbsen, Linsen, Lupinen und Soja sowie daraus hergestellte Produkte
Fische	Seefische, Süßwasserfische und daraus hergestellte Produkte
Weichtiere, Insekten	Austern, Muscheln, Garnele, Hummer, Krebstiere, Tintenfische, Schnecken Grillen, Mehlwürmer
Geflügel	Fleisch und Produkte von Huhn, Puter, Wildgeflügel
Fleisch	Fleisch und Produkte von Kalb, Kaninchen, Lamm, Rind, Schwein, Wild, Pferd, Ziege
Eier	Eier von Ente, Gans, Huhn, Pute, Wachtel
Innereien	Herz, Hirn, Leber, Nieren, Zunge von Geflügel, Haustieren und Wildtieren

Spurenelementen – speziell Eisen und Zink – durch die tierischen Vertreter dieser Gruppe. Natürliches Vitamin B_{12} kann sonst nur durch Milch und Milchprodukte zugeführt werden. Insbesondere für Milchallergiker kommt damit den tierischen Lebensmitteln dieser Gruppe eine wichtige Rolle in der Versorgung mit natürlichem Vitamin B_{12} zu.
Als **weiterer Mikronährstoff** soll das Spurenelement **Jod** aus Seefisch und Meerestieren genannt werden. Keine andere Lebensmittelgruppe kann auch nur annähernd solche Mengen dieses essenziellen Nährstoffs liefern.
Darüber hinaus sind Fische und Meerestiere sehr gute Quellen für **Selen** und wichtige Quellen der langkettigen mehrfach ungesättigten Fettsäuren Eicosapentaensäure (EPA) und Docosapentaensäure (DHA), essenzielle Fettsäuren der **n-3-Fettsäuregruppe**.

Sonstige Inhaltsstoffe

Fische und Meerestiere, Weichtiere, Insekten, Algen, das Fleisch und die Innereien aller Landtiere sowie die Eier enthalten nur minimale Mengen an Oxalsäure. Bei Hülsenfrüchten sind Werte bekannt für Sojabohnen (82–214 mg/100 g) und Tofu (3–280 mg/100 g). Salicylsäure kommt lediglich in Leber in geringer Menge vor, die Werte für Nickel reichen von 2 bis 480 µg/100 g (siehe nachstehende Tabelle). Die tierischen

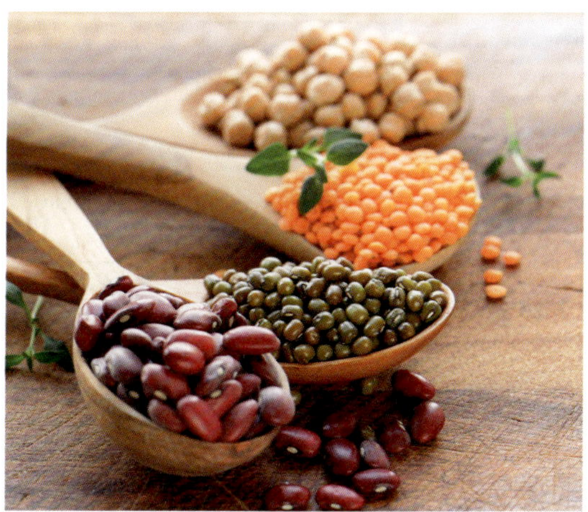

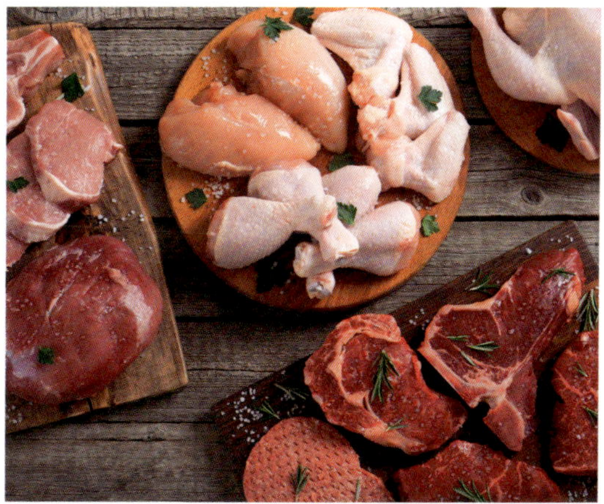

Lebensmittel dieser Gruppe enthalten sehr unterschiedlichen Mengen an Cholesterin, die Werte für aus Purinen gebildete Harnsäure liegen bei 70 bis 1260 mg (siehe Tabelle S. 119 bis 157).

Einen ersten Überblick zu den Inhaltsstoffen von Fischen, Meerestiere, Weichtiere, Insekten, Geflügel, Fleisch, Innereien, Eiern und Hülsenfrüchten gibt die nachfolgende Tabelle S. 116 bis 117.

Nachhaltigkeit und Qualität

Bei der Erzeugung von Hülsenfrüchten, Fischen, Meerestieren, Geflügel, Fleisch und Eiern entstehen sehr unterschiedliche Mengen an CO_2 und teilweise zusätzlich klimaschädigendes Methan. Getrocknete Hülsenfrüchte schneiden in dieser Gruppe der Proteinlieferanten am besten ab. Frischer Fisch aus Wildfang hat verglichen mit anderen tierischen Lebensmitteln geringere CO_2-Äquivalente. Das Institut für Energie- und Umweltforschung Heidelberg (ifeu) hat Werte für ausgewählte Lebensmittel dieser Gruppe berechnet (siehe auch Downloadlink im Service). Bereits geringe Mengen sind ausreichend, um die Lebensmittel dieser Gruppe als **Quelle für hochwertige Proteine und Mikronährstoffe** nutzen zu können. Eine höchstmögliche Nährstoffdichte lässt sich erreichen, wenn Lebensmittel dieser Gruppe und daraus hergestellte Produkte vor dem Verzehr wenig verarbeitet werden.

Inhaltsstoffe	Hülsenfrüchte und Produkte	Fische, Meerestiere, Weichtiere, Insekten und Produkte	Geflügel, Wild-Geflügel und Produkte
Wasser	unter 10 g bis unter 65 g/100 g	60 g/100 g und darüber	50 g/100 g und darüber
Kohlenhydrate	2 g bis über 50 g/100 g	0 bis unter 9 g/100 g	Spuren
Fette	unter 2 g bis unter 25 g/100 g	unter 1 g bis unter 30 g/100 g	unter 1 g bis über 20 g/100 g
Proteine	unter 10 g bis über 50 g/100 g	unter 2 g bis über 20 g/100 g	unter 20 g bis 35 g/100 g
Vitamine	**fast alle** Vitamine **außer Vitamin B_{12}**	**fast alle** Vitamine	**fast alle** Vitamine
Mineralstoffe	**alle** Mineralstoffe	**alle** Mineralstoffe	**alle** Mineralstoffe
Bioaktive Pflanzenstoffe	Protease-Inhibitoren, Phytinsäure	Carotinoide	Carotinoide, je nach Fütterung
Ballaststoffe	unter 10 g bis unter 30 g/100 g	0 g bis über 2 g/100 g	bei Produkten je nach Rezeptur
Gesättigte Fettsäuren	unter 0,2 g bis unter 3 g/100 g	unter 2 g bis über 7 g/100 g	unter 0,5 g bis unter 9 g/100 g
Nickel – wenig Daten	unter 200 µg bis unter 500 µg/100g	2 µg bis 170 µg/100g	4 µg/100g
Salicylsäure – wenig Daten	keine	keine	keine
Cholesterin	kein	0 bis 260 mg/100 g	60 mg bis 110 mg/100 g
aus Purinen gebildete Harnsäure	unter 70 mg bis unter 170 mg/100 g	65 mg bis unter 805 mg/100 g	115 mg bis 175 mg/100 g
Oxalsäure	keine	keine	keine

Inhaltsstoffe	**Fleisch, Wild und Produkte**	**Eier**	**Innereien**
Wasser	unter 65 g bis unter 80 g/100 g	unter 65 g bis unter 80 g/100 g	über 70 g bis unter 80 g/100 g
Kohlenhydrate	Spuren	unter 1 g bis 1,5 g/100 g	unter 1 g bis 5 g/100 g
Fette	1 g bis 45 g/100 g	unter 10 g bis unter 15 g/100 g	unter 3 g bis über 15 g/100 g
Proteine	unter 20 g bis unter 25 g/100 g	unter 15 g/100 g	10 g bis über 20 g/100 g
Vitamine	**fast alle** Vitamine	**fast alle** Vitamine	**fast alle** Vitamine
Mineralstoffe	**alle** Mineralstoffe	**alle** Mineralstoffe	**alle** Mineralstoffe
Bioaktive Pflanzenstoffe	Carotinoide, je nach Fütterung	Carotinoide, je nach Fütterung	Carotinoide, je nach Fütterung
Ballaststoffe	bei Produkten je nach Rezeptur	keine	keine
Gesättigte Fettsäuren	unter 0,5 g bis unter 15 g/100 g	unter 3 g bis unter 4 g/100 g	unter 1 g bis unter 6 g/100 g
Nickel – wenig Daten	2 µg/100g	9 µg/100g	26 µg bis 480 µg/100g
Salicylsäure – wenig Daten	keine	keine	0 bis 0,05 mg/100 g
Cholesterin	50 mg bis 110 mg/100 g	unter 400 mg bis über 850 mg/100 g	unter 110 mg bis 2000 mg/100 g
aus Purinen gebildete Harnsäure	90 mg bis 200 mg/100 g	5 mg/100 g	unter 85 mg bis 1260 mg/100 g
Oxalsäure	keine	keine	keine

Prävention chronischer Erkrankungen und Einflussmöglichkeiten bei bestehenden Stoffwechselerkrankungen

Fisch, Geflügel, Fleisch und Ei sind potente Proteinlieferanten. Die biologische Wertigkeit der Proteine ist hoch, weil das Muster der Aminosäuren (Proteinbausteine) sehr günstig ist (siehe S. 8). Hülsenfrüchteproteine brauchen die Ergänzung durch Getreideproteine oder tierische Proteine in derselben Mahlzeit und erreichen dann eine vergleichbar hohe biologische Proteinwertigkeit. Aminosäuren sind für die Synthese der Proteine, das Baumaterial für Zellen, Muskeln inklusive Herzmuskel, Enzyme, Hormone, Antikörper, Gerinnungsfaktoren und Transportproteine, zuständig. Die Lebensmittel dieser Gruppe sind zudem gute Quellen für B-Vitamine, Fleisch und Hülsenfrüchte zusätzlich für Eisen und Zink, Seefisch und Meerestiere für Jod. Übermäßiger Verzehr der tierischen Vertreter dieser Gruppe wirkt sich nachteilig aus. Hervorzuheben ist die Zufuhr gesättigter Fettsäuren sowie entzündungsfördernder Arachidonsäure, Harnsäurebelastung, Säurelast sowie die krebserregende Wirkung großer Mengen von rotem Fleisch und industriell verarbeitetem Fleisch. Dagegen ist die abwechslungsreiche Zufuhr von Lebensmitteln dieser Gruppe eine gute Ergänzung zu Milch(-produkten) und Käse, vermeidet Beeinträchtigungen durch Mangel an B-Vitaminen, vor allem Vitamin B_{12} (siehe S. 205), und den Spurenelementen Eisen und Jod (siehe S. 112 bis 113).

Wir empfehlen

Bereits **kleine Mengen sind ausreichend**, um die Vertreter dieser Gruppe **als Quelle essenzieller Nährstoffe** nutzen zu können. Schon wegen des parallelen **Gehalts an Cholesterin** und/oder gebildeter **Harnsäure** und aus **ökologischen Gründen** ist es sinnvoll, den tierischen Lebensmitteln dieser Gruppe nur **einen kleineren Platz im Kostplan** einzuräumen. Bezogen auf den wöchentlichen Einsatz sollen Hülsenfrüchten Platz 1 einnehmen, gefolgt von Fisch, Geflügel, Fleisch und Eiern. Soweit dem nicht Allergien entgegenstehen, soll der Untergruppe Fisch und Meerestiere gegenüber der Untergruppe Fleisch der Vorzug gegeben werden. Diese liefert sowohl B-Vitamine (B_1, B_2, Niacin, B_6, Pantothensäure, Biotin, $\mathbf{B_{12}}$) wie auch entzündungshemmende n-3-Fettsäuren (DHA und EPA) und Seefisch zusätzlich **Jod**. Wegen der hohen Mengen unerwünschter Inhaltsstoffe empfehlen wir – wenn überhaupt – nur selten Innereien essen.
Eine Mahlzeit des Tages soll Hülsenfrüchte, Fisch, Geflügel, Fleisch oder Ei enthalten.

So können Sie Lebensmittel dieser Gruppe in Ihre Mahlzeiten einbauen:
60 g Hummus **oder** 100 g geräucherter Fisch zu Vollkornbrot ergänzt durch Rohkost und Nüsse **oder**
40 g bis 65 g getrocknete Hülsenfrüchte zu Vollkorngetreide für die warme Mahlzeit ergänzt durch Gemüse oder Salat und Öl für die Zubereitung **oder**
100 g Fisch, Geflügel, Fleisch **oder** 1 Ei zu Vollkorngetreide **oder** Kartoffeln **oder** Süßkartoffeln ergänzt durch Gemüse oder Salat und Öl für die Zubereitung.

Die folgenden Tabellen (S. 119 bis 157) zeigen Übersichten zu den Nährstoffen und Inhaltsstoffen ausgewählter Lebensmittel der Gruppe Fische, Meerestiere, Weichtiere, Insekten, Algen, Fleisch, Innereien, Eier und Hülsenfrüchte. **Nährstoffe, die mit 100 g Lebensmittel mehr als 20 % der Referenzwerte für die Nährstoffzufuhr liefern, sind fett gedruckt.**

HÜLSENFRÜCHTE UND -PRODUKTE Angaben je 100 g Lebensmittel	Adzukibohnen, getrocknet	Bohnen, weiß, dick, getrocknet	Erbsen, reif	Flageolettbohnen, getrocknet	Goabohnen (Flügelbohnen), reif	Hummus, natur
Energie kcal	329	285	309	275	354	210
Proteine g	**19,9**	**20,9**	**22,9**	**19,1**	**33,1**	6,9
davon ess. AS g	kD	13,7	12,5	kD	20,2	3,6
Fette gesamt g	0,5	1,6	1,4	2,6	16,2	12,3
MUFS g	0,1	0,9	0,7	1,5	3,8	2,7
davon n3-FS g	kD	0,6	0,1	0,1	0,2	0,6
davon n6-FS g	kD	0,3	0,6	0,9	3,5	2,1
KH, verwertbar g	50,2	34,7	41,9	42,1	7,8	15,9
davon Zucker g	kD	2,0	1,7	2,0	6,6	1,2
Ballaststoffe g	**12,7**	**23,2**	**16,6**	**23,4**	**23,0**	4,0
Wasser g	13	10	10	9	10	57
Vitamine						
A Retinol-Akt.-Ä. µg	1	33	7	2	4	62
D µg	0	0	0	0	0	0
E Alpha-Toc. mg	kD	kD	0,1	0,3	**10,0**	**3,6**
K µg	kD	kD	kD	kD	kD	8
B_1 mg	**0,46**	**0,50**	**0,77**	**0,44**	**1,00**	0,15
B_2 mg	0,22	0,18	0,28	0,15	**0,30**	0,09
Niacin-Ä. mg	5,81	**5,80**	**6,33**	**4,80***	**8,50**	2,47
Pantothensäure mg	kD	0,87	**2**	kD	**2**	0,32
B_6 mg	**0,35**	**0,44**	0,12	**0,41**	**0,40**	0,08
Biotin µg	kD	**12,0**	**19,0**	kD	**10,0**	2,1
Folsäure µg	kD	**205**	**213**	kD	**130**	10
B_{12} µg	0	0	0	0	0	0
C mg	kD	3	2	2	1	8
Mineralstoffe						
Natrium mg	5	4	26	8	50	**408**
Kalium mg	**1254**	**1337**	**940**	**1660**	**1020**	66
Calcium mg	66	113	50	183	**530**	73
Magnesium mg	**127**	**140**	**116**	**160**	**170**	45
Phosphor mg	**381**	**414**	**375**	**440**	**480**	96
Eisen mg	**5,0**	**6,5**	**5,0**	**7,3**	**14,5**	2,5
Jod µg	kD	1,8	14,0	kD	1,5	16,5
Fluorid mg	kD	0,09	0,04	kD	0,01	0,03
Zink mg	kD	2,47	**3,80**	kD	**4,60**	1,18
Selen µg	kD	**14,00**	3,00	kD	kD	kD
Kupfer mg	kD	**0,64**	**0,74**	kD	**3,50**	**0,33**
Chrom µg	kD	**20,00**	4,00	kD	kD	kD
Mangan mg	kD	**1,62**	**1,30**	kD	**3,90**	0,97
Sonstiges						
Cholesterin mg	0	0	0	0	0	0,1
Harnsäure, gbd. mg	kD	128	167	kD	130	140

* nur Niacin

KH, verwertbar = Kohlenhydrate, verwertbar; Retinol-Akt.-Ä. = Retinol-Aktivitäts-Äquivalent; Alpha-Toc. = Alpha-Tocopherol; Niacin-Ä. = Niacin-Äquivalent; Harnsäure, gbd. = Harnsäure, gebildete

HÜLSENFRÜCHTE UND -PRODUKTE Angaben je 100 g Lebensmittel	Kichererbsen, reif	Kidneybohnen, getrocknet	Limabohnen, getrocknet	Linsen, getrocknet	Linsen, rot, getrocknet	Miso aus Sojabohne
Energie kcal	309	292	311	342	349	135
Proteine g	**19,8**	**22,1**	**20,6**	**26,1**	**23,9**	**10,5**
davon ess. AS g	10,5	11,4	12,2	kD	kD	5
Fette gesamt g	3,4	1,4	1,4	1,9	2,2	6,1
MUFS g	1,5	0,8	0,8	0,9	1,1	3,7
davon n3-FS g	0,1	0,5	0,2	0,05	0,1	0,4
davon n6-FS g	1,5	0,3	0,6	0,6	0,7	3,2
KH, verwertbar g	38,3	36,5	45,0	48,3	52,3	4,7
davon Zucker g	2,7	1,1	2,0	1,4	4,7	4,7
Ballaststoffe g	**21,4**	**21,3**	**14,2**	**12,1**	**10,8**	**10,5**
Wasser g	11	11	14	9	8	56

Vitamine

A Retinol-Akt.-Ä. µg	15	1	85	8	3	5
D µg	0	0	0	0	0	0
E Alpha-Toc. mg	**2,9**	0,5	**2,2**	1,1	0,5	0,8
K µg	kD	kD	6	**22**	kD	kD
B_1 mg	**0,49**	**0,65**	**0,50**	**0,48**	**0,51**	**0,06**
B_2 mg	0,20	0,19	0,19	0,26	0,11	0,10
Niacin-Ä. mg	**4,72**	**5,78**	**6,77**	2,50*	1,50*	2,92
Pantothensäure mg	**1,31**	0,78	**1,29**	**1,57**	kD	0,5
B_6 mg	**0,55**	**0,40**	**0,47**	**0,58**	**0,40**	**0,30**
Biotin µg	**8,0**	**10,0**	**13,0**	**9,1**	kD	**15,0**
Folsäure µg	**275**	**182**	**360**	**132**	kD	40
B_{12} µg	0	0	0	0	0	0,2
C mg	4	4	kD	7	2	kD

Mineralstoffe

Natrium mg	25	18	13	4	7	**2950**
Kalium mg	**810**	**1370**	**1750**	780	668	334
Calcium mg	124	100	89	54	48	68
Magnesium mg	**155**	**150**	**216**	**91**	59	**120**
Phosphor mg	**407**	**410**	**366**	**360**	**294**	**309**
Eisen mg	**7,0**	**6,4**	**6,8**	**7,4**	**7,4**	1,7
Jod µg	20,0	1,0	24,7	0,7	kD	3,0
Fluorid mg	0,04	0,01	0,03	0,03	kD	0,03
Zink mg	**3,35**	**3,00**	**2,84**	**3,58**	kD	0,50
Selen µg	9,00	kD	1,30	9,80	kD	kD
Kupfer mg	**0,81**	**0,68**	**0,84**	**0,72**	kD	0,05
Chrom µg	5,10	kD	kD	5,10	kD	kD
Mangan mg	**2,14**	**1,20**	**1,71**	**1,40**	kD	**1,40**

Sonstiges

Cholesterin mg	0	0	0	0	0	0
Harnsäure, gbd. mg	130	147	501	kD	kD	60

* nur Niacin

KH, verwertbar = Kohlenhydrate, verwertbar; Retinol-Akt.-Ä. = Retinol-Aktivitäts-Äquivalent; Alpha-Toc. = Alpha-Tocopherol; Niacin-Ä. = Niacin-Äquivalent; Harnsäure, gbd. = Harnsäure, gebildete

HÜLSENFRÜCHTE UND -PRODUKTE Angaben je 100 g Lebensmittel	Mungbohnen, reif	Natto aus Sojabohne	Saubohnen (Dicke Bohnen), reif	Schwarze Bohnen, getrocknet	Sojabohnen, reif	Sojadrink, i.D., nicht angereichert
Energie kcal	307	205	286	318	365	29
Proteine g	**23,1**	**17,7**	**26,1**	**21,3**	**33,7**	3,5
davon ess. AS g	15	8,6	13,5	kD	17,1	1,7
Fette gesamt g	1,2	11,0	1,8	0,9	18,1	0,7
MUFS g	0,7	6,7	0,8	kD	10,4	0,5
davon n3-FS g	0,6	0,8	0,1	kD	1,1	0,1
davon n6-FS g	0,1	5,9	0,7	kD	9,3	0,4
KH, verwertbar g	41,5	1,8	27,3	47,8	6,3	1,6
davon Zucker g	3,1	1,7	0,8	2,1	6,2	0,6
Ballaststoffe g	**17,3**	**15,0**	**27,6**	**15,5**	**22,0**	1,1
Wasser g	9	53	11	11	10	93
Vitamine						
A Retinol-Akt.-Ä. µg	3	kD	3	5	32	kD
D µg	0	0	0	0	0	0
E Alpha-Toc. mg	**1,9**	1,0	0,3	0,2	0,64	2,4
K µg	**130**	**35**	kD	kD	kD	3
B_1 mg	**0,49**	0,07	**0,50**	**0,90**	**0,98**	0,06
B_2 mg	0,23	**0,50**	0,26	0,19	**0,50**	0,03
Niacin-Ä. mg	**24,63**	**4,73**	**6,52**	1,96*	**9,41**	0,85
Pantothensäure mg	**3,5**	0,52	0,97	kD	**1,86**	kD
B_6 mg	kD	0,28	**0,37**	0,29	**1,00**	0,05
Biotin µg	7,0	**16,0**	7,0	kD	**60,0**	1,7
Folsäure µg	**140**	**126**	**75**	kD	**240**	36
B_{12} µg	0	0	0	0	0	0
C mg	3	kD	1	kD	0,01	0
Mineralstoffe						
Natrium mg	9	1	11	9	4	19
Kalium mg	171	249	**1090**	**1500**	**1800**	170
Calcium mg	90	103	100	160	**200**	13
Magnesium mg	**166**	**90**	**190**	**160**	**220**	21
Phosphor mg	**365**	**182**	**421**	**440**	**550**	52
Eisen mg	**6,8**	**3,7**	**5,5**	**8,7**	**6,6**	0,6
Jod µg	7,0	2,5	15,0	kD	6,3	2
Fluorid mg	0,05	0,02	0,04	kD	0,36	kD
Zink mg	1,85	0,39	**3,10**	kD	**4,18**	kD
Selen µg	11,00	kD	kD	kD	**19,00**	kD
Kupfer mg	0,27	kD	**0,82**	kD	**1,20**	0,11
Chrom µg	kD	kD	kD	kD	6,10	kD
Mangan mg	**1,30**	**1,10**	**1,60**	kD	**2,71**	kD
Sonstiges						
Cholesterin mg	0	0	0	0	0	0
Harnsäure, gbd. mg	222	110	130	kD	220	kD

HÜLSENFRÜCHTE UND -PRODUKTE Angaben je 100 g Lebensmittel	Soja-schnitzel/ -steak, Trocken-produkt	Sojawurst in Dosen	Strauch-erbsen, reif	Tempeh	Tofu, fest	Tofu, Seidentofu
Energie kcal	311	295	302	165	127	53
Proteine g	**34,4**	11,0	**20,2**	**19,0**	**15,5**	5,5
davon ess. AS g	16,6	4,9	10,9	8,9	8,1	2,7
Fette gesamt g	1,5	25,6	1,4	7,7	5,6	3,2
MUFS g	0,7	4,9	0,7	4,7	3,4	1,9
davon n3-FS g	0,1	0,2	0,1	0,6	0,5	0,2
davon n6-FS g	0,7	4,7	0,5	4,1	2,9	1,7
KH, verwertbar g	32,2	5,3	47,0	1,8	2,8	0,4
davon Zucker g	10,0	3,5	2,7	1,8	kD	0,4
Ballaststoffe g	**13,8**	1,2	**8,6**	**6,5**	1,3	0,4
Wasser g	13	55	11	63	73	90
Vitamine						
A Retinol-Akt.-Ä. µg	13	**330**	8	2	0	2
D µg	0	0,16	0	0	0	0
E Alpha-Toc. mg	0,2	**2,1**	0,3	1,0	**10,1**	0,4
K µg	3	**4**	kD	kD	**16**	kD
B_1 mg	**0,39**	0,03	**0,60**	**0,26**	0,04	0,02
B_2 mg	**0,38**	0,15	0,17	**0,65**	0,07	0,02
Niacin-Ä. mg	**9,12**	2,36	**4,60**	**4,22**	**3,75**	1,53
Pantothensäure mg	**1,44**	0,23	**1,35**	0,3	kD	0,17
B_6 mg	**0,34**	0,06	0,26	0,30	0,05	0,09
Biotin µg	**41,6**	5,4	**18,0**	**53,0**	1,8	4,5
Folsäure µg	**119**	12	**340**	**156**	22	44
B_{12} µg	0	0	0	0,8	0	0
C mg	1	1	kD	kD	kD	kD
Mineralstoffe						
Natrium mg	**793**	**448**	26	8	7	23
Kalium mg	**1118**	153	**927**	250	135	220
Calcium mg	142	21	129	142	185	94
Magnesium mg	**153**	17	**171**	**230**	**78**	30
Phosphor mg	**402**	33	**282**	**240**	**214**	71
Eisen mg	**5,9**	0,7	**5,8**	**5,0**	2,8	1,2
Jod µg	36,7	20,1	14,0	2,5	6,0	0,7
Fluorid mg	0,12	0,07	0,04	0,03	0,17	0,01
Zink mg	**3,09**	0,29	2,77	**3,80**	1,46	0,13
Selen µg	kD	kD	kD	kD	10,00	kD
Kupfer mg	**0,83**	0,11	**1,09**	**0,80**	0,27	0,01
Chrom µg	kD	kD	kD	kD	kD	kD
Mangan mg	**1,81**	0,36	**1,79**	**1,20**	**1,04**	0,36
Sonstiges						
Cholesterin mg	0	7	0	0	0	0
Harnsäure, gbd. mg	259	29	130	110	kD	35

* nur Niacin

KH, verwertbar = Kohlenhydrate, verwertbar; Retinol-Akt.-Ä. = Retinol-Aktivitäts-Äquivalent; Alpha-Toc. = Alpha-Tocopherol; Niacin-Ä. = Niacin-Äquivalent; Harnsäure, gbd. = Harnsäure, gebildete

HÜLSENFRÜCHTE UND -PRODUKTE Angaben je 100 g Lebensmittel	Vegane Hackbällchen aus Erbsenprotein, Trockenprodukt	Veganes Hack auf Sojabasis	Wachtelbohnen, getrocknet	Yuba, getrocknet
Energie kcal	203	155	316	456
Proteine g	**18,0**	**14,0**	**21,4**	**52,3**
davon ess. AS g	kD	kD	kD	25,7
Fette gesamt g	3,3	9,3	1,2	24,1
MUFS g	2,0	1,1	0,4	14,6
davon n3-FS g	0,2	0,2	0,02	1,7
davon n6-FS g	0,8	0,6	0,2	12,8
KH, verwertbar g	22,0	1,4	46,5	3,8
davon Zucker g	0,8	0,5	kD	3,8
Ballaststoffe g	4,4	5,2	**15,5**	**8,0**
Wasser g	4	73	11	7
Vitamine				
A Retinol-Akt.-Ä. µg	82	7	kD	17
D µg	0	0	0	0
E Alpha-Toc. mg	0,2	0,5	0,2	**15,0**
K µg	**138**	3	kD	kD
B_1 mg	**0,99**	0,15	**0,71**	0,20
B_2 mg	**0,59**	0,10	0,21	0,08
Niacin-Ä. mg	**13,50**	**3,23**	1,17*	**13,62**
Pantothensäure mg	**2,23**	0,57	kD	**1,3**
B_6 mg	**0,50**	0,15	**0,47**	**0,71**
Biotin µg	**17,0**	**20,6**	kD	**35,0**
Folsäure µg	**307**	**52**	kD	**410**
B_{12} µg	0	0	0	0
C mg	**39**	kD	kD	kD
Mineralstoffe				
Natrium mg	8	**594**	12	80
Kalium mg	**829**	543	**1393**	**1700**
Calcium mg	92	73	113	**270**
Magnesium mg	**123**	**80**	**176**	**240**
Phosphor mg	**411**	**194**	**411**	**590**
Eisen mg	**5,2**	2,9	**5,1**	**11,0**
Jod µg	15,0	0,7	kD	6,0
Fluorid mg	0,09	0,04	kD	0,06
Zink mg	**3,35**	1,45	kD	1,00
Selen µg	kD	kD	kD	kD
Kupfer mg	**0,86**	**0,42**	kD	0,10
Chrom µg	kD	kD	kD	kD
Mangan mg	**1,23**	0,78	kD	**2,80**
Sonstiges				
Cholesterin mg	0	0,1	0	0
Harnsäure, gbd. mg	326	108	kD	330

SEEFISCH Angaben je 100 g Lebensmittel	Dornhai (Dornfisch)	Flunder	Heilbutt (Weißer Heilbutt)	Heilbutt (Schwarzer Heilbutt)	Hering, Atlantik	Hering, Ostsee
Energie kcal	179	73	96	143	231	155
Proteine g	**12,6**	**16,5**	**20,1**	**13,2**	**18,2**	**18,1**
davon ess. AS g	6,9	10,2	11,6	7,2	11	kD
Fette gesamt g	14,5	0,7	1,6	10,1	17,8	9,2
MUFS g	3,9	0,2	0,7	1,0	4,4	2,6
davon n3-FS g	3,1	0,1	0,6	0,8	4,0	kD
davon n6-FS g	0,8	Spuren	0,1	0,2	0,3	kD
KH, verwertbar g	Spuren	Spuren	Spuren	Spuren	Spuren	Spuren
davon Zucker g	0	0	0	0	0	0
Ballaststoffe g	0	0	0	0	0	0
Wasser g	72	82	77	76	63	71
Vitamine						
A Retinol-Akt.-Ä. µg	**240**	10	32	31	38	10
D µg	0,4	0,8	**5,0**	**15,0**	**25,0**	kD
E Alpha-Toc. mg	0,7	0,4	0,9	0,9	1,5	**2,0**
K µg	kD	3,0	kD	kD	kD	kD
B_1 mg	0,05	0,22	0,08	0,07	0,04	0,06
B_2 mg	0,14	0,21	0,07	0,07	0,22	0,24
Niacin-Ä. mg	**7,42**	**6,90**	**10,23**	**3,62**	**7,30**	**4,30**
Pantothensäure mg	0,69	0,68	0,31	0,25	0,94	kD
B_6 mg	0,20	0,25	**0,42**	**0,43**	**0,45**	0,22
Biotin µg	1,6	1,2	3,0	2,0	5,0	kD
Folsäure µg	3	11	9	12	5	kD
B_{12} µg	**1,8**	**1,0**	**1,0**	**1,0**	**8,5**	kD
C mg	1	1	0	1	1	Spuren
Mineralstoffe						
Natrium mg	17	160	67	86	117	74
Kalium mg	223	278	446	345	360	310
Calcium mg	5	48	14	19	34	68
Magnesium mg	23	21	28	22	31	22
Phosphor mg	**210**	**180**	**202**	**147**	**250**	**210**
Eisen mg	0,5	0,3	0,6	0,4	1,1	1,0
Jod µg	26,0	26,0	37,0	21,8	**47,1**	kD
Fluorid mg	0,10	0,11	0,03	0,03	0,35	kD
Zink mg	0,26	0,50	0,41	0,40	0,71	kD
Selen µg	kD	**35**	kD	kD	**43**	kD
Kupfer mg	0,03	0,05	0,04	0,08	0,12	kD
Chrom µg	kD	2,0	1,0	kD	2,0	kD
Mangan mg	0,09	0,04	0,01	0,01	kD	kD
Sonstiges						
Cholesterin mg	23	48	24	46	77	44
Harnsäure, gbd. mg	130	120	178	100	210	kD

KH, verwertbar = Kohlenhydrate, verwertbar; Retinol-Akt.-Ä. = Retinol-Aktivitäts-Äquivalent; Alpha-Toc. = Alpha-Tocopherol; Niacin-Ä. = Niacin-Äquivalent; Harnsäure, gbd. = Harnsäure, gebildete

SEEFISCH Angaben je 100 g Lebensmittel	Heringsfilet Matjesart	Kabeljau (Dorsch)	Dorschleber	Katfisch (Steinbeißer)	Lachs, Atlantiklachs aus Zucht	Lachs, Atlantiklachs, Wildlachs
Energie kcal	234	78	613	80	210	136
Proteine g	**17,8**	**17,7**	5,1	**15,8**	**20,4**	**19,8**
davon ess. AS g	9,3	11,2	2,8	9,6	kD	kD
Fette gesamt g	18,3	0,7	66,6	1,9	13,4	6,3
MUFS g	4,4	0,3	6,4	0,6	4,0	2,5
davon n3-FS g	4,0	0,3	3,8	0,5	kD	0,1
davon n6-FS g	0,3	Spuren	2,6	0,1	kD	1,5
KH, verwertbar g	Spuren	Spuren	1,0	Spuren	0,3	Spuren
davon Zucker g	0	0	0	0	0	0
Ballaststoffe g	0	0	0	0	0	0
Wasser g	54	80	27	81	63	69
Vitamine						
A Retinol-Akt.-Ä. µg	41	7	**5100**	18	26	12
D µg	**27,1**	1,3	**100,0**	0,5	kD	kD
E Alpha-Toc. mg	**1,6**	1,0	Spuren	2,1	**4,9**	**2,1**
K µg	kD	kD	kD	kD	kD	kD
B_1 mg	0,04	0,06	0,10	0,20	**0,34**	0,23
B_2 mg	0,24	0,05	**0,65**	0,06	0,06	**0,38**
Niacin-Ä. mg	**7,05**	**6,30**	**3,40**	**4,90**	**12,30**	**11,56**
Pantothensäure mg	**1,02**	0,26	0,64	0,57	kD	**1,66**
B_6 mg	**0,49**	0,20	0,15	**0,35**	**0,67**	**0,82**
Biotin µg	5,5	2,0	kD	2,0	kD	kD
Folsäure µg	6	8	**300**	1	kD	25
B_{12} µg	**9,2**	**1,2**	**10,0**	**2,2**	kD	**3,2**
C mg	1	2	Spuren	1	kD	kD
Mineralstoffe						
Natrium mg	**3284**	72	**589**	105	27	44
Kalium mg	390	340	130	282	409	490
Calcium mg	57	28	10	20	4	12
Magnesium mg	43	24	8	27	26	29
Phosphor mg	**283**	**194**	100	**179**	**244**	**200**
Eisen mg	1,2	0,3	Spuren	1,0	0,2	0,8
Jod µg	**52,7**	**228,6**	**500,0**	**44,0**	kD	kD
Fluorid mg	0,38	0,13	kD	0,01	kD	kD
Zink mg	0,78	0,40	1,94	0,59	kD	0,64
Selen µg	kD	**28**	kD	kD	kD	**36,5**
Kupfer mg	0,14	0,05	**0,66**	0,01	kD	0,25
Chrom µg	kD	0,8	kD	kD	kD	kD
Mangan mg	0,02	0,02	kD	0,06	kD	0,02
Sonstiges						
Cholesterin mg	84	34	800	33	67	55
Harnsäure, gbd. mg	227	109	kD	110	kD	kD

SEEFISCH Angaben je 100 g Lebensmittel	Leng	Makrele	Rotbarsch (Goldbarsch)	Sardelle (Anchovis)	Sardine	Schellfisch
Energie kcal	83	181	106	102	119	78
Proteine g	**19,0**	**18,7**	**18,2**	**20,1**	**19,4**	**17,9**
davon ess. AS g	12,1	11,4	10,9	11,1	12,5	11
Fette gesamt g	0,6	11,9	3,6	2,3	4,5	0,6
MUFS g	0,2	2,9	0,9	0,7	1,7	0,3
davon n3-FS g	0,2	2,3	0,5	0,7	1,5	0,2
davon n6-FS g	0,0	0,5	0,3	0,1	0,2	Spuren
KH, verwertbar g	Spuren	Spuren	Spuren	Spuren	Spuren	Spuren
davon Zucker g	0	0	0	0	0	0
Ballaststoffe g	0	0	0	0	0	0
Wasser g	79	68	77	76	74	80
Vitamine						
A Retinol-Akt.-Ä. µg	10	100	15	20	20	17
D µg	1,0	**4,0**	2,3	**20,0**	**10,8**	1,0
E Alpha-Toc. mg	0,3	1,3	1,3	0,5	0,5	0,4
K µg	kD	2,0	kD	kD	kD	1,0
B_1 mg	0,07	0,13	0,11	0,07	0,02	0,05
B_2 mg	0,08	**0,36**	0,08	0,27	0,25	0,17
Niacin-Ä. mg	**5,47**	**12,00**	**5,83**	**23,53**	**13,70**	**7,10**
Pantothensäure mg	0,32	0,46	0,36	0,8	0,75	0,22
B_6 mg	0,30	**0,63**	**0,40**	0,14	**0,96**	0,30
Biotin µg	6,4	4,0	**11,0**	7,0	**8,4**	2,0
Folsäure µg	11	1	14	4	4	9
B_{12} µg	0,6	**9,0**	**3,8**	0,6	0,1	0,7
C mg	2	kD	1	1	Spuren	2
Mineralstoffe						
Natrium mg	107	80	80	104	100	116
Kalium mg	329	380	308	278	420	301
Calcium mg	15	12	22	82	85	18
Magnesium mg	62	30	29	41	24	24
Phosphor mg	**215**	**244**	**201**	**233**	**258**	**176**
Eisen mg	0,7	1,2	0,7	**4,9**	2,4	0,6
Jod µg	30,0	**49,8**	34,6	30,0	32,0	**134,7**
Fluorid mg	0,04	0,03	0,18	0,34	0,35	0,04
Zink mg	0,37	0,52	0,31	0,93	1,61	0,27
Selen µg	kD	**39**	**44**	kD	**58**	**30**
Kupfer mg	0,02	0,11	0,03	0,21	0,17	0,03
Chrom µg	kD	1,0	kD	kD	kD	kD
Mangan mg	0,06	0,03	0,02	0,07	0,12	0,02
Sonstiges						
Cholesterin mg	50	82	30	13	15	35
Harnsäure, gbd. mg	130	145	241	239	345	139

KH, verwertbar = Kohlenhydrate, verwertbar; Retinol-Akt.-Ä. = Retinol-Aktivitäts-Äquivalent; Alpha-Toc. = Alpha-Tocopherol; Niacin-Ä. = Niacin-Äquivalent; Harnsäure, gbd. = Harnsäure, gebildete

SEEFISCH Angaben je 100 g Lebensmittel	Scholle	Schwert-fisch	Seehecht	Seelachs (Köhler)	Seeteufel (Anglerfisch)	Seezunge
Energie kcal	86	118	94	81	66	83
Proteine g	**17,1**	**19,4**	**17,2**	**18,3**	**14,9**	**17,5**
davon ess. AS g	10,3	10,6	10,3	kD	8,1	10,7
Fette gesamt g	1,9	4,4	2,8	0,9	0,7	1,4
MUFS g	0,7	1,3	0,9	0,5	0,3	0,3
davon n3-FS g	0,6	1,2	0,8	kD	0,3	0,3
davon n6-FS g	0,1	0,1	0,1	kD	Spuren	0,1
KH, verwertbar g	Spuren	Spuren	Spuren	Spuren	Spuren	Spuren
davon Zucker g	0	0	0	0	0	0
Ballaststoffe g	0	0	0	0	0	0
Wasser g	80	75	79	79	84	80
Vitamine						
A Retinol-Akt.-Ä. µg	kD	20	6	kD	7	kD
D µg	3,0	2,0	1,0	kD	2,0	kD
E Alpha-Toc. mg	0,8	1,0	0,4	1,2	1,0	0,8
K µg	0,4	kD	1,0	kD	kD	kD
B_1 mg	0,21	0,05	0,09	0,08	0,03	0,06
B_2 mg	0,22	0,08	**0,35**	**0,44**	0,06	0,10
Niacin-Ä. mg	**7,17**	**11,00**	**6,62**	**6,62**	**4,22**	**5,17**
Pantothensäure mg	0,8	0,41	0,29	kD	0,24	0,3
B_6 mg	0,22	**0,33**	0,24	0,31	0,15	0,25
Biotin µg	1,2	1,5	4,3	kD	2,0	4,3
Folsäure µg	11	2	14	8	12	10
B_{12} µg	**1,5**	0,6	**2,1**	**2,6**	**2,0**	**1,0**
C mg	2	1	2	kD	1	kD
Mineralstoffe						
Natrium mg	104	102	101	52	109	100
Kalium mg	311	342	294	386	235	309
Calcium mg	61	10	41	14	20	29
Magnesium mg	22	20	25	26	30	49
Phosphor mg	**198**	**506**	**142**	**212**	**220**	**195**
Eisen mg	0,9	0,9	0,7	0,2	0,3	0,8
Jod µg	**53,2**	**50,0**	13,0	**65,0**	27,0	24,3
Fluorid mg	0,03	0,37	0,04	0,13	0,08	0,03
Zink mg	0,48	1,15	0,29	0,00	0,50	0,42
Selen µg	**32**	kD	**36**	kD	kD	**24**
Kupfer mg	0,04	0,13	0,02	kD	0,01	0,04
Chrom µg	kD	kD	kD	kD	kD	2,0
Mangan mg	0,03	0,06	0,02	kD	0,02	0,04
Sonstiges						
Cholesterin mg	63	39	50	60	25	50
Harnsäure, gbd. mg	93	135	120	203	130	131

SEEFISCH Angaben je 100 g Lebensmittel	Steinbutt	Thunfisch, Gelbflossen-	Thunfisch, roter Blauflossen-	Thunfisch, weißer, Albacore	Wittling	Wolfsbarsch
Energie kcal	83	151	144	176	75	98
Proteine g	**16,7**	**23,4**	**23,3**	**21,5**	**17,0**	**20,1**
davon ess. AS g	9,1	kD	kD	kD	kD	kD
Fette gesamt g	1,7	6,3	4,9	10,0	0,7	1,9
MUFS g	0,6	2,1	1,4	3,4	0,2	0,6
davon n3-FS g	0,4	kD	kD	kD	kD	kD
davon n6-FS g	0,1	kD	kD	kD	kD	kD
KH, verwertbar g	Spuren	Spuren	Spuren	Spuren	Spuren	Spuren
davon Zucker g	0	0	0	0	0	0
Ballaststoffe g	0	0	0	0	0	0
Wasser g	81	69	68	67	81	77

Vitamine

A Retinol-Akt.-Ä. µg	kD	**450**	**655**	3	15	6
D µg	2,0	kD	kD	kD	kD	kD
E Alpha-Toc. mg	0,6	1,0	1,0	1,2	0,2	0,7
K µg	1,0	kD	kD	kD	kD	kD
B_1 mg	0,02	0,12	**0,24**	0,16	0,10	0,06
B_2 mg	0,15	0,12	0,25	0,16	0,20	0,10
Niacin-Ä. mg	**5,93**	**12,60**	**12,72**	**12,27**	**5,88**	**8,50**
Pantothensäure mg	0,47	kD	kD	kD	kD	kD
B_6 mg	0,29	**0,93**	**0,46**	**0,46**	0,24	**0,39**
Biotin µg	3,2	kD	kD	kD	kD	kD
Folsäure µg	8	kD	kD	kD	kD	kD
B_{12} µg	**1,6**	kD	kD	kD	kD	kD
C mg	kD	2	kD	5	2	kD

Mineralstoffe

Natrium mg	114	43	39	43	100	71
Kalium mg	290	441	252	293	300	371
Calcium mg	17	4	8	26	40	2
Magnesium mg	45	35	50	20	25	28
Phosphor mg	**159**	**278**	**254**	**200**	**140**	**191**
Eisen mg	0,5	1,0	1,0	1,0	1,0	1,0
Jod µg	16,0	kD	kD	kD	kD	kD
Fluorid mg	0,03	kD	kD	kD	kD	kD
Zink mg	0,40	kD	kD	kD	kD	kD
Selen µg	kD	kD	kD	kD	kD	kD
Kupfer mg	0,01	kD	kD	kD	kD	kD
Chrom µg	kD	kD	kD	kD	kD	kD
Mangan mg	Spuren	kD	kD	kD	kD	kD

Sonstiges

Cholesterin mg	25	45	38	60	50	58
Harnsäure, gbd. mg	120	kD	kD	kD	kD	kD

KH, verwertbar = Kohlenhydrate, verwertbar; Retinol-Akt.-Ä. = Retinol-Aktivitäts-Äquivalent; Alpha-Toc. = Alpha-Tocopherol; Niacin-Ä. = Niacin-Äquivalent; Harnsäure, gbd. = Harnsäure, gebildete

MEERESTIERE, INSEKTEN, WEICHTIERE Angaben je 100 g Lebensmittel	Auster	Garnele (Speise-krabbe)	Hummer	Jakobs-muschel	Krabbe	Krebs, Flusskrebs
Energie kcal	67	92	83	74	91	70
Proteine g	9,0	**18,6**	**15,9**	**15,6**	**18,6**	**15,0**
davon ess. AS g	5,2	11,7	9,9	kD	kD	8,4
Fette gesamt g	1,2	1,4	1,9	0,1	1,4	0,5
MUFS g	0,3	0,6	0,7	Spuren	0,5	0,2
davon n3-FS g	0,2	0,4	0,6	kD	kD	0,1
davon n6-FS g	Spuren	0,2	0,1	kD	kD	0,1
KH, verwertbar g	4,8	0,9	0,1	2,4	0,7	1,2
davon Zucker g	0	0	kD	0	0	0
Ballaststoffe g	0	0	1,8	0	0	0
Wasser g	83	78	73	81	78	82
Vitamine						
A Retinol-Akt.-Ä. µg	93	2	23	1	2	1
D µg	**8,0**	0,5	kD	kD	kD	0,1
E Alpha-Toc. mg	0,9	**4,0**	**3,6**	0,5	**4,0**	0,1
K µg	kD	kD	kD	kD	kD	kD
B_1 mg	0,16	0,05	0,20	0,04	0,05	0,15
B_2 mg	0,20	0,03	**1,66**	0,08	0,03	0,10
Niacin-Ä. mg	**3,50**	**5,93**	**5,35**	**4,56**	**6,41**	**4,63**
Pantothensäure mg	0,32	0,08	kD	kD	kD	0,41
B_6 mg	0,22	0,13	0,21	0,08	0,13	**2,10**
Biotin µg	**10,0**	1,0	kD	kD	kD	6,5
Folsäure µg	7	12	kD	kD	kD	18
B_{12} µg	**14,6**	**1,7**	kD	kD	kD	**2,7**
C mg	Spuren	2	9	1	2	3
Mineralstoffe						
Natrium mg	160	146	111	161	146	253
Kalium mg	184	230	285	322	266	254
Calcium mg	82	92	37	26	92	43
Magnesium mg	32	67	19	56	67	25
Phosphor mg	**157**	**224**	**219**	**208**	**224**	**224**
Eisen mg	3,1	0,6	1,8	1,8	1,8	2,0
Jod µg	**58,0**	**90,5**	**100,0**	kD	kD	6,0
Fluorid mg	0,12	0,16	0,21	kD	kD	0,12
Zink mg	**21,71**	2,20	1,60	kD	kD	1,31
Selen µg	**25**	**50**	**130**	kD	kD	kD
Kupfer mg	**0,92**	**1,11**	**0,70**	kD	kD	**0,44**
Chrom µg	**57,0**	**26,0**	kD	kD	kD	kD
Mangan mg	0,14	0,03	0,03	kD	kD	0,06
Sonstiges						
Cholesterin mg	123	135	89	104	104	158
Harnsäure, gbd. mg	110	147	118	kD	kD	60

MEERESTIERE, INSEKTEN, WEICHTIERE Angaben je 100 g Lebensmittel	Languste	Miesmuschel (Blau- od. Pfahlmuschel)	Oktopus	Steckmuschel (Klaffmuschel)	Tintenfisch, Kalmar	Venusmuschel
Energie kcal	85	70	82	65	77	77
Proteine g	**17,2**	10,5	**16,1**	10,5	**14,4**	11,1
davon ess. AS g	10	5,4	kD	6,2	kD	kD
Fette gesamt g	1,1	2,0	0,9	1,3	1,2	0,9
MUFS g	0,6	0,7	0,3	0,4	0,4	0,3
davon n3-FS g	0,3	0,4	kD	0,3	Spuren	kD
davon n6-FS g	0,2	0,2	kD	0,1	0,2	kD
KH, verwertbar g	1,3	2,4	2,0	2,6	2,2	5,9
davon Zucker g	0	0	0	0	0	0
Ballaststoffe g	0	0	0	0	0	0
Wasser g	79	84	80	84	81	80
Vitamine						
A Retinol-Akt.-Ä. µg	25	54	20	33	2	30
D µg	0,2	**8,0**	kD	**8,0**	1,0	kD
E Alpha-Toc. mg	0,2	0,8	2,4	0,8	1,4	0,5
K µg	kD	kD	kD	kD	kD	
B_1 mg	0,01	0,16	0,07	0,10	0,03	0,10
B_2 mg	0,08	0,22	0,05	0,19	0,03	0,19
Niacin-Ä. mg	**6,17**	**3,60**	**5,42**	**4,12**	1,57	**3,73**
Pantothensäure mg	**1,5**	0,29	kD	0,62	0,5	kD
B_6 mg	0,21	0,08	**0,39**	0,05	0,10	0,07
Biotin µg	5,0	1,9	kD	2,0	**11,0**	kD
Folsäure µg	17	33	kD	3	14	kD
B_{12} µg	0,5	**8,0**	kD	**15**	**5,3**	kD
C mg	2	3	5	2	5	1
Mineralstoffe						
Natrium mg	182	296	**387**	121	243	205
Kalium mg	500	286	273	**800**	227	311
Calcium mg	68	24	27	12	18	69
Magnesium mg	20	30	34	63	44	50
Phosphor mg	**215**	**200**	**143**	**310**	**166**	**151**
Eisen mg	1,3	**4,2**	0,8	0,6	0,2	**7,5**
Jod µg	**50,0**	**150,4**	kD	**120,0**	20,0	kD
Fluorid mg	0,15	0,48	kD	0,12	0,1	kD
Zink mg	2,00	1,83	kD	1,62	0,70	kD
Selen µg	**99**	**56**	kD	kD	**65**	kD
Kupfer mg	**0,38**	0,18	kD	**0,43**	**0,83**	kD
Chrom µg	kD	**128,0**	kD	**80,0**	kD	kD
Mangan mg	0,02	**2,33**	kD	0,50	0,10	kD
Sonstiges						
Cholesterin mg	140	126	275	66	247	150
Harnsäure, gbd. mg	60	112	kD	300	110	330

* nur Niacin

KH, verwertbar = Kohlenhydrate, verwertbar; Retinol-Akt.-Ä. = Retinol-Aktivitäts-Äquivalent; Alpha-Toc. = Alpha-Tocopherol; Niacin-Ä. = Niacin-Äquivalent; Harnsäure, gbd. = Harnsäure, gebildete

SÜSSWASSER-FISCHE Angaben je 100 g Lebensmittel	Aal	Barsch	Brasse	Felchen (Renke)	Forelle	Hecht
Energie kcal	278	82	116	101	103	82
Proteine g	**15,0**	**18,4**	**16,6**	**17,8**	**19,5**	**18,4**
davon ess. AS g	10	12,1	0	9,7	10,3	9,9
Fette gesamt g	24,5	0,8	5,5	3,2	2,7	0,9
MUFS g	3,7	0,2	1,6	1,0	1,1	0,4
davon n3-FS g	2,0	0,2	0,1	0,7	0,8	0,3
davon n6-FS g	1,6	Spuren	1,0	0,3	0,3	0,1
KH, verwertbar g	Spuren	Spuren	Spuren	Spuren	Spuren	Spuren
davon Zucker g	0	0	0	0	0	0
Ballaststoffe g	0	0	0	0	0	0
Wasser g	60	80	77	78	77	80
Vitamine						
A Retinol-Akt.-Ä. µg	**980**	6	14	21	30	13
D µg	**20,0**	0,2	kD	1,0	**18,0**	2,0
E Alpha-Toc. mg	**8,0**	1,5	1,5	**2,7**	**1,7**	0,9
K µg	kD	kD	kD	kD	kD	kD
B_1 mg	0,18	0,08	0,11	0,09	0,08	0,09
B_2 mg	**0,32**	0,12	0,08	0,11	0,08	0,06
Niacin-Ä. mg	**5,60**	**5,41**	**4,00***	**6,42**	**6,89**	**3,85**
Pantothensäure mg	0,15	0,19	kD	0,64	**1,72**	0,24
B_6 mg	0,28	0,23	**0,33**	**0,38**	0,23	0,15
Biotin µg	5,1	4,3	kD	**10,0**	5,0	2,0
Folsäure µg	13	14	kD	9	9	6
B_{12} µg	**1,0**	**1,0**	kD	**3,2**	**5,0**	**2,0**
C mg	2	2	1	1	4	4
Mineralstoffe						
Natrium mg	65	47	23	148	63	75
Kalium mg	280	330	310	387	374	317
Calcium mg	17	95	89	18	12	32
Magnesium mg	26	26	30	28	26	29
Phosphor mg	**334**	**240**	**200**	**247**	**246**	**242**
Eisen mg	0,9	0,4	0,6	1,0	0,4	0,5
Jod µg	4,0	4,0	kD	3,2	4,6	4,0
Fluorid mg	0,03	0,1	kD	0,1	0,03	0,08
Zink mg	2,05	0,61	kD	1,50	0,51	0,79
Selen µg	**29**	**28**	kD	**19**	**25**	**21**
Kupfer mg	0,09	0,03	kD	0,15	0,15	0,03
Chrom µg	9,8	0,9	kD	1,0	2,1	2,6
Mangan mg	0,03	0,06	kD	0,04	0,02	0,03
Sonstiges						
Cholesterin mg	164	72	70	60	56	63
Harnsäure, gbd. mg	65	130	kD	270	297	140

SÜSSWASSER-FISCHE Angaben je 100 g Lebensmittel	Karpfen	Pangasius	Schleie	Wels	Zander
Energie kcal	116	77	78	162	84
Proteine g	**18,0**	**14,9**	**17,7**	**15,3**	**19,2**
davon ess. AS g	11,2	8,3	9,7	8,4	10,2
Fette gesamt g	4,8	1,8	0,7	11,3	0,7
MUFS g	1,1	0,2	0,2	2,2	0,3
davon n3-FS g	0,6	0,04	0,1	0,8	0,2
davon n6-FS g	0,5	0,2	0,1	1,3	Spuren
KH, verwertbar g	Spuren	Spuren	Spuren	Spuren	Spuren
davon Zucker g	0	0	0	0	0
Ballaststoffe g	0	0	0	0	0
Wasser g	76	85	80	72	79
Vitamine					
A Retinol-Akt.-Ä. µg	44	Spuren	1	14	1
D µg	0,5	kD	0,2	0,5	0,2
E Alpha-Toc. mg	0,5	0,3	0,1	0,5	1,5
K µg	kD	kD	kD	kD	3,0
B_1 mg	0,07	0,02	0,08	0,04	0,16
B_2 mg	0,05	0,17	0,18	0,03	0,25
Niacin-Ä. mg	**5,40**	**6,25**	**7,10**	**4,38**	**5,68**
Pantothensäure mg	0,56	kD	0,67	0,85	0,17
B_6 mg	0,15	0,13	0,29	0,19	0,24
Biotin µg	**8,5**	kD	4,3	7,5	2,1
Folsäure µg	23	**61**	21	25	10
B_{12} µg	**1,5**	0,7	**2,1**	**2,1**	**1,6**
C mg	1	kD	1	1	1
Mineralstoffe					
Natrium mg	30	234	33	19	24
Kalium mg	400	240	400	430	391
Calcium mg	66	10	63	26	53
Magnesium mg	55	18	51	55	50
Phosphor mg	**255**	**151**	**215**	**155**	**194**
Eisen mg	0,7	0,1	0,9	0,6	0,6
Jod µg	1,7	kD	1,7	4,0	4,0
Fluorid mg	0,03	kD	0,18	0,18	0,04
Zink mg	0,74	kD	1,10	0,40	0,58
Selen µg	**7 bis 130**	kD	kD	kD	**23**
Kupfer mg	0,09	kD	0,11	0,11	0,05
Chrom µg	kD	kD	kD	kD	1,2
Mangan mg	0,06	0,00	0,10	0,08	0,08
Sonstiges					
Cholesterin mg	75	43	70	152	70
Harnsäure, gbd. mg	151	kD	80	110	110

KH, verwertbar = Kohlenhydrate, verwertbar; Retinol-Akt.-Ä. = Retinol-Aktivitäts-Äquivalent; Alpha-Toc. = Alpha-Tocopherol; Niacin-Ä. = Niacin-Äquivalent; Harnsäure, gbd. = Harnsäure, gebildete

FISCHDAUERWAREN Angaben je 100 g Lebensmittel	Aal, geräuchert	Brathering, Konserve, abgetropft	Bückling	Flunder, geräuchert	Hering, mariniert (Bismarckhering)	Kaviar, echt (russischer Kaviar)
Energie kcal	326	245	223	112	223	259
Proteine g	**17,9**	**16,8**	**21,2**	**23,3**	**16,5**	**26,1**
davon ess. AS g	9	8,5	11,4	12,5	8,9	15
Fette gesamt g	28,6	15,2	15,5	1,9	16,0	15,5
MUFS g	4,1	3,6	3,0	0,4	3,9	5,0
davon n3-FS g	2,2	3,2	2,6	0,4	3,6	4,7
davon n6-FS g	1,9	0,4	0,4	Spuren	0,3	0,4
KH, verwertbar g	Spuren	9,8	Spuren	Spuren	3,0	4,0
davon Zucker g	0	2,4	0	0	2,1	0
Ballaststoffe g	0	0,9	0	0	0,4	0
Wasser g	51	55	62	72	61	48
Vitamine						
A Retinol-Akt.-Ä. µg	**940**	24	28	7	36	**561**
D µg	**90,0**	**19,8**	**30,0**	0,9	**13,0**	**5,9**
E Alpha-Toc. mg	**7,9**	1,2	**1,6**	0,4	**1,6**	**10,0**
K µg	kD	kD	kD	3,0	kD	kD
B_1 mg	0,19	0,01	0,04	0,19	0,05	0,10
B_2 mg	**0,37**	0,13	0,25	0,17	0,21	**0,50**
Niacin-Ä. mg	**6,50**	**6,73**	**7,97**	**6,95**	**5,06**	**5,98**
Pantothensäure mg	0,12	0,58	**1**	0,53	0,59	**1,40**
B_6 mg	0,16	0,25	**0,50**	0,20	0,15	**0,33**
Biotin µg	4,5	3,6	5,0	1,1	3,5	**13,0**
Folsäure µg	10	5	4	9	3	5
B_{12} µg	**1,0**	**6,8**	**9,7**	**0,9**	**7,3**	**16,0**
C mg	1	1	Spuren	1	1	14
Mineralstoffe						
Natrium mg	**500**	**585**	**689**	**481**	**1090**	**1940**
Kalium mg	243	184	343	410	74	164
Calcium mg	19	36	35	22	38	51
Magnesium mg	18	29	32	45	12	3
Phosphor mg	**250**	**240**	**256**	**367**	**149**	**300**
Eisen mg	0,7	1,1	1,1	0,6	1,7	1,4
Jod µg	4,5	**100,0**	**72,0**	**62,4**	**91,0**	25,0
Fluorid mg	kD	kD	kD	kD	kD	kD
Zink mg	0,47	0,63	0,69	1,20	0,53	0,95
Selen µg	kD	kD	kD	kD	kD	kD
Kupfer mg	0,13	0,11	**0,33**	0,10	0,12	0,11
Chrom µg	kD	kD	kD	kD	kD	kD
Mangan mg	0,03	0,11	kD	0,09	0,09	0,05
Sonstiges						
Cholesterin mg	172	87	90	51	66	300
Harnsäure, gbd. mg	78	178	220	128	186	144

FISCHDAUER-WAREN Angaben je 100 g Lebensmittel	Kaviar, Ersatz (deutscher Kaviar)	Krabben in Dosen	Krebsfleisch in Dosen	Lachs, geräuchert	Lachs, Konserve abgetropft	Lachs, Konserve in Öl, abgetropft
Energie kcal	121	90	93	190	165	171
Proteine g	**14,0**	**18,3**	**18,0**	**21,0**	**21,1**	**18,6**
davon ess. AS g	7,6	9,5	kD	11,7	10,0	10,3
Fette gesamt g	6,5	1,4	1,7	11,8	8,9	10,9
MUFS g	2,1	0,5	0,6	4,1	3,1	5,5
davon n3-FS g	1,9	0,4	Spuren	3,0	2,3	0,8
davon n6-FS g	0,2	0,1	0,4	1,1	0,8	4,7
KH, verwertbar g	1,7	0,7	1,2	Spuren	Spuren	Spuren
davon Zucker g	0	0	0	0	0	0
Ballaststoffe g	0	0	0	0	0	0
Wasser g	72	76	77	66	67	60
Vitamine						
A Retinol-Akt.-Ä. µg	125	1	1	kD	59	2
D µg	3,6	0,3	kD	**4,2**	**11,5**	1,8
E Alpha-Toc. mg	**8,9**	**2,0**	0,1	**2,4**	1,2	**8,4**
K µg	kD	kD	kD	kD	kD	1,0
B_1 mg	**0,98**	0,03	0,14	0,12	0,03	0,09
B_2 mg	**0,71**	0,02	0,05	0,23	0,17	0,17
Niacin-Ä. mg	**3,78**	**5,08**	**4,69***	**11,05**	**9,98**	**8,73**
Pantothensäure mg	**2,66**	0,22	kD	kD	0,74	kD
B_6 mg	0,23	0,08	**1,23**	**0,43**	**0,45**	0,31
Biotin µg	**11,5**	0,3	kD	kD	**9,0**	kD
Folsäure µg	10	4	kD	42	14	32
B_{12} µg	**8,0**	0,5	kD	**3,5**	**4,5**	**2,5**
C mg	21	1	2	kD	kD	kD
Mineralstoffe						
Natrium mg	**2110**	**937**	**356**	34	**540**	**4124**
Kalium mg	73	223	196	330	300	286
Calcium mg	51	83	45	0	185	19
Magnesium mg	11	59	15	23	19	**82**
Phosphor mg	**160**	**191**	**180**	**219**	**292**	**724**
Eisen mg	0,2	1,5	0,8	0,2	1,1	0,8
Jod µg	**117,0**	**109,4**	kD	5,6	4,0	16,8
Fluorid mg	0,10	0,14	kD	kD	0,003	0,004
Zink mg	0,34	1,82	kD	kD	Spuren	0,05
Selen µg	kD	kD	kD	kD	Spuren	kD
Kupfer mg	0,11	0,26	kD	kD	Spuren	0,01
Chrom µg	kD	kD	kD	kD	Spuren	kD
Mangan mg	0,02	0,03	kD	kD	Spuren	0,02
Sonstiges						
Cholesterin mg	332	136	156	62	58	55
Harnsäure, gbd. mg	18	145	kD	kD	kD	kD

* nur Niacin

KH, verwertbar = Kohlenhydrate, verwertbar; Retinol-Akt.-Ä. = Retinol-Aktivitäts-Äquivalent; Alpha-Toc. = Alpha-Tocopherol; Niacin-Ä. = Niacin-Äquivalent; Harnsäure, gbd. = Harnsäure, gebildete

FISCHDAUER-WAREN Angaben je 100 g Lebensmittel	Makrele, geräuchert	Matjes, geräuchert	Ölsardine	Rotbarsch, geräuchert	Salzhering	Schellfisch, geräuchert
Energie kcal	335	277	221	145	216	94
Proteine g	**18,9**	**16,7**	**24,1**	**23,8**	**19,8**	**22,1**
davon ess. AS g	9,7	9,2	12,4	12,3	kD	11,7
Fette gesamt g	29,2	23,6	13,9	5,5	15,4	0,5
MUFS g	7,3	4,4	3,3	1,4	3,6	0,2
davon n3-FS g	6,6	3,8	2,8	0,8	0,2	0,2
davon n6-FS g	0,7	0,6	0,4	0,5	2,2	Spuren
KH, verwertbar g	Spuren	Spuren	Spuren	Spuren	Spuren	Spuren
davon Zucker g	0	0	0	0	0	0
Ballaststoffe g	0	0	0	0	0	0
Wasser g	51	53	58	69	49	75
Vitamine						
A Retinol-Akt.-Ä. µg	72	34	51	11	48	kD
D µg	6,9	**27,5**	**5,0**	2,6	kD	1,1
E Alpha-Toc. mg	0,9	**2,3**	**7,4**	1,3	1,5	0,4
K µg	kD	kD	1,0	kD	kD	1,0
B_1 mg	0,11	0,03	0,04	0,09	0,04	0,05
B_2 mg	**0,43**	0,17	**0,30**	0,06	**0,29**	0,10
Niacin-Ä. mg	**11,66**	**5,71**	**9,98**	**5,72**	**6,33***	**6,75**
Pantothensäure mg	kD	0,69	0,51	0,28	kD	0,17
B_6 mg	0,31	0,21	0,22	0,31	0,22	0,24
Biotin µg	kD	5,4	**9,0**	**9,8**	kD	1,8
Folsäure µg	54	2	8	11	kD	7
B_{12} µg	**7,3**	**4,4**	0,2	**3,4**	kD	0,7
C mg	kD	Spuren	Spuren	1	kD	kD
Mineralstoffe						
Natrium mg	**722**	**2615**	**366**	**553**	**5930**	**557**
Kalium mg	312	322	388	367	240	300
Calcium mg	11	47	330	25	112	20
Magnesium mg	34	35	24	53	39	25
Phosphor mg	**199**	**187**	**430**	**230**	**341**	**262**
Eisen mg	1,0	1,2	2,7	**4,7**	2,0	1,0
Jod µg	13,0	**61,6**	**96,0**	20,0	kD	**250,3**
Fluorid mg	0,13	0,37	0,53	0,37	kD	0,07
Zink mg	0,83	0,99	1,43	0,64	kD	0,50
Selen µg	kD	kD	kD	kD	kD	kD
Kupfer mg	kD	**0,44**	0,04	0,05	kD	0,06
Chrom µg	kD	kD	kD	kD	kD	kD
Mangan mg	0,00	0,02	0,11	0,03	kD	0,04
Sonstiges						
Cholesterin mg	64	136	140	31	79	38
Harnsäure, gbd. mg	153	229	350	256	kD	148

FISCHDAUER-WAREN Angaben je 100 g Lebensmittel	Schiller-locke	Seelachs, geräuchert	Seelachs in Öl (Lachs-ersatz)	Stockfisch (Kabeljau), gesalzen	Thunfisch, Konserve in Öl, ab-getropft
Energie kcal	168	100	150	344	281
Proteine g	**26,1**	**22,8**	**19,5**	**79,2**	**23,8**
davon ess. AS g	14,3	12,7	10,8	kD	12,8
Fette gesamt g	7,0	0,8	8,0	2,5	20,9
MUFS g	1,8	0,5	4,4	1,0	9,9
davon n3-FS g	1,4	0,4	0,2	0,1	2,2
davon n6-FS g	0,4	spuren	4,1	0,6	7,6
KH, verwertbar g	Spuren	Spuren	Spuren	Spuren	Spuren
davon Zucker g	0	0	0	0	0
Ballaststoffe g	0	0	0	0	0
Wasser g	65	74	63	15	53

Vitamine

A Retinol-Akt.-Ä. µg	**173**	kD	2	33	155
D µg	0,4	kD	kD	kD	2,2
E Alpha-Toc. mg	0,7	1,2	**7,6**	**3,9**	**8,2**
K µg	kD	kD	1,0	kD	1,0
B_1 mg	0,04	0,07	0,05	0,09	0,05
B_2 mg	0,11	**0,35**	0,24	0,11	0,06
Niacin-Ä. mg	**8,65**	**6,78**	**5,42**	**16,67***	**14,30**
Pantothensäure mg	0,54	kD	kD	kD	0,22
B_6 mg	0,16	0,24	0,17	0,20	0,25
Biotin µg	1,4	kD	kD	kD	2,0
Folsäure µg	2	6	5	kD	5
B_{12} µg	**1,6**	**2,3**	**1,6**	kD	**1,3**
C mg	1	kD	kD	6	1

Mineralstoffe

Natrium mg	**626**	**648**	**2900**	**7048**	**291**
Kalium mg	311	775	55	**1500**	248
Calcium mg	20	kD	31	60	7
Magnesium mg	34	62	**81**	60	34
Phosphor mg	**260**	**483**	**240**	**450**	**294**
Eisen mg	0,8	0,5	0,7	**4,3**	1,2
Jod µg	**73,8**	**174,0**	**77,0**	kD	**149,0**
Fluorid mg	0,28	0,35	0,36	kD	0,02
Zink mg	0,75	kD	0,04	kD	0,61
Selen µg	kD	kD	kD	kD	kD
Kupfer mg	0,08	kD	0,01	kD	0,23
Chrom µg	kD	kD	kD	kD	kD
Mangan mg	0,25	kD	0,01	kD	0,02

Sonstiges

Cholesterin mg	24	64	55	150	32
Harnsäure, gbd. mg	65	kD	kD	478	290

* nur Niacin

KH, verwertbar = Kohlenhydrate, verwertbar; Retinol-Akt.-Ä. = Retinol-Aktivitäts-Äquivalent; Alpha-Toc. = Alpha-Tocopherol; Niacin-Ä. = Niacin-Äquivalent; Harnsäure, gbd. = Harnsäure, gebildete

WEICHTIERE, INSEKTEN Angaben je 100 g Lebensmittel	Abalone, Seeohr	Grillen, Heimchen	Mehl-würmer	Weinberg-schnecke
Energie kcal	101	141	156	79
Proteine g	**14,4**	**16,5**	**18,6**	**16,1**
davon ess. AS g	kD	kD	kD	kD
Fette gesamt g	0,8	7,9	8,2	0,9
MUFS g	0,1	2,9	3	0,3
davon n3-FS g	kD	kD	kD	kD
davon n6-FS g	kD	kD	kD	kD
KH, verwertbar g	8,7	0,1	0,9	1,3
davon Zucker g	kD	kD	kD	kD
Ballaststoffe g	kD	1,8	2,2	kD
Wasser g	75	73	69	79
Vitamine				
A Retinol-Akt.-Ä. µg	2	23	1	30
D µg	kD	kD	kD	kD
E Alpha-Toc. mg	**4**	**3,6**	**2,4**	**5**
K µg	kD	kD	kD	kD
B_1 mg	0,15	0,2	0,11	0,02
B_2 mg	0,19	**1,66**	**0,87**	0,12
Niacin-Ä. mg	**5,56**	**5,35**	**8,25**	1,70*
Pantothensäure mg	kD	kD	kD	kD
B_6 mg	0,15	0,21	**0,69**	0,03
Biotin µg	kD	kD	kD	kD
Folsäure µg	kD	kD	kD	kD
B_{12} µg	kD	kD	kD	kD
C mg	2	9	10	15
Mineralstoffe				
Natrium mg	189	111	23	138
Kalium mg	215	285	335	35
Calcium mg	31	37	16	90
Magnesium mg	48	19	62	48
Phosphor mg	**154**	**219**	**264**	**157**
Eisen mg	**5,9**	1,8	2,1	2,6
Jod µg	kD	kD	kD	kD
Fluorid mg	kD	kD	kD	kD
Zink mg	kD	kD	kD	kD
Selen µg	kD	kD	kD	kD
Kupfer mg	kD	kD	kD	kD
Chrom µg	kD	kD	kD	kD
Mangan mg	kD	kD	kD	kD
Sonstiges				
Cholesterin mg	85	99	51	58
Harnsäure, gbd. mg	kD	kD	kD	kD

GEFLÜGEL Angaben je 100 g Lebensmittel	Entenfleisch mit Haut	Gänsefleisch mit Haut	Hähnchenbrust mit Haut	Hähnchenbrust ohne Haut	Hähnchenkeule (Schlegel) mit Haut	Huhn, Suppenhuhn
Energie kcal	225	338	166	102	173	255
Proteine g	**18,1**	**15,7**	**19,9**	**23,6**	**18,2**	**18,5**
davon ess. AS g	9,7	8,5	10,6	12,9	11,1	9,9
Fette gesamt g	17,2	31,0	9,6	0,7	11,2	20,3
MUFS g	2,3	3,3	2,6	0,2	2,6	5,7
davon n3-FS g	0,2	0,2	0,2	0,01	0,2	0,7
davon n6-FS g	2,1	3,1	2,4	0,2	2,4	5,0
KH, verwertbar g	Spuren	Spuren	Spuren	Spuren	Spuren	Spuren
davon Zucker g	0	0	0	0	0	0
Ballaststoffe g	0	0	0	0	0	0
Wasser g	64	52	69	75	70	60
Vitamine						
A Retinol-Akt.-Ä. µg	51	65	39	27	36	32
D µg	kD	kD	0,01	0,01	0,01	kD
E Alpha-Toc. mg	0,7	0,5	0,7	0,3	0,1	0,3
K µg	2	kD	kD	**57**	kD	kD
B_1 mg	**0,30**	0,12	0,08	0,07	0,10	0,06
B_2 mg	0,20	0,26	0,16	0,09	0,24	0,17
Niacin-Ä. mg	**7,10**	**9,80**	**10,85**	**15,05**	**9,93**	**12,73**
Pantothensäure mg	0,95	0,60	0,96	0,84	0,84	0,90
B_6 mg	**0,33**	**0,58**	**0,50**	**0,53**	0,25	**0,35**
Biotin µg	6	6	2	2	3	2
Folsäure µg	25	4	12	9	11	8
B_{12} µg	0,3	0,3	0,4	0,4	0,3	0,4
C mg	0	0	3	0	0	0
Mineralstoffe						
Natrium mg	38	86	83	66	95	100
Kalium mg	265	420	262	264	250	180
Calcium mg	15	12	14	14	15	11
Magnesium mg	22	23	19	27	30	17
Phosphor mg	**199**	**184**	**165**	**210**	**188**	**180**
Eisen mg	2,7	1,9	0,7	1,1	1,8	1,2
Jod µg	1,2	4	10	0,4	0,4	0,9
Fluorid mg	0,04	0,04	0,03	0,04	0,04	0,04
Zink mg	1,84	2,22	1,00	1,04	1,60	1,30
Selen µg	kD	kD	kD	kD	6,9	kD
Kupfer mg	0,24	**0,33**	0,04	0,14	0,25	0,06
Chrom µg	kD	kD	kD	kD	kD	kD
Mangan mg	0,05	0,05	0,01	0,02	0,02	0,02
Sonstiges						
Cholesterin mg	76	86	99	62	87	94
Harnsäure, gbd. mg	138	165	115	180	110	159

* nur Niacin

KH, verwertbar = Kohlenhydrate, verwertbar; Retinol-Akt.-Ä. = Retinol-Aktivitäts-Äquivalent; Alpha-Toc. = Alpha-Tocopherol; Niacin-Ä. = Niacin-Äquivalent; Harnsäure, gbd. = Harnsäure, gebildete

GEFLÜGEL Angaben je 100 g Lebensmittel	Putenfleisch mit Haut	Putenfleisch ohne Haut	Putenbrust ohne Haut	Putenkeule ohne Haut
Energie kcal	157	111	107	115
Proteine g	**20,2**	**22,4**	**24,1**	**20,5**
davon ess. AS g	9,7	kD	12,2	10,1
Fette gesamt g	8,5	1,9	1,0	3,6
MUFS g	2,6	0,6	0,3	1,3
davon n3-FS g	0,3	0,0	0,1	0,3
davon n6-FS g	2,3	0,4	0,2	1,0
KH, verwertbar g	Spuren	0,8	Spuren	Spuren
davon Zucker g	0	0	0	0
Ballaststoffe g	0	0	0	0
Wasser g	70	75	74	75

Vitamine

A Retinol-Akt.-Ä. µg	13	9	1	2
D µg	kD	kD	0,01	0,01
E Alpha-Toc. mg	0,5	0,2	0,9	1,2
K µg	kD	kD	kD	kD
B_1 mg	0,10	0,02	0,05	0,09
B_2 mg	0,18	0,18	0,08	0,18
Niacin-Ä. mg	**13,17**	**8,00***	**14,97**	**7,37**
Pantothensäure mg	**1,10**	kD	0,59	**1,13**
B_6 mg	**0,46**	**0,56**	**0,46**	**0,32**
Biotin µg	2	kD	**10**	2
Folsäure µg	16	kD	7	25
B_{12} µg	0,4	kD	0,5	0,4
C mg	0	0	0	0

Mineralstoffe

Natrium mg	63	106	46	86
Kalium mg	247	233	333	289
Calcium mg	15	11	13	17
Magnesium mg	20	24	20	17
Phosphor mg	**175**	**170**	**200**	**180**
Eisen mg	1,0	0,8	1,0	2,0
Jod µg	1,5	kD	1,5	1,5
Fluorid mg	0,04	kD	0,04	0,04
Zink mg	2,60	kD	1,80	2,40
Selen µg	5	kD	kD	kD
Kupfer mg	0,07	kD	0,13	0,16
Chrom µg	kD	kD	kD	kD
Mangan mg	0,02	kD	0,03	0,05

Sonstiges

Cholesterin mg	74	66	44	72
Harnsäure, gbd. mg	170	kD	120	120

LAMM Angaben je 100 g Lebensmittel	Lammbrust	Lammfilet	Lammkeule (Schlegel)	Lamm-kotelett	Lamm-nacken (Hals Kamm)	Lamm-nuss
Energie kcal	287	113	123	216	190	122
Proteine g	**16,3**	**20,4**	**20,6**	**18,5**	**18,6**	**20,0**
davon ess. AS g	8,6	10,8	10,9	9,8	9,8	10,6
Fette gesamt g	25,0	3,4	4,5	15,9	13,0	4,6
MUFS g	1,3	0,2	0,2	0,8	0,6	0,2
davon n3-FS g	0,3	0,04	0,1	0,2	0,2	0,1
davon n6-FS g	1,0	0,1	0,2	0,6	0,4	0,2
KH, verwertbar g	Spuren	Spuren	Spuren	Spuren	Spuren	Spuren
davon Zucker g	0	0	0	0	0	0
Ballaststoffe g	0	0	0	0	0	0
Wasser g	58	75	74	65	68	74

Vitamine

A Retinol-Akt.-Ä. µg	45	9	45	kD	kD	kD
D µg	kD	kD	kD	kD	kD	kD
E Alpha-Toc. mg	0,2	0,2	0,2	0,2	0,2	0,2
K µg	kD	kD	kD	kD	kD	kD
B_1 mg	0,12	0,13	0,14	0,13	0,12	0,14
B_2 mg	0,20	0,23	0,25	0,23	0,22	0,25
Niacin-Ä. mg	**9,29**	**10,76**	**10,51**	**9,86**	**9,92**	**10,40**
Pantothensäure mg	0,65	0,66	0,72	0,70	0,69	0,72
B_6 mg	0,16	0,17	0,17	0,16	0,15	0,17
Biotin µg	kD	kD	kD	kD	kD	kD
Folsäure µg	21	24	23	23	21	23
B_{12} µg	**2,4**	**2,2**	**2,7**	**2,6**	**2,5**	**2,7**
C mg	0	0	0	0	0	0

Mineralstoffe

Natrium mg	57	68	62	58	53	61
Kalium mg	210	276	289	244	220	284
Calcium mg	10	12	6	9	9	6
Magnesium mg	20	27	27	23	20	26
Phosphor mg	**143**	**190**	**193**	**165**	**150**	**189**
Eisen mg	1,3	1,9	1,8	1,6	1,4	1,8
Jod µg	0,6	0,7	0,7	0,6	0,6	0,7
Fluorid mg	0,02	0,02	0,02	0,02	0,02	0,02
Zink mg	**3,01**	**3,19**	**3,84**	**3,54**	**3,19**	**3,77**
Selen µg	kD	kD	kD	kD	kD	kD
Kupfer mg	0,09	0,13	0,13	0,11	0,10	0,12
Chrom µg	kD	kD	kD	kD	kD	kD
Mangan mg	0,02	0,02	0,02	0,02	0,02	0,02

Sonstiges

Cholesterin mg	75	66	64	69	69	64
Harnsäure, gbd. mg	130	150	130	179	175	130

* nur Niacin

KH, verwertbar = Kohlenhydrate, verwertbar; Retinol-Akt.-Ä. = Retinol-Aktivitäts-Äquivalent; Alpha-Toc. = Alpha-Tocopherol; Niacin-Ä. = Niacin-Äquivalent; Harnsäure, gbd. = Harnsäure, gebildete

KALB Angaben je 100 g Lebensmittel	Kalbsbrust (Spannrippe)	Kalbsfilet	Kalbshaxe (Hinterhaxe)	Kalbskeule (Schlegel)	Kalbs-kotelett (Rücken)	Kalbs-schnitzel
Energie kcal	200	102	118	102	108	91
Proteine g	**18,4**	**21,2**	**19,3**	**21,3**	**20,9**	**20,7**
davon ess. AS g	10,2	11,6	10,7	11,8	11,6	11,5
Fette gesamt g	14,2	1,8	4,5	1,8	2,6	0,7
MUFS g	1,2	0,3	0,3	0,2	0,3	0,1
davon n3-FS g	0,1	0,1	0,04	0,03	0,03	0,01
davon n6-FS g	1,1	0,2	0,3	0,2	0,2	0,1
KH, verwertbar g	Spuren	Spuren	Spuren	Spuren	Spuren	Spuren
davon Zucker g	0	0	0	0	0	0
Ballaststoffe g	0	0	0	0	0	0
Wasser g	66	76	75	76	75	78
Vitamine						
A Retinol-Akt.-Ä. µg	1	1	kD	1	kD	kD
D µg	kD	kD	kD	kD	kD	kD
E Alpha-Toc. mg	0,2	0,3	0,3	0,3	0,3	0,3
K µg	kD	kD	kD	kD	kD	kD
B_1 mg	0,14	0,15	0,15	0,08	0,14	0,15
B_2 mg	0,24	0,30	0,23	**0,28**	0,26	0,27
Niacin-Ä. mg	**9,53**	**12,38**	**10,02**	**13,54**	**10,42**	**11,57**
Pantothensäure mg	**1,13**	**1,39**	0,90	**1,09**	0,85	0,91
B_6 mg	**0,42**	**0,56**	**0,40**	**0,47**	**0,40**	**0,40**
Biotin µg	kD	kD	kD	kD	kD	kD
Folsäure µg	12	14	5	14	5	5
B_{12} µg	**1,3**	**1,2**	**1,2**	**1,1**	**1,6**	**1,2**
C mg	0	0	0	0	0	0
Mineralstoffe						
Natrium mg	105	95	115	64	93	86
Kalium mg	329	348	300	372	369	343
Calcium mg	11	12	12	5	13	13
Magnesium mg	22	25	16	27	16	16
Phosphor mg	**237**	**200**	**200**	**223**	**195**	**198**
Eisen mg	**3,0**	1,4	**3,0**	2,3	2,1	2,3
Jod µg	0,1	0,1	2,8	0,1	2,8	2,8
Fluorid mg	0,02	0,02	0,02	0,02	0,02	0,02
Zink mg	**3,24**	2,49	2,29	2,34	2,30	2,30
Selen µg	kD	1,0	kD	kD	kD	kD
Kupfer mg	0,10	0,10	0,25	0,11	0,25	0,25
Chrom µg	kD	kD	kD	kD	kD	kD
Mangan mg	0,03	0,03	0,03	0,03	0,03	0,03
Sonstiges						
Cholesterin mg	68	58	63	70	70	58
Harnsäure, gbd. mg	145	140	150	150	140	150

RIND Angaben je 100 g Lebensmittel	Rinderfilet	Rind, Hackfleisch	Rind, Hochrippe (dicke Rippe, Rostbraten)	Rind, Keule (Schlegel)	Rind, Ochsen-schwanz	Rinder-rücken (Roastbeef)
Energie kcal	121	207	155	121	294	130
Proteine g	**21,2**	**20,5**	**20,6**	**20,6**	**21,4**	**22,5**
davon ess. AS g	11,2	10,8	12,5	11,4	11,8	11,8
Fette gesamt g	4,0	14,0	8,0	4,3	23,5	4,5
MUFS g	0,2	0,5	0,3	0,2	1,1	0,2
davon n3-FS g	0,04	0,2	0,1	0,04	0,2	0,1
davon n6-FS g	0,1	0,3	0,2	0,2	0,9	0,2
KH, verwertbar g	Spuren	0,1	Spuren	Spuren	Spuren	Spuren
davon Zucker g	0	0,037	0	0	0	0
Ballaststoffe g	0	0	0	0	0	0
Wasser g	74	64	70	74	54	72
Vitamine						
A Retinol-Akt.-Ä. µg	20	17	15	20	10	15
D µg	kD	kD	kD	kD	kD	kD
E Alpha-Toc. mg	0,5	0,4	0,5	0,5	0,5	0,5
K µg	kD	kD	kD	kD	kD	kD
B_1 mg	0,10	0,05	0,07	0,23	0,09	0,09
B_2 mg	0,13	0,23	0,15	0,26	0,17	0,16
Niacin-Ä. mg	**8,48**	**10,33**	**8,63**	**11,37**	**8,50**	**9,08**
Pantothensäure mg	**1,00**	0,26	0,26	0,60	0,60	0,33
B_6 mg	**0,50**	0,20	0,30	0,19	0,19	0,19
Biotin µg	5	2,5	2,8	3	3,8	3
Folsäure µg	10	2	1	3	10	3
B_{12} µg	**2,0**	**4,4**	**4,8**	**5,0**	**2,2**	**5,0**
C mg	0	0	0	0	0	0
Mineralstoffe						
Natrium mg	40	71	51	66	49	55
Kalium mg	338	363	315	360	360	356
Calcium mg	3	6	4	6	4	3
Magnesium mg	22	24	19	22	22	23
Phosphor mg	**164**	**196**	**149**	**190**	**190**	**157**
Eisen mg	2,3	2,2	1,9	2,2	2,2	2,0
Jod µg	0,1	5,5	0,2	0,1	0,1	0,1
Fluorid mg	0,01	0,01	0,06	0,06	0,06	0,06
Zink mg	**4,41**	**5,09**	**4,86**	**4,29**	**3,90**	**4,08**
Selen µg	11	kD	8	kD	kD	kD
Kupfer mg	0,08	0,11	0,06	0,09	0,09	0,08
Chrom µg	kD	kD	4	kD	kD	kD
Mangan mg	0,02	0,02	0,03	0,02	0,02	0,02
Sonstiges						
Cholesterin mg	51	60	47	70	49	49
Harnsäure, gbd. mg	110	110	120	120	130	110

KH, verwertbar = Kohlenhydrate, verwertbar; Retinol-Akt.-Ä. = Retinol-Aktivitäts-Äquivalent; Alpha-Toc. = Alpha-Tocopherol; Niacin-Ä. = Niacin-Äquivalent; Harnsäure, gbd. = Harnsäure, gebildete

RIND Angaben je 100 g Lebensmittel	Rinder-roulade	Rind, Tatar (Schabe-fleisch)
Energie kcal	121	116
Proteine g	**20,6**	**22,0**
davon ess. AS g	11,4	12,2
Fette gesamt g	4,3	3,0
MUFS g	0,2	0,1
davon n3-FS g	0,04	0,03
davon n6-FS g	0,2	0,1
KH, verwertbar g	Spuren	Spuren
davon Zucker g	0	0
Ballaststoffe g	0	0
Wasser g	74	74
Vitamine		
A Retinol-Akt.-Ä. µg	20	20
D µg	kD	kD
E Alpha-Toc. mg	0,5	0,5
K µg	kD	kD
B_1 mg	0,23	0,23
B_2 mg	0,26	0,26
Niacin-Ä. mg	**11,37**	**11,62**
Pantothensäure mg	0,60	0,60
B_6 mg	0,19	0,19
Biotin µg	3	3
Folsäure µg	3	3
B_{12} µg	**5,0**	**5,0**
C mg	0	0
Mineralstoffe		
Natrium mg	66	66
Kalium mg	360	360
Calcium mg	6	6
Magnesium mg	22	22
Phosphor mg	**190**	**190**
Eisen mg	2,2	2,2
Jod µg	0,1	3
Fluorid mg	0,06	0,01
Zink mg	**4,29**	**4,29**
Selen µg	kD	kD
Kupfer mg	0,09	0,09
Chrom µg	kD	kD
Mangan mg	0,02	0,02
Sonstiges		
Cholesterin mg	70	58
Harnsäure, gbd. mg	120	130

SCHWEIN Angaben je 100 g Lebensmittel	Schweine-backe	Schwein-bauch	Schweine-bug (Schulter)	Schwein, Eisbein (Hinterhaxe)	Schweine-filet	Schweine-nacken (Kamm)
Energie kcal	299	259	217	185	107	196
Proteine g	**16,7**	**17,8**	**17,5**	**19,0**	**22,0**	**18,3**
davon ess. AS g	9,0	9,8	9,5	10,3	11,9	9,9
Fette gesamt g	26,2	21,1	16,5	12,2	2,0	13,8
MUFS g	1,9	1,4	1,4	1,0	0,2	1,1
davon n3-FS g	0,5	0,1	0,3	0,2	0,03	0,2
davon n6-FS g	1,4	1,3	1,1	0,8	0,1	0,9
KH, verwertbar g	Spuren	Spuren	Spuren	Spuren	Spuren	Spuren
davon Zucker g	0	0	0	0	0	0
Ballaststoffe g	0	0	0	0	0	0
Wasser g	56	60	65	68	75	67
Vitamine						
A Retinol-Akt.-Ä. µg	4	6	9	6	6	8
D µg	kD	kD	kD	kD	kD	kD
E Alpha-Toc. mg	0,5	0,4	0,4	0,4	0,4	0,4
K µg	13	kD	kD	kD	kD	kD
B_1 mg	**0,67**	**0,32**	**0,98**	**0,32**	**0,90**	**0,92**
B_2 mg	0,18	0,16	0,20	0,19	0,23	0,18
Niacin-Ä. mg	**7,24**	**7,95**	**7,93**	**7,05**	**9,33**	**7,52**
Pantothensäure mg	0,50	0,69	0,60	0,69	0,70	0,65
B_6 mg	**0,41**	0,28	**0,39**	**0,45**	**0,50**	**0,52**
Biotin µg	3,6	4,5	4,8	4,5	5	4,7
Folsäure µg	2	3	1	3	3	1
B_{12} µg	**1,5**	**2,0**	0,6	**2,0**	**2,0**	**0,8**
C mg	0	0	0	0	0	0
Mineralstoffe						
Natrium mg	54	59	74	59	74	76
Kalium mg	301	157	291	247	348	252
Calcium mg	4	3	9	11	2	5
Magnesium mg	19	14	25	18	25	20
Phosphor mg	**138**	55	**149**	90	**173**	**139**
Eisen mg	0,8	0,6	1,8	1,5	1,1	1,0
Jod µg	3,3	1	1	1	1	0,9
Fluorid mg	0,01	0,06	0,08	0,06	0,06	0,06
Zink mg	1,82	1,66	**3,50**	2,29	2,00	**2,80**
Selen µg	kD	kD	kD	kD	kD	12
Kupfer mg	0,07	0,04	0,10	0,06	0,05	0,05
Chrom µg	kD	kD	kD	kD	kD	kD
Mangan mg	0,02	0,07	0,01	0,07	0,08	0,00
Sonstiges						
Cholesterin mg	63	59	70	70	55	62
Harnsäure, gbd. mg	120	100	150	120	150	140

KH, verwertbar = Kohlenhydrate, verwertbar; Retinol-Akt.-Ä. = Retinol-Aktivitäts-Äquivalent; Alpha-Toc. = Alpha-Tocopherol; Niacin-Ä. = Niacin-Äquivalent; Harnsäure, gbd. = Harnsäure, gebildete

SCHWEIN Angaben je 100 g Lebensmittel	Schweinekeule (Schlegel, Hinterschinken)	Schweinekotelett (Rücken)	Schweinemett (Hackfleisch)	Schweineschnitzel (Oberschale)
Energie kcal	136	133	276	107
Proteine g	**21,2**	**21,6**	**19,0**	**22,2**
davon ess. AS g	11,3	11,7	13,7	11,9
Fette gesamt g	5,6	5,2	22,5	1,9
MUFS g	0,6	0,5	1,2	0,2
davon n3-FS g	0,1	0,1	0,1	0,0
davon n6-FS g	0,5	0,4	1,1	0,1
KH, verwertbar g	Spuren	Spuren	Spuren	Spuren
davon Zucker g	0	0	0	0
Ballaststoffe g	0	0	0	0
Wasser g	72	72	57	75
Vitamine				
A Retinol-Akt.-Ä. µg	6	9	4	6
D µg	kD	kD	kD	kD
E Alpha-Toc. mg	0,4	0,4	0,5	0,4
K µg	kD	kD	**14**	kD
B_1 mg	**0,90**	**0,82**	**0,71**	**0,80**
B_2 mg	0,23	0,20	0,19	0,19
Niacin-Ä. mg	**9,05**	**8,62**	**9,00**	**8,68**
Pantothensäure mg	0,70	0,53	0,53	0,68
B_6 mg	**0,50**	**0,56**	**0,43**	**0,39**
Biotin µg	5	5	3,8	5
Folsäure µg	3	2	2	9
B_{12} µg	**2,0**	**2,0**	**1,6**	**1,0**
C mg	0	0	0	0
Mineralstoffe				
Natrium mg	75	65	80	72
Kalium mg	300	315	442	292
Calcium mg	2	11	7	9
Magnesium mg	25	24	28	21
Phosphor mg	**170**	**150**	**210**	**172**
Eisen mg	1,1	1,8	1,2	1,7
Jod µg	1	1	5,1	1
Fluorid mg	0,06	0,05	0,01	0,06
Zink mg	2,00	1,39	2,67	2,60
Selen µg	kD	kD	kD	**14**
Kupfer mg	0,05	0,05	0,11	**0,31**
Chrom µg	kD	10	kD	kD
Mangan mg	0,08	0,06	0,03	0,04
Sonstiges				
Cholesterin mg	70	55	68	49
Harnsäure, gbd. mg	150	145	126	160

INNEREIEN Angaben je 100 g Lebensmittel	Kalbsbries	Lammbries	Hähnchen-herzen	Kalbsherz	Lammherz	Rinderherz
Energie kcal	100	92	125	110	118	124
Proteine g	**17,2**	**14,0**	**17,3**	**15,9**	**16,5**	**16,8**
davon ess. AS g	9,0	7,3	9,4	8,6	9,2	11,0
Fette gesamt g	3,4	4,0	5,8	5,1	5,7	6,0
MUFS g	0,2	0,2	1,3	0,4	0,6	0,2
davon n3-FS g	0,1	0,1	0,1	0,0	0,2	0,1
davon n6-FS g	0,1	0,1	1,3	0,4	0,4	0,2
KH, verwertbar g	Spuren	Spuren	0,7	0,1	0,2	0,6
davon Zucker g	0	0	0	0	0	0
Ballaststoffe g	0	0	0	0	0	0
Wasser g	78	81	75	78	77	76
Vitamine						
A Retinol-Akt.-Ä. µg	5	1	9	6	1	11
D µg	kD	0,01	kD	1	3,7	1
E Alpha-Toc. mg	0,2	0,4	1,2	0,4	0,4	0,3
K µg	kD	kD	**720**	kD	kD	kD
B_1 mg	0,08	0,03	**0,43**	**0,55**	**0,37**	**0,51**
B_2 mg	0,17	0,25	**1,24**	**1,00**	**0,90**	**0,91**
Niacin-Ä. mg	**6,58**	**6,97**	**9,67**	**10,10**	**9,52**	**10,85**
Pantothensäure mg	**1,00**	**1,00**	**2,56**	**2,78**	**2,63**	**2,78**
B_6 mg	0,03	0,03	**0,36**	0,29	0,29	0,28
Biotin µg	3	3	4	7	4	7
Folsäure µg	15	13	**72**	3	2	4
B_{12} µg	**6,0**	**6,0**	**4,2**	**11,0**	**8,0**	**9,9**
C mg	**56**	18	6	5,4	5	5,5
Mineralstoffe						
Natrium mg	87	75	111	104	89	108
Kalium mg	386	420	262	265	280	215
Calcium mg	1	8	22	16	7	7
Magnesium mg	16	21	17	25	21	18
Phosphor mg	**558**	**400**	**164**	**180**	**175**	**165**
Eisen mg	2,0	1,7	1,7	**3,7**	**3,6**	**4,0**
Jod µg	4	4	10	30	10	30
Fluorid mg	0,20	0,20	0,05	0,05	0,02	0,06
Zink mg	1,90	1,90	2,01	0,20	2,00	1,35
Selen µg	kD	kD	kD	kD	kD	kD
Kupfer mg	0,20	0,20	**0,35**	**0,32**	**0,52**	**0,30**
Chrom µg	kD	kD	kD	kD	kD	kD
Mangan mg	0,10	0,08	0,09	0,03	0,02	0,03
Sonstiges						
Cholesterin mg	268	260	170	104	135	125
Harnsäure, gbd. mg	1260	800	135	180	135	256

KH, verwertbar = Kohlenhydrate, verwertbar; Retinol-Akt.-Ä. = Retinol-Aktivitäts-Äquivalent; Alpha-Toc. = Alpha-Tocopherol; Niacin-Ä. = Niacin-Äquivalent; Harnsäure, gbd. = Harnsäure, gebildete

INNEREIEN Angaben je 100 g Lebensmittel	Schweine-herz	Kalbshirn	Schafshirn	Schweine-hirn	Entenleber	Gänseleber
Energie kcal	93	110	127	126	131	131
Proteine g	**16,9**	10,1	10,7	10,6	**18,7**	**18,0**
davon ess. AS g	10,4	5,6	6,0	5,9	10,5	10,1
Fette gesamt g	2,6	7,6	9,1	9,0	4,6	4,3
MUFS g	1,0	1,2	1,4	1,4	0,9	0,9
davon n3-FS g	0,2	0,7	0,9	0,9	0,2	0,2
davon n6-FS g	0,9	0,4	0,5	0,5	0,7	0,7
KH, verwertbar g	0,4	0,5	0,8	0,8	3,5	5,0
davon Zucker g	0	0	0	0	0	0
Ballaststoffe g	0	0	0	0	0	0
Wasser g	79	80	78	78	72	71
Vitamine						
A Retinol-Akt.-Ä. µg	10	kD	kD	9	**12000**	**7000**
D µg	0,7	kD	kD	kD	1	1
E Alpha-Toc. mg	0,6	**1,7**	1,2	1,5	0,4	0,4
K µg	kD	kD	kD	kD	kD	kD
B_1 mg	**0,46**	0,16	**0,24**	0,16	**0,35**	**0,30**
B_2 mg	**1,06**	0,26	0,25	**0,28**	**2,50**	**3,20**
Niacin-Ä. mg	**10,27**	**5,93**	**5,57**	**6,97**	**14,02**	**13,88**
Pantothensäure mg	**2,50**	**2,50**	**2,60**	**2,80**	**7,00**	**7,00**
B_6 mg	**0,43**	0,16	0,15	0,19	**0,76**	**0,76**
Biotin µg	4	6	4	3	**210**	**210**
Folsäure µg	4	13	12	12	**700**	**738**
B_{12} µg	**2,7**	**5,7**	**7,3**	**2,8**	**54,0**	**54,0**
C mg	5,3	23	15,2	18	6	4,5
Mineralstoffe						
Natrium mg	80	158	140	153	77	77
Kalium mg	257	280	250	312	240	240
Calcium mg	20	12	5	10	11	12
Magnesium mg	20	15	15	20	20	20
Phosphor mg	**176**	**350**	**320**	**400**	**269**	**261**
Eisen mg	**4,3**	2,5	**3,8**	**3,6**	**30,5**	**10,8**
Jod µg	3	1,8	1,8	1,8	2,4	2,8
Fluorid mg	0,06	Spuren	Spuren	Spuren	0,10	0,10
Zink mg	1,72	1,28	1,20	1,05	**3,07**	**3,07**
Selen µg	kD	kD	kD	kD	kD	kD
Kupfer mg	**0,41**	0,14	**0,30**	**0,54**	**5,96**	**7,52**
Chrom µg	kD	kD	kD	kD	kD	kD
Mangan mg	0,02	0,04	0,05	0,05	0,26	0,30
Sonstiges						
Cholesterin mg	158	2000	2200	2550	515	466
Harnsäure, gbd. mg	530	92	80	83	250	250

INNEREIEN Angaben je 100 g Lebensmittel	Hähnchen-leber	Kalbs-leber	Kalbs-niere	Kalbs-zunge	Lamm-leber	Lamm-niere
Energie kcal	136	87	128	179	134	96
Proteine g	**22,1**	**14,9**	**16,7**	**16,9**	**20,4**	**16,5**
davon ess. AS g	14,0	9,4	8,9	8,9	11,5	9,1
Fette gesamt g	4,7	1,2	6,4	11,6	5,0	2,9
MUFS g	0,8	0,3	0,3	0,9	0,8	0,5
davon n3-FS g	0,1	0,1	0,1	0,2	0,3	0,1
davon n6-FS g	0,7	0,2	0,2	0,7	0,4	0,4
KH, verwertbar g	1,2	4,1	1,0	1,9	1,8	0,8
davon Zucker g	0	0	0	0	0	0
Ballaststoffe g	0	0	0	0	0	0
Wasser g	70	79	75	69	71	79
Vitamine						
A Retinol-Akt.-Ä. µg	**33500**	**28200**	**210**	3	**19895**	105
D µg	1,3	0,3	0,5	kD	0,5	kD
E Alpha-Toc. mg	0,4	0,2	0,2	0,1	0,5	0,5
K µg	**80**	**89**	kD	kD	kD	kD
B_1 mg	**0,32**	**0,28**	**0,37**	0,15	**0,27**	**0,50**
B_2 mg	**2,49**	**2,61**	**2,48**	**0,29**	**3,30**	**2,40**
Niacin-Ä. mg	**16,93**	**19,00**	**10,64**	**6,03**	**18,60**	**11,28**
Pantothensäure mg	**7,16**	**7,90**	**4,00**	**2,00**	**8,20**	**4,30**
B_6 mg	**0,80**	0,17	**0,50**	0,13	**0,42**	0,30
Biotin µg	**210**	**75**	**80**	3	**41**	**37**
Folsäure µg	**380**	**240**	**63**	5	**230**	31
B_{12} µg	**25,7**	**60,0**	**25,0**	**4,0**	**84,0**	**55,0**
C mg	**28**	**35**	12,7	2,7	10	11
Mineralstoffe						
Natrium mg	68	87	200	93	76	156
Kalium mg	218	316	290	210	313	270
Calcium mg	18	9	10	8	7	10
Magnesium mg	13	19	18	17	19	17
Phosphor mg	**240**	**306**	**260**	**190**	**364**	**246**
Eisen mg	**7,4**	**7,9**	**11,5**	2,8	**7,4**	**7,4**
Jod µg	2,4	4,3	4,2	2,3	5	4,4
Fluorid mg	0,10	0,02	0,20	0,20	0,10	0,20
Zink mg	**3,34**	**6,16**	**2,82**	**3,40**	**3,90**	2,24
Selen µg	kD	**22**	kD	kD	kD	kD
Kupfer mg	**0,32**	**5,50**	**0,37**	0,16	**6,98**	**0,42**
Chrom µg	kD	kD	kD	kD	kD	kD
Mangan mg	0,30	0,28	0,05	0,03	0,32	0,12
Sonstiges						
Cholesterin mg	492	229	380	100	371	337
Harnsäure, gbd. mg	243	460	218	160	210	220

KH, verwertbar = Kohlenhydrate, verwertbar; Retinol-Akt.-Ä. = Retinol-Aktivitäts-Äquivalent; Alpha-Toc. = Alpha-Tocopherol; Niacin-Ä. = Niacin-Äquivalent; Harnsäure, gbd. = Harnsäure, gebildete

INNEREIEN Angaben je 100 g Lebensmittel	Lamm-zunge	Rinder-leber	Rinder-niere	Rinder-zunge	Schweine-leber	Schweine-niere	Schweine-zunge
Energie kcal	193	132	117	220	130	106	160
Proteine g	**15,3**	**19,2**	**16,6**	**16,0**	**21,2**	**17,0**	**16,4**
davon ess. AS g	8,2	12,5	10,4	8,2	13,0	9,0	9,2
Fette gesamt g	14,6	3,7	5,1	15,9	4,5	3,8	10,3
MUFS g	0,9	0,8	0,3	1,3	1,5	1,1	1,2
davon n3-FS g	0,4	0,3	0,0	0,3	0,4	0,3	0,04
davon n6-FS g	0,5	0,5	0,2	1,0	1,0	0,8	1,2
KH, verwertbar g	0,5	5,3	0,9	3,7	0,9	0,8	0,5
davon Zucker g	0	0	0	0	0	0	0
Ballaststoffe g	0	0	0	0	0	0	0
Wasser g	68	70	76	64	72	77	72
Vitamine							
A Retinol-Akt.-Ä. µg	1	**17900**	**330**	4	**36300**	60	4
D µg	0,01	1,7	1	kD	kD	kD	0,6
E Alpha-Toc. mg	0,2	0,8	0,3	0,2	0,6	0,5	0,5
K µg	kD	**75**	kD	kD	kD	kD	kD
B_1 mg	0,15	**0,27**	**0,30**	0,14	**0,31**	**0,34**	**0,49**
B_2 mg	**0,38**	**3,09**	**2,26**	**0,29**	**3,17**	**1,80**	**0,50**
Niacin-Ä. mg	**7,83**	**19,87**	**10,17**	**7,77**	**20,87**	**12,52**	**8,47**
Pantothensäure mg	**1,00**	**7,30**	**3,85**	**2,00**	**6,80**	**3,10**	**2,00**
B_6 mg	0,17	**0,96**	**0,39**	0,13	**0,59**	**0,55**	**0,35**
Biotin µg	1	**100**	**58**	3	**27**	kD	3,3
Folsäure µg	4	**592**	**170**	7	**136**	**93**	8
B_{12} µg	**7,2**	**65,0**	**33,4**	**5,0**	**39,0**	**15,0**	**0,8**
C mg	7	**32**	11	3	**23**	16	4,4
Mineralstoffe							
Natrium mg	78	116	235	100	77	173	93
Kalium mg	257	340	220	260	370	250	300
Calcium mg	9	6	11	8	8	7	10
Magnesium mg	33	21	19	18	24	17	20
Phosphor mg	**184**	**351**	**270**	**186**	**430**	**250**	**200**
Eisen mg	2,7	**6,9**	**10,8**	2,7	**17,3**	**7,3**	2,9
Jod µg	1	14	4,2	2,3	14	4,4	1,4
Fluorid mg	0,20	0,13	0,20	0,20	0,20	0,20	0,20
Zink mg	2,32	**4,82**	1,95	**3,15**	**7,10**	2,61	2,60
Selen µg	kD	**21**	kD	kD	kD	kD	kD
Kupfer mg	**0,64**	**3,20**	**0,43**	0,14	**1,27**	**0,78**	0,23
Chrom µg	kD	4,9	kD	kD	kD	kD	kD
Mangan mg	0,05	0,34	0,10	0,03	0,31	0,15	0,03
Sonstiges							
Cholesterin mg	156	257	340	102	368	405	116
Harnsäure, gbd. mg	120	554	269	160	515	334	136

WILD Angaben je 100 g Lebensmittel	Fasan, Fleisch	Hase, Fleisch	Hirsch, Fleisch	Rebhuhn, Fleisch	Reh, Fleisch	Wachtel, Fleisch mit Haut	Wildkaninchen, Fleisch	Wildschwein, Fleisch
Energie kcal	154	114	113	222	122	111	109	161
Proteine g	**23,8**	**21,6**	**20,6**	**35,0**	**22,4**	**22,4**	**21,8**	**19,5**
davon ess. AS g	13,1	11,4	11,0	19,4	12,0	12,4	11,7	10,4
Fette gesamt g	6,6	3,0	3,3	9,0	3,6	2,3	2,3	9,3
MUFS g	0,7	0,8	0,2	2,1	0,2	0,6	0,6	0,8
davon n3-FS g	0,1	0,3	0,0	0,8	0,04	0,2	0,2	0,02
davon n6-FS g	0,6	0,5	0,1	1,3	0,1	0,4	0,4	0,8
KH, verwertbar g	Spuren	Spuren	Spuren	Spuren	Spuren	Spuren	Spuren	Spuren
davon Zucker g	0	0	0	0	0	0	0	0
Ballaststoffe g	0	0	0	0	0	0	0	0
Wasser g	69	74	75	55	73	74	75	70
Vitamine								
A Retinol-Akt.-Ä. µg	49	5	1	33	kD	73	3	8
D µg	kD	kD	kD	kD	kD	kD	kD	kD
E Alpha-Toc. mg	0,6	0,1	0,1	0,7	0,8	0,7	0,5	0,2
K µg	kD	5	kD	kD	kD	kD	kD	kD
B_1 mg	0,09	0,09	**0,25**	0,10	0,10	0,14	0,03	0,10
B_2 mg	0,14	0,06	0,25	0,15	0,25	0,16	0,06	0,20
Niacin-Ä. mg	**10,25**	**12,07**	**3,93**	**12,67**	**4,27**	**14,85**	**12,17**	**8,83**
Pantothensäure mg	0,93	0,80	0,80	0,90	0,80	0,66	0,80	0,70
B_6 mg	**0,66**	0,30	0,30	**0,60**	0,30	**0,67**	**0,40**	**0,40**
Biotin µg	2	0	0	2	0	2	1	1
Folsäure µg	8	5	5	8	5	8	5	5
B_{12} µg	**0,8**	**1,0**	**1,0**	**0,8**	**1,0**	0,5	**10,0**	**5,0**
C mg	0	0	0	0	0	6	0	0
Mineralstoffe								
Natrium mg	32	44	63	100	84	46	50	94
Kalium mg	317	264	294	400	342	304	380	359
Calcium mg	18	14	10	45	25	15	12	10
Magnesium mg	26	24	21	36	20	31	29	22
Phosphor mg	**245**	**208**	**192**	**300**	**220**	**180**	**226**	**167**
Eisen mg	2,0	2,9	2,3	**8,0**	3,0	**4,0**	**3,2**	1,8
Jod µg	0,4	0,6	0,6	0,4	0,6	0,4	1	6
Fluorid mg	0,03	0,03	0,03	kD	0,03	kD	0,04	0,03
Zink mg	1,58	2,17	**3,21**	0,65	**3,00**	2,70	1,40	2,25
Selen µg	kD	kD	kD	kD	kD	kD	kD	kD
Kupfer mg	0,10	0,22	0,17	0,20	0,15	**0,51**	**0,50**	0,11
Chrom µg	kD	kD	kD	kD	kD	kD	kD	kD
Mangan mg	0,02	0,04	0,02	0,02	0,02	0,02	0,04	0,03
Sonstiges								
Cholesterin mg	71	65	65	80	70	44	81	63
Harnsäure, gbd. mg	110	105	110	150	105	150	170	150

* nur Niacin

KH, verwertbar = Kohlenhydrate, verwertbar; Retinol-Akt.-Ä. = Retinol-Aktivitäts-Äquivalent; Alpha-Toc. = Alpha-Tocopherol; Niacin-Ä. = Niacin-Äquivalent; Harnsäure, gbd. = Harnsäure, gebildete

SONSTIGE FLEISCHARTEN Angaben je 100 g Lebensmittel	Haus-kaninchen, Fleisch	Pferd, Fleisch	Strauß, Außenkeule	Taube, Fleisch mit Haut	Ziege, Fleisch
Energie kcal	152	109	111	169	149
Proteine g	**20,8**	**20,6**	**22,9**	**20,9**	**19,5**
davon ess. AS g	11,0	12,2	kD	11,5	10,4
Fette gesamt g	7,6	2,7	2,0	9,5	7,9
MUFS g	2,0	0,5	0,4	1,7	0,4
davon n3-FS g	0,6	0,3	kD	0,1	0,1
davon n6-FS g	1,3	0,3	kD	1,5	0,3
KH, verwertbar g	Spuren	0,4	Spuren	Spuren	Spuren
davon Zucker g	0	0	0	0	0
Ballaststoffe g	0	0	0	0	0
Wasser g	71	75	76	68	72
Vitamine					
A Retinol-Akt.-Ä. µg	3	21	13	10	36
D µg	kD	0,3	kD	kD	kD
E Alpha-Toc. mg	0,4	0,2	0,2	0,5	1,0
K µg	kD	kD	kD	kD	kD
B_1 mg	0,11	0,11	0,21	0,10	0,15
B_2 mg	0,07	0,15	**0,30**	**0,28**	**0,28**
Niacin-Ä. mg	**12,50**	**6,63**	**4,95***	**9,33**	**8,63**
Pantothensäure mg	0,80	0,60	kD	0,70	0,50
B_6 mg	0,30	**0,50**	**0,54**	**0,60**	0,30
Biotin µg	1	2,6	kD	2	1
Folsäure µg	8	8	kD	8	5
B_{12} µg	**10,0**	**3,0**	kD	0,5	**3,0**
C mg	3	1	kD	0	0
Mineralstoffe					
Natrium mg	47	44	90	90	50
Kalium mg	350	400	322	330	300
Calcium mg	13	9	5	45	10
Magnesium mg	23	27	23	40	20
Phosphor mg	**210**	**216**	**221**	**217**	**185**
Eisen mg	2,6	**4,9**	2,7	2,0	2,0
Jod µg	0,6	1	kD	0,4	1
Fluorid mg	0,03	0,03	kD	0,03	0,22
Zink mg	1,34	**4,90**	kD	1,00	**3,00**
Selen µg	kD	kD	kD	kD	kD
Kupfer mg	0,15	0,21	kD	**0,30**	0,20
Chrom µg	kD	kD	kD	kD	kD
Mangan mg	0,04	0,02	kD	0,02	0,02
Sonstiges					
Cholesterin mg	83	52	65	110	58
Harnsäure, gbd. mg	95	200	kD	160	130

FLEISCHWAREN WURSTWAREN Angaben je 100 g Lebensmittel	Bierschinken	Blutwurst (Rotwurst)	Bockwurst	Bratwurst, grob, Schwein	Cervelat-wurst	Corned Beef, deutsch
Energie kcal	172	388	271	289	391	126
Proteine g	**16,6**	**17,1**	**13,1**	**15,2**	**20,3**	**23,5**
davon ess. AS g	9,0	9,1	7,1	8,3	10,9	12,4
Fette gesamt g	10,5	35,9	24,5	25,6	34,8	3,4
MUFS g	1,1	4,3	2,7	1,8	2,8	0,2
davon n3-FS g	0,1	0,6	0,4	0,3	0,3	0,0
davon n6-FS g	1,0	3,8	2,4	1,5	2,5	0,1
KH, verwertbar g	2,8	0,2	0,3	0,3	0,3	0,2
davon Zucker g	2,7	0,2	0,3	0,3	0,3	0,1
Ballaststoffe g	Spuren	0,1	0,1	0,1	0,1	0
Wasser g	68	44	59	56	40	70

Vitamine

Vitamine	Bierschinken	Blutwurst (Rotwurst)	Bockwurst	Bratwurst, grob, Schwein	Cervelat-wurst	Corned Beef, deutsch
A Retinol-Akt.-Ä. µg	5	85	86	4	7	12
D µg	kD	kD	kD	kD	kD	kD
E Alpha-Toc. mg	0,2	0,3	0,3	0,3	0,4	0,3
K µg	13	13	9	2	10	kD
B_1 mg	**0,61**	**0,64**	**0,50**	**0,38**	0,10	0,07
B_2 mg	0,05	0,17	0,15	0,15	0,20	0,16
Niacin-Ä. mg	**7,17**	**5,52**	**4,58**	**6,13**	**7,87**	**7,00**
Pantothensäure mg	0,48	0,42	0,32	0,49	0,52	0,28
B_6 mg	**0,34**	**0,39**	0,31	0,10	**0,40**	0,07
Biotin µg	2	1,8	1,4	1,9	2	1,6
Folsäure µg	2	1	1	3	2	1
B_{12} µg	**1,3**	**1,3**	**0,9**	**1,4**	**2,3**	**2,3**
C mg	**22**	Spuren	**23**	Spuren	**27**	12

Mineralstoffe

Mineralstoffe	Bierschinken	Blutwurst (Rotwurst)	Bockwurst	Bratwurst, grob, Schwein	Cervelat-wurst	Corned Beef, deutsch
Natrium mg	**1142**	**938**	**700**	**520**	**1260**	**839**
Kalium mg	327	291	250	188	300	282
Calcium mg	10	13	14	15	24	12
Magnesium mg	16	24	20	14	11	22
Phosphor mg	**260**	**144**	67	**155**	**155**	**171**
Eisen mg	1,1	0,9	0,8	0,8	1,7	1,7
Jod µg	29,5	4	3,3	1,9	3,7	0,6
Fluorid mg	0,01	0,02	0,02	0,05	0,03	0,05
Zink mg	2,04	1,89	1,46	2,11	**2,94**	**3,29**
Selen µg	kD	kD	kD	10	kD	kD
Kupfer mg	0,06	0,09	0,07	0,06	0,11	0,08
Chrom µg	kD	kD	kD	kD	kD	kD
Mangan mg	0,05	0,04	0,04	0,10	0,07	0,04

Sonstiges

Sonstiges	Bierschinken	Blutwurst (Rotwurst)	Bockwurst	Bratwurst, grob, Schwein	Cervelat-wurst	Corned Beef, deutsch
Cholesterin mg	62	78	59	65	82	44
Harnsäure, gbd. mg	85	116	90	101	140	103

* nur Niacin

KH, verwertbar = Kohlenhydrate, verwertbar; Retinol-Akt.-Ä. = Retinol-Aktivitäts-Äquivalent; Alpha-Toc. = Alpha-Tocopherol; Niacin-Ä. = Niacin-Äquivalent; Harnsäure, gbd. = Harnsäure, gebildete

FLEISCHWAREN WURSTWAREN Angaben je 100 g Lebensmittel	Fleischkäse (Bayrischer Leberkäse)	Fleischwurst	Frankfurter Würstchen/ Schinken-würste	Geflügel-mortadella	Geflügel-salami	Jagdwurst
Energie kcal	293	300	267	236	180	203
Proteine g	**12,4**	**12,1**	**12,4**	**12,6**	**29,4**	**15,3**
davon ess. AS g	kD	5,8	6,6	6,7	15,7	8,3
Fette gesamt g	27,5	28,3	24,4	19,1	6,6	15,8
MUFS g	4,0	3,5	1,8	3,1	0,7	2,3
davon n3-FS g	0,2	0,3	0,4	0,4	0,1	0,4
davon n6-FS g	2,5	3,2	1,4	2,7	0,6	1,9
KH, verwertbar g	Spuren	0,2	0,2	4,0	0,4	0,2
davon Zucker g	0	0	0,2	3,8	0,3	0,2
Ballaststoffe g	0	0	0,1	0,1	0,1	0,1
Wasser g	57	57	60	63	59	65
Vitamine						
A Retinol-Akt.-Ä. µg	3	18	9	115	4	4
D µg	kD	kD	kD	kD	0,01	kD
E Alpha-Toc. mg	0,3	0,8	0,3	0,4	0,5	0,3
K µg	kD	kD	9	1	kD	11
B_1 mg	0,05	**0,25**	0,18	0,10	**0,40**	0,11
B_2 mg	0,15	0,11	0,19	0,04	0,16	0,12
Niacin-Ä. mg	**2,40***	**5,51**	**4,13**	**6,61**	**11,80**	**7,28**
Pantothensäure mg	kD	kD	0,43	0,79	0,68	0,45
B_6 mg	0,30	0,20	0,14	0,14	**0,61**	**0,38**
Biotin µg	kD	kD	1,5	0,9	5,1	1,9
Folsäure µg	kD	3	1	9	6	2
B_{12} µg	kD	**2,0**	**1,1**	**0,8**	**1,1**	**1,3**
C mg	**24**	21	**22**	**27**	kD	**40**
Mineralstoffe						
Natrium mg	**599**	**975**	**1180**	**983**	**1271**	**818**
Kalium mg	299	181	150	231	436	260
Calcium mg	4	kD	8	17	24	14
Magnesium mg	15	13	19	10	32	19
Phosphor mg	**130**	**142**	107	**192**	**242**	**144**
Eisen mg	2,0	0,8	1,8	1,2	1,3	2,9
Jod µg	kD	24	3	**41,9**	3,8	4,1
Fluorid mg	kD	kD	0,02	0,02	0,04	0,03
Zink mg	kD	1,56	1,44	2,02	2,53	2,09
Selen µg	kD	kD	kD	kD	kD	kD
Kupfer mg	kD	kD	0,07	0,05	0,15	0,09
Chrom µg	kD	kD	kD	kD	kD	kD
Mangan mg	kD	kD	0,05	0,04	0,09	0,06
Sonstiges						
Cholesterin mg	85	59	54	93	69	62
Harnsäure, gbd. mg	kD	kD	89	136	168	103

FLEISCHWAREN WURSTWAREN Angaben je 100 g Lebensmittel	Kalbsleberwurst, grob	Lammfleisch-Salami	Mettwurst (Braunschweiger)	Mortadella, norddeutsche	Münchner Weißwurst	Rindersalami
Energie kcal	348	363	374	309	297	375
Proteine g	**15,3**	**19,6**	**14,5**	**12,0**	**11,7**	**19,5**
davon ess. AS g	8,4	10,2	6,9	6,5	6,4	10,5
Fette gesamt g	31,9	32,0	35,6	29,2	27,2	33,3
MUFS g	2,5	3,6	2,7	2,2	2,5	3,8
davon n3-FS g	0,5	0,5	0,5	0,5	0,2	0,5
davon n6-FS g	2,0	3,1	2,1	1,8	2,2	3,4
KH, verwertbar g	0,8	0,2	0,2	0,4	2,1	0,4
davon Zucker g	0,6	0,2	0,2	0,3	2,0	0,3
Ballaststoffe g	0,1	0,1	0,1	0,2	0,1	0,1
Wasser g	49	44	46	55	58	43
Vitamine						
A Retinol-Akt.-Ä. µg	**5557**	kD	5	15	58	13
D µg	kD	kD	kD	kD	kD	kD
E Alpha-Toc. mg	0,4	0,3	0,4	0,3	0,3	0,4
K µg	kD	kD	**15**	11	13	kD
B_1 mg	**0,25**	0,14	0,20	**0,60**	**0,24**	0,20
B_2 mg	**0,77**	0,20	0,15	0,18	0,04	0,22
Niacin-Ä. mg	**6,90**	**7,22**	**3,18**	**4,87**	**4,70**	**7,42**
Pantothensäure mg	**1,56**	0,53	0,67	0,45	0,39	0,41
B_6 mg	0,28	0,14	**0,56**	**0,38**	0,13	0,17
Biotin µg	4	kD	2,8	1,9	1	1,3
Folsäure µg	29	18	3	2	4	2
B_{12} µg	**7,7**	**1,9**	**1,9**	**1,3**	**0,9**	**3,5**
C mg	**23**	Spuren	**29**	**26**	Spuren	kD
Mineralstoffe						
Natrium mg	**698**	**1269**	**1090**	**955**	**574**	**1181**
Kalium mg	217	255	213	302	132	317
Calcium mg	13	20	13	16	17	16
Magnesium mg	18	30	26	24	8	26
Phosphor mg	**148**	**177**	**160**	**142**	**152**	**173**
Eisen mg	**4,4**	1,8	1,6	1,0	0,7	2,0
Jod µg	4,6	1,8	4,1	3,8	25,3	1,8
Fluorid mg	0,10	0,02	0,03	0,02	0,01	0,05
Zink mg	2,68	**3,74**	2,13	1,86	1,58	**3,94**
Selen µg	kD	kD	kD	kD	kD	kD
Kupfer mg	**0,34**	0,13	0,09	0,10	0,06	0,11
Chrom µg	kD	kD	kD	kD	kD	kD
Mangan mg	0,14	0,06	0,06	0,06	0,03	0,06
Sonstiges						
Cholesterin mg	126	83	97	70	65	77
Harnsäure, gbd. mg	166	160	74	112	73	113

KH, verwertbar = Kohlenhydrate, verwertbar; Retinol-Akt.-Ä. = Retinol-Aktivitäts-Äquivalent; Alpha-Toc. = Alpha-Tocopherol; Niacin-Ä. = Niacin-Äquivalent; Harnsäure, gbd. = Harnsäure, gebildete

FLEISCHWAREN WURSTWAREN Angaben je 100 g Lebensmittel	Rostbrat-wurst	Salami	Schinken, Koch-schinken	Bauchspeck, geräuchert	Lachs-schinken	Parma-schinken
Energie kcal	329	375	175	320	116	305
Proteine g	**16,5**	**19,4**	**29,9**	**16,0**	**18,3**	**26,7**
davon ess. AS g	9,0	10,4	kD	8,8	9,9	13,8
Fette gesamt g	29,5	32,6	6,1	28,9	4,4	21,8
MUFS g	2,2	3,9	0,6	2,0	0,4	2,3
davon n3-FS g	0,4	0,5	0,1	0,3	0,1	0,1
davon n6-FS g	1,7	3,4	0,5	1,7	0,3	2,2
KH, verwertbar g	0,3	1,8	Spuren	Spuren	0,9	0,9
davon Zucker g	0,3	1,7	0	0	0,9	0
Ballaststoffe g	0,1	0,5	Spuren	Spuren	Spuren	Spuren
Wasser g	51	42	63	54	70	45

Vitamine

A Retinol-Akt.-Ä. µg	4	11	7	4	5	kD
D µg	kD	kD	kD	kD	kD	kD
E Alpha-Toc. mg	0,3	0,4	0,5	0,3	0,2	kD
K µg	8	2	**21**	kD	kD	kD
B_1 mg	**0,49**	**0,51**	**0,59**	**0,29**	**0,69**	**0,68**
B_2 mg	0,17	0,20	0,25	0,15	0,17	0,21
Niacin-Ä. mg	**5,74**	**6,72**	**9,10**	**5,66**	**5,97**	**12,54**
Pantothensäure mg	0,44	0,47	0,51	0,53	0,40	kD
B_6 mg	**0,33**	**0,33**	**0,33**	0,25	**0,50**	**0,62**
Biotin µg	1,8	1,9	5	2,1	2,2	kD
Folsäure µg	2	2	3	3	1	9
B_{12} µg	**1,3**	**2,3**	**2,0**	**1,5**	**1,5**	0,4
C mg	Spuren	kD	kD	kD	kD	kD

Mineralstoffe

Natrium mg	**681**	**1227**	55	50	**2473**	**2120**
Kalium mg	250	358	240	140	253	575
Calcium mg	11	29	1	3	32	15
Magnesium mg	20	32	23	12	29	28
Phosphor mg	**111**	**170**	**161**	49	**132**	**262**
Eisen mg	0,8	1,8	1,5	0,6	1,6	1,1
Jod µg	2,9	3,4	1,5	1	2,6	3
Fluorid mg	0,03	0,03	0,08	0,05	0,05	kD
Zink mg	1,71	**2,84**	2,32	1,50	1,18	**3,27**
Selen µg	kD	6,9	kD	kD	kD	kD
Kupfer mg	0,08	0,14	0,08	0,04	0,05	0,00
Chrom µg	kD	kD	kD	kD	kD	kD
Mangan mg	0,07	0,26	0,09	0,06	0,06	kD

Sonstiges

Cholesterin mg	71	79	86	61	47	87
Harnsäure, gbd. mg	102	125	211	86	123	kD

FLEISCHWAREN WURSTWAREN Angaben je 100 g Lebensmittel	Schinken-speck	Schwarz-wälder Schinken	Wiener Würstchen
Energie kcal	152	301	261
Proteine g	**20,7**	**26,5**	**13,5**
davon ess. AS g	11,1	14,4	6,5
Fette gesamt g	7,7	21,9	23,2
MUFS g	0,7	3,2	1,7
davon n3-FS g	0,1	0,6	0,4
davon n6-FS g	0,6	2,6	1,3
KH, verwertbar g	Spuren	Spuren	0,2
davon Zucker g	0	0	0,2
Ballaststoffe g	Spuren	Spuren	0,1
Wasser g	71	45	60
Vitamine			
A Retinol-Akt.-Ä. µg	4	kD	24
D µg	kD	0,63	kD
E Alpha-Toc. mg	0,3	0,03	0,3
K µg	kD	kD	8
B_1 mg	**0,88**	**0,41**	0,10
B_2 mg	0,23	0,19	0,12
Niacin-Ä. mg	**7,04**	**8,72**	**5,18**
Pantothensäure mg	0,61	0,60	0,34
B_6 mg	**0,51**	**0,40**	0,29
Biotin µg	2,6	2,6	1,4
Folsäure µg	3	2	1
B_{12} µg	**1,6**	**1,0**	**1,3**
C mg	kD	kD	**23**
Mineralstoffe			
Natrium mg	69	**2140**	**941**
Kalium mg	279	434	204
Calcium mg	2	31	13
Magnesium mg	23	27	22
Phosphor mg	**157**	**219**	**170**
Eisen mg	1,1	1,4	2,4
Jod µg	1	1,2	3,2
Fluorid mg	0,06	0,05	0,02
Zink mg	1,96	**3,17**	1,94
Selen µg	kD	kD	kD
Kupfer mg	0,05	0,17	0,08
Chrom µg	kD	kD	kD
Mangan mg	0,07	0,01	0,04
Sonstiges			
Cholesterin mg	70	76	63
Harnsäure, gbd. mg	146	121	78

KH, verwertbar = Kohlenhydrate, verwertbar; Retinol-Akt.-Ä. = Retinol-Aktivitäts-Äquivalent; Alpha-Toc. = Alpha-Tocopherol; Niacin-Ä. = Niacin-Äquivalent; Harnsäure, gbd. = Harnsäure, gebildete

EIER Angaben je 100 g Lebensmittel	Gänseei	Hühnerei	Putenei	Wachtelei
Energie kcal	179	137	168	137
Proteine g	**13,9**	**11,9**	**13,7**	**11,9**
davon ess. AS g	8,2	6,8	8,1	6,8
Fette gesamt g	13,3	9,3	12,2	9,3
MUFS g	1,8	1,5	1,6	1,5
davon n3-FS g	0,5	0,2	0,4	0,2
davon n6-FS g	1,3	1,4	1,2	1,4
KH, verwertbar g	1,3	1,5	1,2	1,5
davon Zucker g	1,3	1,5	1,2	1,5
Ballaststoffe g	0	0	0	0
Wasser g	71	76	72	76

Vitamine

A Retinol-Akt.-Ä. µg	**1500**	**289**	**1610**	**289**
D µg	5	2,93	4	2,93
E Alpha-Toc. mg	0,4	**2,0**	0,3	**2,0**
K µg	kD	9	kD	9
B_1 mg	0,15	0,10	0,11	0,10
B_2 mg	**0,38**	**0,41**	**0,47**	**0,41**
Niacin-Ä. mg	**3,47**	**3,12**	**3,25**	**3,12**
Pantothensäure mg	**1,76**	**1,60**	**1,60**	**1,60**
B_6 mg	0,24	0,08	0,12	0,08
Biotin µg	**20**	**25**	**25**	**25**
Folsäure µg	**76**	**74**	**60**	**74**
B_{12} µg	**5,1**	**1,9**	**9,3**	**1,9**
C mg	0	0	0	0

Mineralstoffe

Natrium mg	138	144	140	144
Kalium mg	210	147	140	147
Calcium mg	60	51	99	51
Magnesium mg	16	11	14	11
Phosphor mg	**210**	**210**	**170**	**210**
Eisen mg	**3,6**	1,8	**4,1**	1,8
Jod µg	10	9,4	10	9,4
Fluorid mg	0,10	0,11	0,10	0,11
Zink mg	1,33	1,49	1,40	1,49
Selen µg	kD	10	kD	kD
Kupfer mg	0,10	0,07	0,10	0,07
Chrom µg	kD	kD	kD	kD
Mangan mg	0,04	0,07	0,04	0,07

Sonstiges

Cholesterin mg	852	396	807	396
Harnsäure, gbd. mg	5	5	5	5

Fette, Öle, Nüsse, Samen und Ölfrüchte

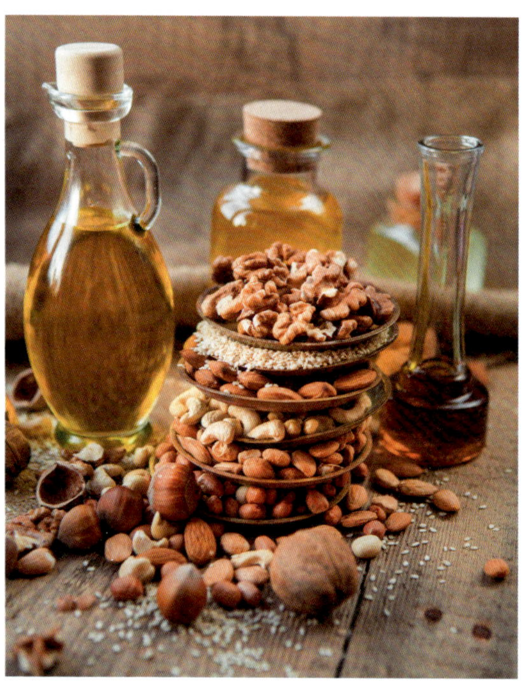

Die Lebensmittel dieser Gruppe sind sämtlich Quellen für Fette und damit sehr energiereich. Besonders die pflanzlichen Lebensmittel dieser Gruppe sind Quellen wichtiger Mikronährstoffe, die Nüsse und Samen sind zusätzlich gute Proteinquellen. Im Rahmen einer ausgewogenen Ernährung sollten überwiegend die **pflanzlichen Vertreter** dieser Gruppe gewählt werden.

Vertreter

Zu dieser Lebensmittelgruppe zählen alle pflanzlichen und tierischen Fette und Öle, fetthaltige Milchprodukte, Nüsse, Samen und Ölfrüchte wie Avocados und Oliven sowie die daraus hergestellten Produkte.

Makronährstoffe

Bei allen Lebensmitteln dieser Gruppe überwiegt der Gehalt an Fetten. Sie sind dadurch wahre **»Kalorien-Bomben«**. Erdmandeln, Kastanien, Nüsse und Samen enthalten zudem nennenswerte Konzentrationen an Proteinen und Kohlenhydraten.

Fette, Öle, Nüsse, Samen, Ölfrüchte	Beispiele
Tierische Fette und Öle	Butter, Butterschmalz, Gänseschmalz, Hammeltalg, Lebertran, Rindertalg, Schweineschmalz
Fetthaltige Milchprodukte	Crème fraîche, Schlagsahne, Schmand
Pflanzliche Öle	In alphabetischer Reihenfolge: Arganöl, Baumwollsamenöl, Distelöl, Erdnussöl, Hanfsamenöl, Kokosfett, Leinöl, Kürbiskernöl, Maiskeimöl, Mandelöl, Mohnöl, Olivenöl, Palmöl, Rapsöl, Sesamöl, Sojaöl, Sonnenblumenöl, Traubenkernöl, Walnussöl, Weizenkeimöl
Nüsse	Cashewkerne, Erdnusskerne, Haselnusskerne, Macadamianuss, Mandeln, Paranuss, Walnüsse
Samen	Chiasamen, Erdmandeln, Flohsamen, Hanfsamen, Kastanien, Kürbiskerne, Leinsamen, Mohnsamen, Pinienkerne, Pistazienkerne, Sesamsamen, Sonnenblumenkerne
Ölfrüchte	Avocado, Oliven

Mikronährstoffe/Funktionelle Nährstoffe

Die meisten **pflanzlichen** Vertreter dieser Gruppe sind unsere Hauptlieferanten **einfach ungesättigter** und **mehrfach ungesättigter**, essenzieller (= lebensnotwendiger) **Fettsäuren** (Linolsäure, Alpha-Linolensäure) sowie des fettlöslichen Antioxidans **Vitamin E**. Nüsse und Samen sind zudem guten Quellen für **Kalium, Magnesium, Eisen und B-Vitamine**.

Sonstige Inhaltsstoffe

Pflanzenfette und -öle sowie Nüsse und Samen sind praktisch **frei von entzündungsfördernder Arachidonsäure und enthalten kein Cholesterin**. Tierische Fette haben **unterschiedliche Gehalte entzündungsfördernder Arachidonsäure und Cholesterin**.

Mit Ausnahme der Nüsse und Samen sind die Gehalte Harnsäure bildender Purine sehr niedrig (siehe S. 162 bis 173).

Einen ersten Überblick zu den Inhaltsstoffen von Ölen, Fetten, Nüssen, Samen und Ölfrüchten gibt die folgende Tabelle (S. 158).

Nachhaltigkeit und Qualität

Bei der Erzeugung von Fetten, Ölen, Nüssen und Samen entstehen sehr unterschiedliche Mengen an CO_2, die durch lange Transportwege noch gesteigert werden. Der Einkauf heimischer oder zumindest europäischer Produkte spart CO_2. Bei der Produktion des Milchprodukts Butter entsteht zusätzlich klimaschädigendes Methan. Das Institut für Energie- und Umweltforschung Heidelberg (ifeu) hat Werte für ausgewählte Lebensmittel dieser Gruppe berechnet (siehe auch Downloadlink im Service).

Um eine möglichst hohe Nährstoffdichte zu erreichen, sollte den pflanzlichen Vertretern dieser Gruppe der Vorzug gegeben werden. Nüsse, Samen und Ölfrüchte sollten möglichst unverarbeitet oder zumindest nur gering verarbeitet ausgewählt werden. So können diese Lebensmittel als **Quelle für Mikronährstoffe** optimal genutzt werden.

Prävention chronischer Erkrankungen und Einflussmöglichkeiten bei bestehenden Stoffwechselerkrankungen

Tierische Fette enthalten große Mengen gesättigter Fettsäuren, die entzündungsfördernde Arachidonsäure sowie Cholesterin. Pflanzenöle, Nüsse und Samen sind hingegen die wichtigsten Lieferanten einfach ungesättigter sowie unentbehrlicher mehrfach ungesättigter n-3- und n-6-Fettsäuren. Das Verhältnis von Alpha-Linolensäure (n-3) zu Linolsäure (n-6) soll dabei 1:5 betragen.

Besonders günstige Fettsäurenmuster haben Olivenöl, Rapsöl, Sojaöl, Leinöl und Leinsamen sowie Walnussöl und Walnüsse. Darüber hinaus sind die pflanzlichen Vertreter dieser Gruppe Lieferanten von antioxidativ wirksamem Vitamin E. Eine fettmodifizierte Kost mit ausreichend hohem Anteil pflanzlicher Fettquellen ist sowohl präventiv wie therapeutisch günstig zur positiven Beeinflussung des Fettstoffwechsels und reduziert dadurch des Herz-Kreislauf-Risiko.

Die folgenden Tabellen (S. 162 bis 173) zeigen Übersichten zu den Nährstoffen und Inhaltsstoffen ausgewählter Lebensmittel der Gruppe Fette, Öle, Nüsse, Samen und Ölfrüchte.

Nährstoffe, die mit 100 g Lebensmittel mehr als 20 % der Referenzwerte für die Nährstoffzufuhr liefern sind fett gedruckt.

Inhaltsstoffe	Tierische Fette und Öle	Pflanzliche Fette und Öle	Nüsse und Samen	Ölfrüchte
Wasser	0 bis über 15 g/100 g	0 bis Spuren	3 g bis 7,5 g/100 g	über 45 g bis über 70 g/100g
Kohlenhydrate	0 bis Spuren	0 bis Spuren	unter 2 g bis über 40 g/100 g	unter 2 g bis über 4 g bis
Fette	über 80 g bis unter 100 g/100 g	80 g bis 100 g/100 g	unter 40 g bis über 70 g/100 g	über 15 g bis unter 20 g/100 g
Proteine	0 bis unter 4 g/100 g	0 bis unter 1 g/100 g	über 2 g bis über 30 g/100 g	unter 1,5 g bis unter 2 g bis
Vitamine	Vitamin A, sonstige Vitamine maximal geringe Mengen	Vitamine A (Carotinoide), E, K	**fast alle** Vitamine wenig Vitamin C, kein Vitamin D und B_{12}	**fast alle** Vitamine wenig Vitamin C, kein Vitamin D und B_{12}
Mineralstoffe	0 bis maximal geringe Mengen	0 bis maximal geringe Mengen	alle Mineralstoffe	alle Mineral-stoffe
Bioaktive Pflanzenstoffe	keine Daten	keine Daten	Carotinoide, Phytinsäure	Carotinoide
Ballaststoffe	keine	keine	2 g bis unter 30 g/100 g	unter 3 g bis unter 8 g/100 g
Gesättigte Fettsäuren	unter 30 g bis über 60 g/100 g	unter 8 g bis unter 50 g/100 g	unter 0,5 g bis über 60 g/100 g	unter 2 g bis über 30 g/100 g
Nickel – wenig Daten	Butter 10 µg/100 g	keine Daten	120 µg bis 1500 µg/100 g	keine Daten
Salicylsäure	keine Daten	keine Daten	0 bis 3 mg/100 g	0,6 mg/100 g
Cholesterin	85 mg bis 500 mg	kein	kein	kein
aus Purinen gebildete Harnsäure	keine	keine	unter 25 mg bis 170 mg/100 g	unter 20 mg bis über 30 mg/100 g
Oxalsäure	keine Daten	keine Daten	keine Daten	keine Daten

Wir empfehlen

30 % bis 35 % des individuellen Bedarfs an Nahrungsenergie sollen Fette sein. Etwa die Hälfte davon ist bereits durch die Summe der Fettanteile aus Gemüsen, Früchten, Stärke- und Proteinlieferanten in unserer Nahrung enthalten. Die andere Hälfte soll in Form von nicht gehärteten Pflanzenölen, Nüssen und Samen dazukommen. Wegen der hohen Energiedichte sind dies **je 1000 kcal etwa 15 g bis 20 g Öle oder 20 g bis 30 g Nüsse oder Samen**.
Da Nüsse und Samen neben den unentbehrlichen Fettsäuren und Vitamin E weitere essenzielle Mikronährstoffe enthalten, sollen sie fester Bestandteil einer ausgewogenen Kost des Menschen sein – soweit allergische Reaktionen dem nicht entgegenstehen.

So können Sie Lebensmittel dieser Gruppe in Ihre Mahlzeiten einbauen:

25 g bis 30 g Nüsse **oder** Samen zu einem Müsli aus Vollkorngetreide, Sauermilchprodukt (oder pflanzlicher Alternative) und Früchten
\+ 5 g bis 10 g Öl für die Zubereitung von Salat zu Vollkornbrot mit Käse **oder** anderem proteinreichem Belag
\+ 5 g bis 10 g Öl für die Zubereitung von Gemüse (oder Salat) zu Vollkorngetreide **oder** Kartoffeln und Fisch, Geflügel, Fleisch, Ei **oder** Hülsenfrüchte für die warme Mahlzeit.

NÜSSE SAMEN Angaben je 100 g Lebensmittel	Cashewnuss	Cashewmus, pur	Chiasamen	Erdmandel (Chufa, Tigernuss)	Erdnuss	Erdnuss, geröstet
Energie kcal	598	618	506	407	599	630
Proteine g	**21,0**	**17,6**	**18,3**	6,1	**29,8**	**26,9**
davon ess. AS g	10,6	9,3	kD	kD	14,6	14,6
Fette gesamt g	47,1	49,4	42,2	23,7	48,1	53,0
MUFS g	8,6	4,0	28,7	kD	14,4	11,4
davon n3-FS g	0,1	0,2	1,5	kD	0,5	0,3
davon n6-FS g	8,5	3,8	17,6	kD	13,9	11,0
KH, verwertbar g	22,2	26,8	1,6	42,5	7,5	9,3
davon Zucker g	6,2	13,4	1,6	kD	3,0	3,7
Ballaststoffe g	3,1	0,8	**27,3**	kD	**11,7**	**7,6**
Wasser g	4	3	7	7	1	2
Vitamine						
A Retinol-Akt.-Ä. µg	kD	kD	8	1	0,2	kD
D µg	0	0	0	0	0	0
E Alpha-Toc. mg	0,19	**4,0**	0,3	**10,0**	**11,35**	**8,0**
K µg	**24**	kD	kD	kD	kD	kD
B_1 mg	**0,58**	**0,31**	**1,64**	0,23	**0,90**	**0,27**
B_2 mg	0,18	0,19	0,16	0,10	0,16	0,02
Niacin-Ä. mg	**7,01**	**7,78**	**3,08***	1,80*	**20,73**	**19,63**
Pantothensäure mg	kD	**1,20**	kD	kD	**2,90**	**2,14**
B_6 mg	**0,53**	0,25	**0,47**	**0,33**	**0,44**	**0,50**
Biotin µg	**11,4**	**25,0**	kD	kD	**34,0**	**35,3**
Folsäure µg	**68**	**68**	kD	kD	**169**	**126**
B_{12} µg	0	0	0	0	0	0
C mg	0	0	1	6	0	0
Mineralstoffe						
Natrium mg	kD	15	30	38	11	18
Kalium mg	689	546	**813**	519	660	**841**
Calcium mg	38	43	**255**	69,5	41	62
Magnesium mg	**258**	**258**	**392**	**87**	**160**	**285**
Phosphor mg	**500**	**457**	**642**	**232**	**340**	**458**
Eisen mg	**6,4**	**5,0**	**5,7**	**3,4**	1,8	2,3
Jod µg	5	1	kD	kD	13	0,5
Fluorid mg	0,17	0,14	kD	kD	0,13	0,14
Zink mg	**5,15**	**5,16**	kD	kD	**2,83**	**3,70**
Selen µg	**20**	kD	kD	kD	6	kD
Kupfer mg	**2,06**	**2,19**	kD	kD	**0,77**	**0,70**
Chrom µg	kD	kD	kD	kD	8	kD
Mangan mg	**1,96**	0,84	kD	kD	**1,60**	**1,78**
Sonstiges						
Cholesterin mg	0	0	0	0	0	0
Harnsäure, gbd. mg	kD	40	kD	kD	74	71

* nur Niacin

KH, verwertbar = Kohlenhydrate, verwertbar; Retinol-Akt.-Ä. = Retinol-Aktivitäts-Äquivalent; Alpha-Toc. = Alpha-Tocopherol; Niacin-Ä. = Niacin-Äquivalent; Harnsäure, gbd. = Harnsäure, gebildete

NÜSSE SAMEN Angaben je 100 g Lebensmittel	Erdnuss-mus	Hanfsamen, geschält	Hanfsamen, ungeschält	Haselnuss	Haselnuss-mus	Kokosmilch, Konserve, i.D.
Energie kcal	594	586	487	664	676	212
Proteine g	**26,3**	**31,6**	**26,0**	**16,3**	**16,6**	2,1
davon ess. AS g	13,4	kD	kD	7,6	8,1	kD
Fette gesamt g	48,5	48,8	36,0	63,3	64,8	21,2
MUFS g	13,9	38,1	28,0	6,3	6,6	0,4
davon n3-FS g	0,4	2,1	1,5	0,1	0,1	kD
davon n6-FS g	13,5	23,3	17,1	6,3	6,5	0,2
KH, verwertbar g	10,6	4,7	2,0	6,0	6,1	3,5
davon Zucker g	4,2	1,5	2,0	3,9	6,1	1,8
Ballaststoffe g	**8,1**	4,0	**29,0**	**7,7**	5,5	1,1
Wasser g	3	5	5	4	4	72

Vitamine

A Retinol-Akt.-Ä. µg	kD	1	38	2	2	kD
D µg	0	0	0	0	0	0
E Alpha-Toc. mg	**7,3**	0,8	**7,0**	**26,0**	**22,6**	0,5
K µg	kD	kD	kD	11	11	kD
B_1 mg	0,13	**1,28**	**0,80**	**0,46**	**0,24**	0,03
B_2 mg	0,10	**0,29**	**0,30**	0,15	0,11	kD
Niacin-Ä. mg	**17,93**	**9,20***	**4,00***	**4,75**	**4,60**	0,72*
Pantothensäure mg	0,92	kD	kD	kD	kD	kD
B_6 mg	**0,40**	**0,60**	**0,70**	**0,66**	**0,41**	0,02
Biotin µg	**17,2**	kD	kD	**61,6**	**31,5**	kD
Folsäure µg	**85**	kD	kD	**90**	46	kD
B_{12} µg	0	0	0	0	0	0
C mg	0	1	0	3	kD	1,5

Mineralstoffe

Natrium mg	17	5	7	2	kD	23
Kalium mg	720	**1200**	**860**	745	763	243
Calcium mg	35	70	145	149	153	17
Magnesium mg	**158**	**700**	**480**	**163**	**167**	42
Phosphor mg	**320**	**1650**	**1060**	**288**	**295**	98
Eisen mg	1,8	**8,0**	**14,0**	**3,4**	3,5	2,5
Jod µg	13,1	kD	kD	1	1	kD
Fluorid mg	0,13	kD	kD	kD	kD	kD
Zink mg	2,60	kD	kD	2,08	2,13	0,10
Selen µg	kD	kD	kD	4,5	kD	kD
Kupfer mg	**0,53**	kD	kD	**1,6**	**1,64**	kD
Chrom µg	kD	kD	kD	12	kD	kD
Mangan mg	**1,75**	kD	kD	**3,46**	**3,54**	kD

Sonstiges

Cholesterin mg	0	0	0	0	0	0
Harnsäure, gbd. mg	70	kD	kD	42	kD	kD

NÜSSE SAMEN Angaben je 100 g Lebensmittel	Kokosnuss	Kokosnuss Raspeln, getrocknet	Kokos-wasser	Kürbiskerne	Leinsamen	Leinsamen, geschrotet
Energie kcal	378	668	9	590	488	491
Proteine g	4,6	7,4	0,3	**35,5**	**22,3**	**22,5**
davon ess. AS g	2,1	3,6	kD	20,4	10,6	11,1
Fette gesamt g	36,5	65,2	0,2	46,6	36,5	36,9
MUFS g	0,7	0,5	kD	19,3	25,4	25,9
davon n3-FS g	kD	kD	kD	kD	20,0	20,4
davon n6-FS g	0,7	0,5	kD	19,3	5,4	5,5
KH, verwertbar g	4,8	8,4	1,4	2,7	7,7	7,8
davon Zucker g	4,8	6,6	1,4	1,3	1,2	7,8
Ballaststoffe g	**9,0**	**14,8**	0,0	**8,7**	**22,7**	**21,8**
Wasser g	44	2	94	5	8	8
Vitamine						
A Retinol-Akt.-Ä. µg	kD	kD	kD	19	4	2
D µg	0	0	0	0	2,8	1,4
E Alpha-Toc. mg	0,7	kD	kD	**4**	**16,0**	**8,1**
K µg	kD	kD	kD	7	4	2
B_1 mg	0,06	0,04	0	**0,59**	**0,46**	0,23
B_2 mg	0,01	kD	kD	0,04	0,15	0,11
Niacin-Ä. mg	1,03	1,73	0,10*	**10,64**	**8,89**	**8,43**
Pantothensäure mg	0,20	kD	0,20	0,60	kD	kD
B_6 mg	0,06	0,11	0,03	0,09	0,43	0,26
Biotin µg	**12,0**	**9,5**	kD	**10,0**	**16,4**	**8,3**
Folsäure µg	30	11	kD	50	**73**	37
B_{12} µg	0	0	0	0	0	0
C mg	2	1	2	Spuren	0	0
Mineralstoffe						
Natrium mg	35	20	47	28	57	57
Kalium mg	379	**912**	282	570	731	739
Calcium mg	20	13	27	10	**206**	**208**
Magnesium mg	39	**116**	28	**285**	**323**	**327**
Phosphor mg	94	**194**	33	**516**	**533**	**539**
Eisen mg	2,3	3,0	0,1	**4,9**	**6,8**	**6,8**
Jod µg	1,2	6	kD	2,7	2	2
Fluorid mg	0,01	kD	kD	0,09	0,07	0,07
Zink mg	0,79	1,46	kD	**6,15**	**4,17**	**4,22**
Selen µg	kD	11,8	kD	6,5	**38**	kD
Kupfer mg	kD	**0,80**	kD	**0,83**	**1,2**	**1,21**
Chrom µg	kD	kD	kD	kD	kD	kD
Mangan mg	**1,31**	**2,13**	kD	**2,77**	**2,26**	**2,29**
Sonstiges						
Cholesterin mg	0	0	0	0	0	0
Harnsäure, gbd. mg	kD	kD	kD	kD	105	kD

* nur Niacin

KH, verwertbar = Kohlenhydrate, verwertbar; Retinol-Akt.-Ä. = Retinol-Aktivitäts-Äquivalent; Alpha-Toc. = Alpha-Tocopherol; Niacin-Ä. = Niacin-Äquivalent; Harnsäure, gbd. = Harnsäure, gebildete

NÜSSE SAMEN Angaben je 100 g Lebensmittel	Macadamianuss	Mandel, süß	Mandeldrink, i.D., ungesüßt, nicht angereichert	Mandelmus, pur	Mandelmus, gesalzen	Mandelmus, weiß
Energie kcal	719	611	18	666	611	610
Proteine g	8,8	**24,0**	0,6	**15,1**	**23,9**	**21,0**
davon ess. AS g	4,6	10,5	kD	7,1	10,8	kD
Fette gesamt g	73,0	53,0	1,5	59,1	53,2	55,5
MUFS g	2,7	10,3	0,4	11,2	11,8	13,6
davon n3-FS g	1,0	0,04	0,02	0,3	kD	0,7
davon n6-FS g	1,7	10,3	0,2	10,9	11,7	8,3
KH, verwertbar g	4,0	5,7	0,3	19,7	7,1	8,5
davon Zucker g	2,0	3,4	0,2	19,7	7,1	4,4
Ballaststoffe g	**11,4**	**11,4**	0,4	1,5	**7,9**	kD
Wasser g	1	5	97	1	5	2

Vitamine

A Retinol-Akt.-Ä. µg	kD	10	kD	kD	8	kD
D µg	0	0	0	0	0	0
E Alpha-Toc. mg	1,5	**27,4**	0,9	**5,0**	**23,5**	**24,6**
K µg	kD	kD	kD	kD	kD	kD
B_1 mg	**0,28**	0,22	kD	0,13	0,11	0,04
B_2 mg	0,12	0,17	0,02	**0,61**	0,12	**0,94**
Niacin-Ä. mg	**3,28**	**7,01**	kD	**4,91**	**5,83**	**3,16***
Pantothensäure mg	0,61	0,58	kD	0,26	0,35	kD
B_6 mg	0,28	0,02	kD	0,08	0,01	0,10
Biotin µg	6,0	kD	kD	0,3	kD	kD
Folsäure µg	50	45	kD	**65**	22	kD
B_{12} µg	0	0	0	0	0	0
C mg	0	0	0	0,5	0	0

Mineralstoffe

Natrium mg	5	2	49	6	**762**	7
Kalium mg	265	676	23	758	674	748
Calcium mg	51	85	20	**270**	86	**347**
Magnesium mg	**108**	**218**	9,5	**300**	**218**	279
Phosphor mg	**201**	**347**	21	**450**	**345**	**508**
Eisen mg	0,2	3,1	0,1	**3,7**	**3,2**	**3,5**
Jod µg	3	1,1	kD	1	**41,1**	kD
Fluorid mg	0,10	0,09	kD	0,09	0,10	kD
Zink mg	1,4	**3,16**	kD	2,4	**3,14**	kD
Selen µg	kD	3,5	kD	kD	kD	kD
Kupfer mg	**0,36**	**0,90**	kD	**0,8**	**0,9**	kD
Chrom µg	kD	kD	kD	kD	kD	kD
Mangan mg	**5,50**	**1,81**	kD	**1,90**	**1,81**	kD

Sonstiges

Cholesterin mg	0	0	0	0	0	0
Harnsäure, gbd. mg	kD	41	kD	40	40	kD

NÜSSE SAMEN Angaben je 100 g Lebensmittel	Mohn	Paranuss	Pekannuss	Pinienkern	Pistazie	Sesam
Energie kcal	526	697	717	589	608	593
Proteine g	**23,8**	**17,0**	11,0	**24,0**	**20,8**	**20,9**
davon ess. AS g	13,8	9,2	5,8	13,2	10,5	11
Fette gesamt g	42,2	68,1	72,0	50,7	51,6	50,4
MUFS g	31,1	28,7	16,0	22,7	7,6	19,4
davon n3-FS g	0,4	0,1	0,8	0,6	0,2	0,7
davon n6-FS g	30,7	28,7	15,2	22,1	7,4	18,7
KH, verwertbar g	4,2	4,1	4,4	7,3	11,6	10,2
davon Zucker g	0,1	2,4	2,2	0,1	2,3	0,2
Ballaststoffe g	**20,5**	4,9	**9,5**	**7,2**	**10,6**	**11,2**
Wasser g	3	2	2	6	3	2
Vitamine						
A Retinol-Akt.-Ä. µg	3	4	7	2	13	4
D µg	0	0	0	0	0	0
E Alpha-Toc. mg	**4,0**	**6,5**	1,2	**12,5**	**5,2**	0,3
K µg	kD	1	10	kD	**59**	2
B_1 mg	**0,86**	**0,71**	**0,86**	**0,81**	**0,69**	**0,79**
B_2 mg	0,17	0,06	0,13	0,19	0,20	0,25
Niacin-Ä. mg	**7,32**	**3,58**	**5,30**	**8,42**	**4,93**	**9,35**
Pantothensäure mg	**3,00**	kD	**1,71**	0,21	**1,19**	**1,41**
B_6 mg	**0,44**	0,24	0,19	0,11	0,25	**0,79**
Biotin µg	**10,0**	6,9	**30,0**	**10,0**	**18,0**	**11,0**
Folsäure µg	**100**	31	39	57	58	**97**
B_{12} µg	0	0	0	0	0	0
C mg	0	0	2	1,9	7	0
Mineralstoffe						
Natrium mg	21	24	3	4	6	45
Kalium mg	705	634	604	600	**1020**	458
Calcium mg	**1460**	161	73	26	136	**783**
Magnesium mg	**333**	**379**	**142**	**235**	**158**	**347**
Phosphor mg	**854**	**675**	**290**	**510**	**500**	**607**
Eisen mg	**9,5**	2,8	2,4	**9,2**	**7,3**	**10,0**
Jod µg	10	5	5	2	5	10
Fluorid mg	0,04	0,06	0,14	0,05	0,12	0,06
Zink mg	**5,95**	**3,87**	**5,3**	**4,25**	**3,34**	**7,78**
Selen µg	**18**	**103**	3	kD	6,4	kD
Kupfer mg	1	**1,78**	**1,1**	**1,03**	**1,18**	**1,46**
Chrom µg	kD	kD	kD	kD	kD	kD
Mangan mg	**12,00**	**1,28**	**3,50**	**4,30**	0,46	**1,47**
Sonstiges						
Cholesterin mg	0	0	0	0	0	0
Harnsäure, gbd. mg	170	23	kD	kD	kD	62

* nur Niacin

KH, verwertbar = Kohlenhydrate, verwertbar; Retinol-Akt.-Ä. = Retinol-Aktivitäts-Äquivalent; Alpha-Toc. = Alpha-Tocopherol; Niacin-Ä. = Niacin-Äquivalent; Harnsäure, gbd. = Harnsäure, gebildete

NÜSSE, SAMEN, ÖLFRÜCHTE Angaben je 100 g Lebensmittel	Tahin (Sesampaste)	Sonnenblumenkern	Walnuss	Walnussmus	Avocado	Oliven, gesäuert i. D.
Energie kcal	592	491	723	730	167	148
Proteine g	**17,8**	**26,1**	**16,1**	**16,3**	2,0	1,4
davon ess. AS g	kD	12,3	7,6	8,3	kD	0,7
Fette gesamt g	48,0	26,3	70,6	71,6	15,4	13,9
MUFS g	21,1	16,6	51,6	53,0	1,8	1,2
davon n3-FS g	1,1	kD	10,1	10,3	kD	0,1
davon n6-FS g	12,9	16,6	41,6	42,6	kD	1,1
KH, verwertbar g	21,2	34,7	6,1	6,2	1,8	1,8
davon Zucker g	0,4	3,5	2,7	6,2	0,3	0,04
Ballaststoffe g	5,0	5,8	4,6	3,3	**6,8**	2,4
Wasser g	3	4	1	1	72,3	72

Vitamine

Vitamine	Tahin (Sesampaste)	Sonnenblumenkern	Walnuss	Walnussmus	Avocado	Oliven, gesäuert i. D.
A Retinol-Akt.-Ä. µg	kD	1	2	2	7	23
D µg	0	0	0	0	3,4	0
E Alpha-Toc. mg	**4,0**	**49,5**	0,62	kD	**2,1**	**3,9**
K µg	kD	kD	3	3	**14**	kD
B_1 mg	**1,28**	**1,90**	**0,34**	0,17	0,08	0,03
B_2 mg	**0,51**	0,26	0,13	0,09	0,14	0,08
Niacin-Ä. mg	**10,09***	**11,00**	**4,38**	**4,33**	2,33	0,85
Pantothensäure mg	kD	kD	kD	kD	kD	0,56
B_6 mg	**0,79**	**1,27**	**0,60**	**0,37**	0,29	0,02
Biotin µg	kD	**56,0**	**35,5**	**18,0**	kD	2,8
Folsäure µg	kD	**121**	**73**	37	20	50
B_{12} µg	0	0	0	0	0	0
C mg	0	0	0	0	9	0

Mineralstoffe

Mineralstoffe	Tahin (Sesampaste)	Sonnenblumenkern	Walnuss	Walnussmus	Avocado	Oliven, gesäuert i. D.
Natrium mg	74	2	2	kD	8	**2100**
Kalium mg	414	784	444	450	507	43
Calcium mg	**420**	86	87	89	13	96
Magnesium mg	**100**	**336**	**140**	**142**	29	19
Phosphor mg	**752**	**688**	**320**	**325**	54	17
Eisen mg	2,5	**5,7**	2,8	2,8	0,6	1,8
Jod µg	kD	4	3	3	3	4,3
Fluorid mg	kD	0,06	kD	kD	0,05	0,03
Zink mg	kD	**5,76**	2,64	2,68	0,64	0,13
Selen µg	kD	kD	5,5	kD	1	kD
Kupfer mg	0	**1,89**	**1,34**	**1,36**	0,39	0,27
Chrom µg	kD	kD	kD	kD	kD	kD
Mangan mg	kD	**2,38**	**2,74**	**2,78**	0,19	0,06

Sonstiges

Sonstiges	Tahin (Sesampaste)	Sonnenblumenkern	Walnuss	Walnussmus	Avocado	Oliven, gesäuert i. D.
Cholesterin mg	0	0	0	0	0	0
Harnsäure, gbd. mg	80	157	26	kD	kD	29

PFLANZLICHE ÖLE Angaben je 100 g Lebensmittel	Arganöl	Baumwollsaatöl	Distelöl (Safloröl)	Erdnussöl	Hanfsamenöl	Kokosnussöl (Kokosöl)
Energie kcal	879	884	884	884	881	876
Proteine g	0	0	0	0	0,1	0
davon ess. AS g	kD	kD	kD	kD	kD	kD
Fette gesamt g	99,5	100,0	100,0	100,0	99,7	99,1
MUFS g	kD	50,4	75,6	21,6	78,7	1,7
davon n3-FS g	kD	0,7	0,5	kD	4,2	kD
davon n6-FS g	kD	49,7	75,1	21,6	48,2	1,7
KH, verwertbar g	0	0	0	0,2	0	0
davon Zucker g	0	0	0	0,1	0	0
Ballaststoffe g	0	0	0	0	0	0
Wasser g	0	0	0	0	0	0
Vitamine						
A Retinol-Akt.-Ä. µg	0	0	0	0	2	0
D µg	0	0	0	0	0	0
E Alpha-Toc. mg	kD	**35,3**	**38,7**	**8,9**	**3,8**	1,8
K µg	kD	kD	11	1	kD	0,6
B_1 mg	0	0	0	0	0	0
B_2 mg	0	Spuren	0	0	0	0
Niacin-Ä. mg	0	0	0	0	0	0
Pantothensäure mg	kD	kD	kD	kD	kD	kD
B_6 mg	0	0	0	0	0	0
Biotin µg	0	0	0	0	0	0
Folsäure µg	0	0	0	0	0	0
B_{12} µg	0	0	0	0	0	0
C mg	0	0	0	0	0	0
Mineralstoffe						
Natrium mg	kD	1	kD	1	kD	kD
Kalium mg	0,1	1	1	1	0	0
Calcium mg	1	1	0	1	0	1
Magnesium mg	1	1	0	1	0	0
Phosphor mg	2	1	0	1	0	0
Eisen mg	kD	0,03	kD	0,1	kD	0,1
Jod µg	kD	kD	kD	kD	kD	kD
Fluorid mg	kD	kD	kD	kD	kD	kD
Zink mg	kD	Spuren	kD	0,03	kD	0,02
Selen µg	kD	kD	kD	kD	kD	kD
Kupfer mg	kD	0,01	kD	Spuren	kD	kD
Chrom µg	kD	kD	kD	kD	kD	kD
Mangan mg	kD	0,01	kD	Spuren	kD	kD
Sonstiges						
Cholesterin mg	0	0	0	0	0	0
Harnsäure, gbd. mg	0	0	0	0	0	0

KH, verwertbar = Kohlenhydrate, verwertbar; Retinol-Akt.-Ä. = Retinol-Aktivitäts-Äquivalent; Alpha-Toc. = Alpha-Tocopherol; Niacin-Ä. = Niacin-Äquivalent; Harnsäure, gbd. = Harnsäure, gebildete

PFLANZLICHE ÖLE Angaben je 100 g Lebensmittel	Kürbiskern-öl	Lein-dotteröl, Camelinaöl	Leinöl	Maiskeimöl	Mandelöl	Margarine, Pflanzen-margarine
Energie kcal	884	879	884	884	882	707
Proteine g	0	0	0	0	0	0
davon ess. AS g	kD	kD	kD	kD	0	0,1
Fette gesamt g	100,0	99,5	100,0	100,0	99,8	80,0
MUFS g	49,7	54,0	67,1	56,5	22,7	11,0
davon n3-FS g	0,5	2,9	52,8	1,0	0,2	kD
davon n6-FS g	49,2	33,0	14,3	55,5	22,5	kD
KH, verwertbar g	0	0	0	0	0	0
davon Zucker g	0	0	0	0	0	0
Ballaststoffe g	0	0	0	0	0	0
Wasser g	0	0	0	0	0	0
Vitamine						
A Retinol-Akt.-Ä. µg	0	**1174**	0	12	0	**934**
D µg	0	0	0	0	0	2,5
E Alpha-Toc. mg	**3,5**	**8,2**	kD	**29,43**	**39,2**	**20,0**
K µg	**112**	kD	kD	3	7	**43**
B_1 mg	0	0	0	0	0	0,01
B_2 mg	0	0	0	0	0	0,03
Niacin-Ä. mg	0	0	0	0	0	0,07
Pantothensäure mg	kD	kD	kD	kD	kD	0,08
B_6 mg	0	0	0	0	0	0
Biotin µg	0	0	0	0	0	0
Folsäure µg	0	0	0	0	0	2
B_{12} µg	0	0	0	0	0	0
C mg	0	0	0	0	0	0,1
Mineralstoffe						
Natrium mg	kD	kD	1	1	1	101
Kalium mg	1	0	1	1	0	7
Calcium mg	0	0	1	15	0	10
Magnesium mg	0	0	1	0	0	13
Phosphor mg	0	0	1	0	0	10
Eisen mg	k	kD	kD	1,3	0	0,1
Jod µg	kD	kD	kD	kD	0	2
Fluorid mg	kD	kD	kD	kD	0	0,01
Zink mg	kD	kD	kD	0,01	0	0,16
Selen µg	kD	kD	kD	kD	0	kD
Kupfer mg	kD	kD	kD	0,05	0	0,04
Chrom µg	kD	kD	kD	kD	0	kD
Mangan mg	kD	kD	kD	kD	0	0,01
Sonstiges						
Cholesterin mg	0	0	0	0	0	0
Harnsäure, gbd. mg	0	0	0	0	0	0

PFLANZLICHE ÖLE Angaben je 100 g Lebensmittel	Margarine, Diät-margarine	Margarine, halbfett	Mohnöl	Olivenöl	Palmöl	Rapsöl (Rüböl)
Energie kcal	707	362	884	884	884	884
Proteine g	0	1,6	0	0	0	0
davon ess. AS g	kD	0,8	kD	kD	kD	kD
Fette gesamt g	80,0	40,0	100,0	100,0	100,0	100,0
MUFS g	48,0	9,7	73,8	9,2	10,1	23,5
davon n3-FS g	kD	0,9	1,0	0,9	0,5	8,6
davon n6-FS g	kD	8,8	72,8	8,3	9,6	15,0
KH, verwertbar g	0	0,4	0	0,2	0	0
davon Zucker g	0	0	0	0	0	0
Ballaststoffe g	0	0	0	0	0	0
Wasser g	20	57	0	0	0	0
Vitamine						
A Retinol-Akt.-Ä. µg	**554**	**542**	0	138	**1775**	**275**
D µg	2,5	2,5	0	0	0	0
E Alpha-Toc. mg	**54,0**	kD	**3,0**	**10,4**	**20,0**	**23,8**
K µg	**43**	**43**	kD	**55**	8	**113**
B_1 mg	0,01	0,01	0	0	0	0
B_2 mg	0,03	0,03	0	0	0	0
Niacin-Ä. mg	0,07	0,36	0	0	0	0
Pantothensäure mg	0,08	0,05	kD	kD	kD	kD
B_6 mg	0	0	0	0	0	0
Biotin µg	0	0	0	0	0	0
Folsäure µg	2	2	0	0	0	0
B_{12} µg	0	0,1	0	0	0	0
C mg	0,1	0	0	0	0	0
Mineralstoffe						
Natrium mg	1	**390**	kD	1	1	2
Kalium mg	7	7	1	1	1	1
Calcium mg	10	12	0	0	1	0
Magnesium mg	13	1	0	1	1	0
Phosphor mg	10	8	0	2	1	2
Eisen mg	0,1	0,03	kD	0,1	0,01	0,1
Jod µg	1,5	1,5	kD	0,1	kD	kD
Fluorid mg	0,01	0,02	kD	kD	kD	kD
Zink mg	0,16	0,05	kD	0,05	0,01	0,04
Selen µg	kD	kD	kD	kD	kD	kD
Kupfer mg	0,04	Spuren	kD	0,01	Spuren	Spuren
Chrom µg	kD	kD	kD	kD	kD	kD
Mangan mg	0,01	kD	kD	Spuren	Spuren	Spuren
Sonstiges						
Cholesterin mg	0	0	0	0	0	0
Harnsäure, gbd. mg	0	0	0	0	0	0

KH, verwertbar = Kohlenhydrate, verwertbar; Retinol-Akt.-Ä. = Retinol-Aktivitäts-Äquivalent; Alpha-Toc. = Alpha-Tocopherol; Niacin-Ä. = Niacin-Äquivalent; Harnsäure, gbd. = Harnsäure, gebildete

PFLANZLICHE ÖLE Angaben je 100 g Lebensmittel	Sesamöl	Sojaöl	Sonnen-blumenöl	Trauben-kernöl	Walnussöl	Weizen-keimöl
Energie kcal	884	884	884	884	884	884
Proteine g	0,2	0	0	0	0	0
davon ess. AS g	0,1	kD	kD	kD	kD	kD
Fette gesamt g	100,0	100,0	100,0	100,0	100,0	100,0
MUFS g	42,7	60,6	50,4	66,4	65,5	63,5
davon n3-FS g	kD	7,7	0,2	0,5	12,2	7,8
davon n6-FS g	42,7	52,9	50,2	65,9	53,3	55,7
KH, verwertbar g	0	0	0	0	0	0
davon Zucker g	0	0	0	0	0	0
Ballaststoffe g	0	0	0	0	0	0
Wasser g	0	0	0	0	0	0
Vitamine						
A Retinol-Akt.-Ä. µg	0	**292**	2	0	0	0
D µg	0	0	0	0	0	0
E Alpha-Toc. mg	**13,6**	**12,13**	**48,7**	**26,01**	**56,3**	**133,0**
K µg	10	**131**	6	**280**	**15**	**24**
B_1 mg	0,01	0	0	0	0	0
B_2 mg	0,07	0	0	0	0	0
Niacin-Ä. mg	0,15	0	0	0	0	0
Pantothensäure mg	kD	kD	kD	kD	kD	kD
B_6 mg	0	0	0	0	0	0
Biotin µg	0	0	0	0	0	0
Folsäure µg	0	0	0	0	0	0
B_{12} µg	0	0	0	0	0	0
C mg	0	0	0	0	0	0
Mineralstoffe						
Natrium mg	2	kD	1	kD	kD	1
Kalium mg	20	1	1	1	1	1
Calcium mg	10	0	1	0	0	1
Magnesium mg	0	0	0	0	0	1
Phosphor mg	0	0	0	0	0	1
Eisen mg	0,1	0,02	0,1	kD	kD	0,1
Jod µg	kD	kD	kD	kD	kD	kD
Fluorid mg	kD	kD	kD	kD	kD	kD
Zink mg	kD	Spuren	0,06	Spuren	kD	**3,8**
Selen µg	kD	kD	kD	kD	kD	kD
Kupfer mg	kD	kD	Spuren	kD	kD	Spuren
Chrom µg	kD	kD	kD	kD	kD	kD
Mangan mg	kD	kD	kD	kD	kD	Spuren
Sonstiges						
Cholesterin mg	0	0	0	0	0	0
Harnsäure, gbd. mg	0	0	0	0	0	0

TIERISCHE FETTE UND ÖLE Angaben je 100 g Lebensmittel	Butter	Butter, halbfett	Butter, gesalzen	Butter mit Joghurt	Butter-schmalz	Gänsefett/ -schmalz
Energie kcal	741	382	688	600	880	884
Proteine g	0,7	4,0	0,2	1,2	0,3	0
davon ess. AS g	0,4	2,3	0,1	0,7	0,1	kD
Fette gesamt g	83,2	39,8	77,6	66,6	99,5	100,0
MUFS g	1,8	0,9	19,0	1,4	2,3	10,8
davon n3-FS g	0,5	0,2	2,5	0,4	0,5	1,2
davon n6-FS g	1,3	0,6	16,5	1,1	1,8	9,6
KH, verwertbar g	0,6	3,5	0,4	1,5	0	0
davon Zucker g	0,6	3,5	0	1,5	0	0
Ballaststoffe g	0	0	0	0	0	0
Wasser g	15	52	19	30	0	0
Vitamine						
A Retinol-Akt.-Ä. µg	**622**	**340**	**538**	**497**	**867**	0
D µg	1,2	1,4	2,4	1,0	1,6	0
E Alpha-Toc. mg	**2,0**	1,0	0	**1,6**	**3,6**	**2,7**
K µg	7	kD	**42**	6	8	kD
B_1 mg	0,01	0,03	0,01	0,01	0	0
B_2 mg	0,02	0,01	0,02	0,05	0	0
Niacin-Ä. mg	0,17	1,02	0,07	0,26	0,06	0
Pantothensäure mg	0,05	0,35	0,07	0,11	0,01	kD
B_6 mg	0,01	0,02	0	0,01	0	0
Biotin µg	0	0	0	1	0	0
Folsäure µg	0	10	2	2	0	0
B_{12} µg	0	0,5	0	0,1	0	0
C mg	0,2	0	0,1	0,5	0	0
Mineralstoffe						
Natrium mg	5	80	**1275**	15	2	5
Kalium mg	16	160	6	50	3	1
Calcium mg	13	115	15	39	6	1
Magnesium mg	3	14	14	5	1	0
Phosphor mg	21	90	12	39	1	5
Eisen mg	kD	0,04	0,05	0,01	0,2	0,03
Jod µg	2,7	3,5	1,9	2,9	0,5	2
Fluorid mg	0,07	0,02	0,01	0,06	0,03	0,02
Zink mg	0,23	0,37	0,13	0,27	0,18	0,02
Selen µg	1,4	kD	kD	kD	kD	kD
Kupfer mg	kD	0,01	0,04	Spuren	0,01	0,02
Chrom µg	6	kD	kD	kD	kD	kD
Mangan mg	kD	Spuren	0,02	Spuren	0,01	Spuren
Sonstiges						
Cholesterin mg	221	106	7	177	264	100
Harnsäure, gbd. mg	0	0	0	0	0	0

KH, verwertbar = Kohlenhydrate, verwertbar; Retinol-Akt.-Ä. = Retinol-Aktivitäts-Äquivalent; Alpha-Toc. = Alpha-Tocopherol; Niacin-Ä. = Niacin-Äquivalent; Harnsäure, gbd. = Harnsäure, gebildete

TIERISCHE FETTE UND ÖLE Angaben je 100 g Lebensmittel	Hammeltalg	Lebertran	Rinderfett/ -schmalz	Schweine-fett/ -schmalz
Energie kcal	734	882	881	884
Proteine g	3,9	0	0,4	0,1
davon ess. AS g	2,0	kD	0,2	0,1
Fette gesamt g	81,3	99,8	99,5	100,0
MUFS g	5,0	29,6	3,6	12,1
davon n3-FS g	1,7	27,0	0,7	1,0
davon n6-FS g	3,3	2,6	2,9	11,1
KH, verwertbar g	0	0	0	0
davon Zucker g	0	0	0	0
Ballaststoffe g	0	0	0	0
Wasser g	15	0	0	0

Vitamine

A Retinol-Akt.-Ä. µg	0	**30000**	**238**	9
D µg	0	**330**	0	0
E Alpha-Toc. mg	0,5	**20,0**	1,3	**1,6**
K µg	kD	kD	kD	kD
B_1 mg	0	0	0	0
B_2 mg	0	0	0	0
Niacin-Ä. mg	0,80	0	0,08	0,02
Pantothensäure mg	kD	kD	kD	kD
B_6 mg	0	0	0	0,02
Biotin µg	0	0	0	0
Folsäure µg	0	0	0	0
B_{12} µg	0	0	0	0
C mg	0	0	1	0

Mineralstoffe

Natrium mg	2	kD	10	1
Kalium mg	**4**	1	6	1
Calcium mg	2	1	0	0
Magnesium mg	1	0	0	0
Phosphor mg	10	1	7	0
Eisen mg	0,1	0,1	0,3	kD
Jod µg	kD	**860**	kD	9,7
Fluorid mg	0,01	0,01	0,01	0,02
Zink mg	0,08	0,06	0,08	0,11
Selen µg	kD	kD	kD	kD
Kupfer mg	0,01	0,01	0,08	kD
Chrom µg	kD	kD	kD	kD
Mangan mg	0,01	0,5	Spuren	0,01

Sonstiges

Cholesterin mg	110	850	89	85
Harnsäure, gbd. mg	0	0	0	0

Die „Extras"

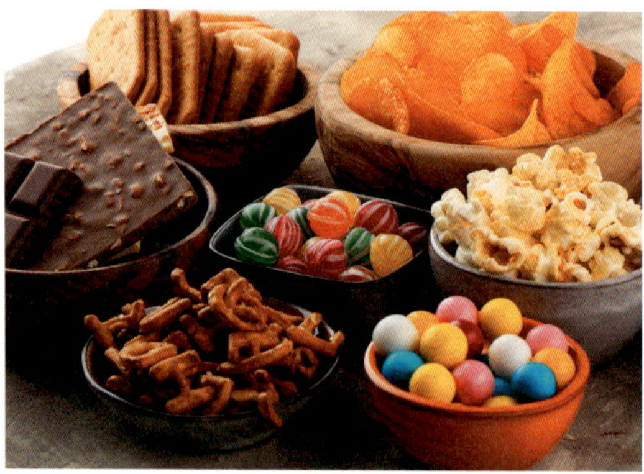

Vertreter

In diese Gruppe gehören alle Sorten von Zucker, süßen Brotaufstrichen, Süßigkeiten, gesüßten Getränken, alkoholischen Getränken und den daraus hergestellten Produkten sowie salzigen Snacks.

Makronährstoffe

Hauptenergiequellen der verschiedenen „Extras" sind niedermolekulare Kohlenhydrate (Rohr- oder Rübenzucker = Sacharose/Traubenzucker = Glucose, Fruchtzucker = Fructose und sonstige Zuckeraustauschstoffe wie Xylit, Mannit, Sorbit.), tierische Fette, pflanzliche Fette und Pflanzenöle sowie Pflanzenöle, die gehärtet wurden.

Auch süße Brotaufstriche wie Konfitüre, Honig und Sirup-Arten bestehen aus niedermolekularen Kohlenhydraten. Nuss-Nougat-Creme enthält zusätzlich pflanzliche Fette und Öle, die je nach Qualität teilweise gehärtet sind. Süßigkeiten, und Eis enthalten ebenfalls reichlich Zucker oder Zuckeraustauschstoffe. Der Gehalt an Fetten und Ölen schwankt je nach Sorte. Gesüßte Getränke wie Limonaden und Cola-Getränke enthalten große Mengen niedermolekularer Kohlenhydrate. Alkoholische Getränke enthalten Alkohol und je nach Sorte unterschiedliche Mengen an Zucker. Die salzigen Snacks liefern verfügbare Kohlenhydrate sowie Fette und Öle unterschiedlicher Qualität sowie Salz.

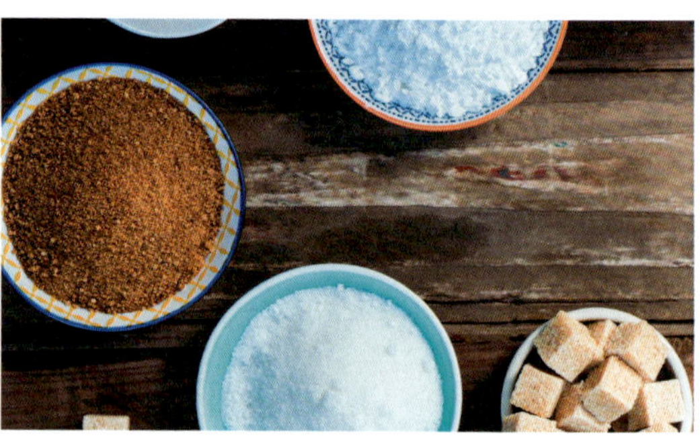

Zucker, süße Brotaufstriche, Süßigkeiten, gesüßte Getränke, alkoholische Getränke	Beispiele
Zucker, Sirupe, süße Brotaufstriche	Haushaltszucker (Rübenzucker, Rohrzucker weiß und braun), Traubenzucker, Fruchtzucker, Ahornsirup, Honig, Agavendicksaft, Fruchtdicksäfte, Zuckerrübensirup, Gelees, Konfitüren, Nuss-Nougat-Cremes
Süßwaren, süße und salzige Snacks	Bonbons, Lakritz, Marzipan, Nougat, Schokolade, Speiseeis, Cracker, Chips, Salzgebäck
alkoholfreie Getränke	Cola-Getränke, Fruchtsaftgetränke, Limonaden, alkoholfreies Bier, alkoholfreier Sekt und Wein
Alkoholische Getränke	Bier, Wein, Liköre, Brände

Mikronährstoffe/Funktionelle Nährstoffe

Bis auf wenige Ausnahmen kommen Vitamine, Mineralstoffe und Ballaststoffe – wenn überhaupt – nur in geringen Mengen vor.

Sonstige Inhaltsstoffe

Die unterschiedlichen Lebensmittel dieser Gruppe sind **frei von entzündungsfördernder Arachidonsäure und Cholesterin**. Die Gehalte Harnsäure bildender Purine sind sehr niedrig (siehe S. 178 bis 192).

Einen ersten Überblick zu den Inhaltsstoffen von Zucker, Süßwaren, alkoholfreien und alkoholischen Getränken gibt die folgende Tabelle.

Inhaltsstoffe	Zucker, Sirupe, Dicksäfte, süße Brotaufstriche	Süßwaren, süße und salzige Snacks	alkoholfreie Getränke	alkoholische Getränke
Wasser	0 bis über 30 g/100 g	1 g bis über 20 g/100 g	unter 65 g bis unter 95 g/100 g	unter 65 g bis unter 95 g/100 g
Kohlenhydrate	unter 60 g bis über 99 g/100 g	5,5 g bis 98 g/100 g	0,1 g bis 40 g/100 g	0,1 g bis 29 g/100 g
Fette	0 bis über 30 g/100 g	unter 0,5 g bis unter 40 g/100 g	unter 40 g bis über 70 g/100 g	keine
Proteine	0 bis über 4 g/100 g	0 bis unter 13 g/100 g	über 2 g bis über 30 g/100 g	0 bis unter 1 g bis
Vitamine	**fast alle** Vitamine maximal geringe Mengen kein Vitamin D und B_{12} B_{12} in Spuren nur in Nuss-Nougat-Creme	**fast alle** Vitamine meist geringe Mengen (Ausnahmen siehe Tabelle S. 180 bis 185)	**fast alle** Vitamine kein Vitamin C, D und B_{12}	wenige Vitamine kein Vitamin A, E, D, $B_{12,}$ C
Mineralstoffe	Spuren bis geringe Mengen (Ausnahmen siehe Tabelle S. 178 bis 179)	**fast alle** Mineralstoffe meist geringe Mengen (Ausnahmen siehe Tabelle S. 182 bis 187)	Spuren bis geringe Mengen	Spuren bis geringe Mengen
Bioaktive Pflanzenstoffe	keine Daten	keine Daten	keine Daten	keine Daten
Ballaststoffe	0 bis über 5 g/100 g	0 bis über 10 g/100 g	keine	keine
Gesättigte Fettsäuren	0 bis unter 20 g/100 g	unter 8 g bis über 20 g/100 g	keine	keine

Inhaltsstoffe	Zucker, Sirupe, Dicksäfte, süße Brotaufstriche	Süßwaren, süße und salzige Snacks	alkoholfreie Getränke	alkoholische Getränke
Nickel – wenig Daten	Honig 2 µg/100 g	Milchschokolade (150 µg/100 g), Milchfreie Schokolade (360 µg/100 g)	120 µg bis 1500 µg/100 g	Rotwein 5 µg bis 6 µg/100 g, Bier 1 µg bis 200 µg/100 g, Weißwein 6 µg/100 g
Salicylsäure – wenig Daten	keine Daten	keine Daten	unter 0,1 mg bis unter 4 mg/100 g	unter 0,2 mg/100 g bis unter 4,2 mg/100 g
Cholesterin	lediglich Spuren in Nuss-Nougat-Creme sonst kein Cholesterin	0 bis über 120 mg/100 g	kein	kein außer eihaltige Liköre
aus Purinen gebildete Harnsäure	0 bis unter 10 mg/100 g	0 bis über 35 g/100 g	1 mg bis 24 mg/100 g	4 mg bis 94 mg/100 g
Oxalsäure	Nuss-Nougat-Creme mit 2,8–5,6 % Kakao (36 mg/100 g)	Schokolade mit 30 % Kakao (56 mg/100 g) Schokolade mit 40 % Kakao (88 mg/100 g)	keine Daten	keine Daten

Nachhaltigkeit und Qualität

Die Zuckerproduktion erzeugt je Kilogramm aus Zuckerrübe 0,6 kg CO_2-Äquivante und verbraucht 132 l Wasser; aus Zuckerrohr 0,24 CO_2-Äquivante bei 210 l Wasserverbrauch. Der Wasserverbrauch steigt im weiteren Prozess der Zuckergewinnung auf 1500 l/kg. Neben Zucker werden Futtermittel und Dünger gewonnen, sodass die Verwertung annähernd 100 % beträgt.

Aufgrund der geringen Dichte an Mikronährstoffen und funktionellen Nährstoffen haben die Lebensmittel dieser Gruppe keinen nennenswerten Anteil an einer optimalen Nährstoffversorgung.

Prävention chronischer Erkrankungen und Einflussmöglichkeiten bei bestehenden Stoffwechselerkrankungen

Die ernährungsphysiologischen Nachteile von Lebensmitteln der Gruppe der „Extras“ stehen im Vordergrund. Jedes Übermaß von Zucker und Alkohol geht einher mit dem Risiko der Beeinträchtigung der Leberfunktion. Die Folge kann die Entstehung einer Fettleber sein, die sich unbehandelt zu einer Leberentzündung bis hin zur Leberzirrhose entwickeln kann. Ebenso geht Überkonsum von Zucker und Alkohol mit der Ausbildung von viszeralem Fett (Eingeweidefett) einher. Hoher Anteil viszerales Fett führt zu einer Beeinträchtigung der Insulinwirkung mit Hyperinsulinämie und in der Folge zu Übergewicht, Adipositas, Diabetes Typ 2, Fettstoffwechselstörungen und Erhöhung des

Herz-Kreislauf-Risikos. Das präventive wie therapeutische Potential liegt hier in der deutlichen Einschränkung dieser Lebensmittelgruppe.

Die folgenden Tabellen (S. 178 bis 192) zeigen Übersichten zu den Nährstoffen und Inhaltsstoffen ausgewählter Lebensmittel der Gruppe „Extras“.

Nährstoffe, die mit 100 g Lebensmittel mehr als 20 % der Referenzwerte für die Nährstoffzufuhr liefern, sind fett gedruckt.

Wir empfehlen

Der Konsum von Lebensmitteln aus der Gruppe der „Extras“ soll insgesamt gering sein. Jedes Zuviel an Nahrungsenergie führt zu Übergewicht mit hohen Risiken für Stoffwechselerkrankungen, Herz-Kreislauf-Erkrankungen und Krebs.

Maximal 10 % der Energie können als „Extras“ aufgenommen werden, um die ernährungsphysiologischen Nachteile in Grenzen zu halten. Für Zucker sind dies 25 g je 1000 kcal.

Für alkoholische Getränke gilt je weniger desto besser und an maximal fünf Tagen pro Woche. Die für Männer und Frauen errechnete durchschnittliche ernährungsphysiologische Obergrenze (risikoarmer Konsum) soll bei 100 g Alkohol je Woche liegen. Das entspricht in etwa 7 x 150 ml Wein, 8 x 0,3 l Bier oder 5 x 0,5 l Weizenbier.

Sowohl für den Genuss von Zucker, zuckerhaltigen Lebensmitteln und Getränken sowie von alkoholhaltigen Getränken gilt: Soweit mit gesundheitsfördernden Lebensmitteln eine optimale Zufuhr an Mikronährstoffen und funktionellen Inhaltsstoffen erreicht ist und der individuelle kcal-Bedarf dabei unterschritten ist, können kleine Mengen „leerer“ kcal hinzukommen.

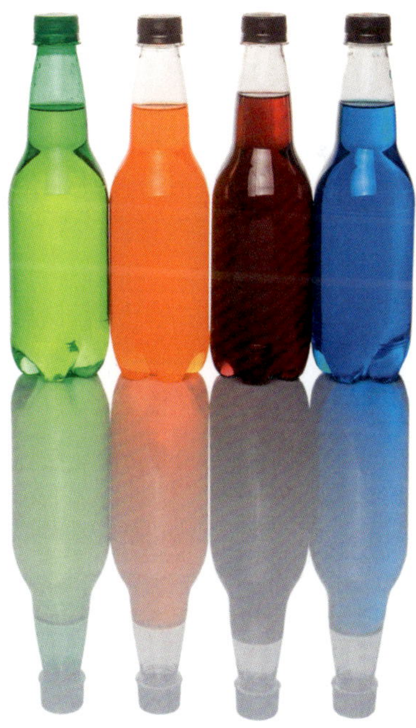

ZUCKER, SIRUP SÜSSE BROT-AUFSTRICHE Angaben je 100 g Lebensmittel	Agaven-dicksaft i.D.	Ahornsirup	Apfel-dicksaft	Bienenhonig	Birnen-dicksaft	Konfitüre/ Marmelade/ Gelee i.D.
Energie kcal	296	274	375	306	362	284
Proteine g	0,2	0	2,2	0,4	3,1	0,1
davon ess. AS g	kD	kD	kD	kD	kD	Spuren
Fette gesamt g	0,1	0,2	3,4	0	1,7	0,02
MUFS g	0	0	1,7	0	0,8	0,01
davon n3-FS g	0	0	0,4	0	0,2	0,002
davon n6-FS g	0	0	1,3	0	0,6	0,008
KH, verwertbar g	72,9	67,1	78,0	75,1	81,0	69,4
davon Zucker g	72,9	67,1	76,9	73,6	79,8	68,9
Ballaststoffe g	0	0	0	0	0	0,8
Wasser g	26,5	32	10	24	10	29
Vitamine						
A Retinol-Akt.-Ä. µg	0	0	17	Spuren	10	1
D µg	0	0	0	0	0	0
E Alpha-Toc. mg	0	0	**3,5**	0	**3,1**	0,2
K µg	0	0	**42**	**25**	**35**	2
B_1 mg	0	0,01	0,20	0,03	0,20	0,004
B_2 mg	0	0,01	0,18	0,05	0,22	0,002
Niacin-Ä. mg	0	0,03	1,97	0,21	1,29	0,12
Pantothensäure mg	kD	0,04	0,58	0,07	0,36	0,03
B_6 mg	0	Spuren	**0,60**	0,16	0,09	0,01
Biotin µg	0	0	**28,0**	kD	0,7	1,6
Folsäure µg	0	0	56	kD	**63**	1
B_{12} µg	0	0	0	0	0	0
C mg	0	0	**52**	1	20	4
Mineralstoffe						
Natrium mg	40	9	7	2	14	Spuren
Kalium mg	0	204	735	45	707	**46**
Calcium mg	0	67	35	6	70	2
Magnesium mg	0	14	35	2	49	2
Phosphor mg	0	2	77	5	77	4
Eisen mg	0	1,2	1,7	1,3	1,1	0,3
Jod µg	0	0	7	0,5	5,6	0,3
Fluorid mg	kD	0,08	0,06	0,01	0,07	Spuren
Zink mg	0	**4,16**	0,27	0,17	0,77	0,03
Selen µg	kD	kD	kD	kD	kD	kD
Kupfer mg	0	0,07	**0,38**	0,09	**0,55**	0,03
Chrom µg	kD	kD	kD	kD	kD	kD
Mangan mg	0	**3,30**	0,31	0,03	0,43	0,02
Sonstiges						
Cholesterin mg	0	0	0	0	0	0
Harnsäure, gbd. mg	0	0	5	0	5	5

KH, verwertbar = Kohlenhydrate, verwertbar; Retinol-Akt.-Ä. = Retinol-Aktivitäts-Äquivalent; Alpha-Toc. = Alpha-Tocopherol; Niacin-Ä. = Niacin-Äquivalent; Harnsäure, gbd. = Harnsäure, gebildete

ZUCKER, SIRUP SÜSSE BROT-AUFSTRICHE Angaben je 100 g Lebensmittel	Nuss-Nougat-Creme i.D.	Rüben-zucker, braun	Rüben-zucker, weiß	Vollroh-zucker	Waldhonig, Honigtau	Zucker-rübensirup
Energie kcal	537	396	405	386	306	303
Proteine g	4,3	0	0	0	0,4	2,3
davon ess. AS g	2,1	kD	kD	kD	0,2	kD
Fette gesamt g	31,3	0	0	0	0	0,5
MUFS g	1,4	0	0	0	0	0
davon n3-FS g	0,01	0	0	0	0	0
davon n6-FS g	1,4	0	0	0	0	0
KH, verwertbar g	58,4	97,4	99,8	95,0	75,1	69,0
davon Zucker g	57,6	97,7	99,8	95,0	69,8	66,0
Ballaststoffe g	3,3	0	0	0	0	5,4
Wasser g	2	2	0	2	24	22

Vitamine

A Retinol-Akt.-Ä. µg	31	0	0	0	0	0
D µg	0	0	0	0	0	0
E Alpha-Toc. mg	4	0	0	0	0	0
K µg	4	0	0	0	**25**	0
B_1 mg	0,23	0,01	0	0,01	Spuren	0
B_2 mg	0,12	0,01	0	0,01	0,05	0
Niacin-Ä. mg	1,42	0,03	0	0,03	0,21	0
Pantothensäure mg	0,07	kD	kD	kD	0,07	kD
B_6 mg	0,69	0	0	0	0,16	0
Biotin µg	9,7	0	0	0	0	0
Folsäure µg	18	0	0	0	0	0
B_{12} µg	0,1	0	0	0	0	0
C mg	Spuren	1	0	1	2	0

Mineralstoffe

Natrium mg	23	2	0	12	2	12
Kalium mg	298	90	2	90	45	490
Calcium mg	13	55	1	55	6	0
Magnesium mg	48	14	0	14	2	**96**
Phosphor mg	84	24	0	24	5	0
Eisen mg	**3,5**	0	0,3	0	1,3	**23**
Jod µg	0,8	0	0	0	0,5	0
Fluorid mg	0,01	0,02	kD	0,02	0,01	kD
Zink mg	0,87	0,06	0,02	0,06	0,17	kD
Selen µg	kD	kD	kD	kD	kD	kD
Kupfer mg	0,40	0,05	0,02	0,05	0,09	kD
Chrom µg	kD	kD	kD	kD	kD	kD
Mangan mg	0,63	0,02	0,01	0,02	0,03	kD

Sonstiges

Cholesterin mg	kD	0	0	0	0	0
Harnsäure, gbd. mg	kD	0	0	0	0	0

SÜSSWAREN, SÜSSE UND SALZIGE SNACKS Angaben je 100 g Lebensmittel	Bitter-schokolade	Bitter-schokolade gefüllt mit Marzipan	Bitter-schokolade gefüllt mit Pfeffer-minze	Bonbons, Hart-karamellen	Bonbons, Sahne-karamellen	Bonbons, Weich-karamellen
Energie kcal	421	440	418	391	357	449
Proteine g	**12,4**	**13,0**	**12,3**	0,5	0,4	2,1
davon ess. AS g	6,1	6,2	6,0	0,2	0,2	1,0
Fette gesamt g	15,9	19,0	15,7	0,3	3,8	17,2
MUFS g	0,4	1,6	0,4	0,05	0,1	0,5
davon n3-FS g	0,04	0,03	0,03	0,04	0,02	Spuren
davon n6-FS g	0,4	1,6	0,4	0,01	0,1	0,5
KH, verwertbar g	49,7	47,9	49,2	95,0	79,3	71,1
davon Zucker g	49,7	47,9	49,2	95,0	79,3	71,1
Ballaststoffe g	**14,5**	**13,3**	**14,3**	0	0	0
Wasser g	3	3	3	4	16	8
Vitamine						
A Retinol-Akt.-Ä. µg	0	1	0	0	39	0
D µg	0	0	0	0	0,13	0
E Alpha-Toc. mg	**2,7**	**5,0**	**2,6**	0	0,1	0,0
K µg	3	2	3	0	0	0
B_1 mg	0,07	0,08	0,07	0	0,03	0
B_2 mg	0,10	0,10	0,10	0	0,04	0
Niacin-Ä. mg	**4,44**	**4,36**	**4,40**	0,12	0,09	0,60
Pantothensäure mg	kD	0,06	kD	kD	0,04	kD
B_6 mg	0,19	0,16	0,19	0	Spuren	0
Biotin µg	0	0	0	0	0,4	0
Folsäure µg	24	25	24	0	0	0
B_{12} µg	0,7	0,6	0,7	0	0	0
C mg	0	0	0	0	0,1	0
Mineralstoffe						
Natrium mg	161	134	159	25	122	**320**
Kalium mg	**2014**	**1752**	**1994**	9	119	210
Calcium mg	85	80	84	4	21	95
Magnesium mg	**300**	**273**	**297**	3	6	25
Phosphor mg	**401**	**372**	**397**	12	16	64
Eisen mg	**25,9**	**21,9**	**25,6**	0,1	0,8	1,5
Jod µg	2,2	2	2,2	0	0,3	0
Fluorid mg	0,03	0,04	0,03	kD	0,04	kD
Zink mg	**3,78**	**3,43**	**3,74**	0,02	0,04	kD
Selen µg	kD	kD	kD	kD	kD	kD
Kupfer mg	**2,29**	**2,01**	**2,27**	0,04	0,05	**0,4**
Chrom µg	kD	kD	kD	kD	kD	kD
Mangan mg	**2,71**	**2,46**	**2,68**	kD	0,05	kD
Sonstiges						
Cholesterin mg	0	0	0	0	10	0
Harnsäure, gbd. mg	0	5	0	0	0	0

KH, verwertbar = Kohlenhydrate, verwertbar; Retinol-Akt.-Ä. = Retinol-Aktivitäts-Äquivalent; Alpha-Toc. = Alpha-Tocopherol; Niacin-Ä. = Niacin-Äquivalent; Harnsäure, gbd. = Harnsäure, gebildete

SÜSSWAREN, SÜSSE UND SALZIGE SNACKS Angaben je 100 g Lebensmittel	Fruchteis	Gummibonbons, Gummitiere	Hustenbonbons	Kaugummi	Kunstspeiseeis	Lakritze
Energie kcal	142	348	406	387	61	381
Proteine g	1,5	6,6	0,5	0,1	0	4,4
davon ess. AS g	0,8	3,1	0,2	0,05	kD	1,7
Fette gesamt g	1,8	0	0,7	0	0	0,9
MUFS g	0,1	0	0,03	0	0	0,3
davon n3-FS g	0,01	0	0,01	0	0	0,03
davon n6-FS g	0,04	0	0,02	0	0	0,2
KH, verwertbar g	29,1	78,6	98,0	95,2	14,9	86,7
davon Zucker g	28,7	74,7	98,0	95,2	14,9	58,1
Ballaststoffe g	0,6	0,1	0	0	0	1,4
Wasser g	66	12	1	4	85	6
Vitamine						
A Retinol-Akt.-Ä. µg	11	0	0	0	0	0
D µg	0	0	0	0	0	0
E Alpha-Toc. mg	0,2	0	0	0	0	0,1
K µg	1	0	0	0	1	0
B_1 mg	0,02	0	0	0	0	0,05
B_2 mg	0,07	0	0	0	0	0,02
Niacin-Ä. mg	0,42	1,45	0,12	0,02	0	1,30
Pantothensäure mg	0,16	kD	kD	kD	kD	0,08
B_6 mg	0,02	0	0	0	0	0,02
Biotin µg	3,0	0	0	0	0	0,8
Folsäure µg	3	0	0	0	0	4
B_{12} µg	0	0	0	0	0	0
C mg	4	0	0	0	0	1
Mineralstoffe						
Natrium mg	20	62	9	0	2	2
Kalium mg	38	12	0	8	0	194
Calcium mg	41	9	7	10	9	11
Magnesium mg	6	2	3	6	2	15
Phosphor mg	26	4	0	4	0	38
Eisen mg	0,4	0,19	0,2	0	0,05	2,5
Jod µg	2	0	0	0,2	0	3,2
Fluorid mg	0,02	kD	0,02	0,01	0,02	0,02
Zink mg	0,16	kD	0,04	0,04	0,01	0,43
Selen µg	kD	kD	kD	kD	kD	kD
Kupfer mg	0,03	kD	0,04	0,04	0,00	0,06
Chrom µg	kD	kD	kD	kD	kD	kD
Mangan mg	0,02	kD	0,01	0,04	0,003	0,66
Sonstiges						
Cholesterin mg	3	0	0	0	0	0
Harnsäure, gbd. mg	4	36	0	0	0	20

SÜSSWAREN, SÜSSE UND SALZIGE SNACKS Angaben je 100 g Lebensmittel	Maiskeks, glutenfrei	Marzipan	Milchschokolade Blätterkrokant	Milchspeiseeis	Nougat	Russisch Brot
Energie kcal	449	498	520	250	487	385
Proteine g	5,6	8,0	9,6	1,6	6,8	8,9
davon ess. AS g	2,8	3,6	4,7	0,9	3,3	4,3
Fette gesamt g	16,6	24,9	30,5	22,0	21,6	0,8
MUFS g	9,3	5,4	3,0	0,6	2,1	0,2
davon n3-FS g	0,1	0,02	0,03	0,1	0,02	0,01
davon n6-FS g	9,2	5,4	2,9	0,5	2,1	0,2
KH, verwertbar g	67,4	58,7	49,4	12,1	64,1	83,8
davon Zucker g	18,8	58,7	49,4	12,1	64,1	41,1
Ballaststoffe g	2,8	3,7	**6,1**	0	4,3	**1,3**
Wasser g	6	4	3	64	2	4
Vitamine						
A Retinol-Akt.-Ä. µg	4	3	1	**231**	1	0
D µg	0	0	0	0,76	0	0
E Alpha-Toc. mg	**9,7**	**8,4**	**11,5**	0,5	**8,1**	0,1
K µg	9	0	5	0	4	0
B_1 mg	0,08	0,10	0,22	0,02	0,16	0,04
B_2 mg	0,16	**0,45**	0,09	0,10	0,06	0,14
Niacin-Ä. mg	1,48	2,35	2,99	0,41	2,15	2,29
Pantothensäure mg	0,29	0,35	kD	0,21	kD	0,10
B_6 mg	0,04	0,06	**0,33**	0,03	0,23	0,02
Biotin µg	4,1	2,0	**27,7**	2,1	**19,6**	4
Folsäure µg	5	15	45	3	32	4
B_{12} µg	0,2	0	0,1	0,3	0,1	0
C mg	0,1	2	0	1	0	1
Mineralstoffe						
Natrium mg	281	5	29	24	21	88
Kalium mg	212	209	699	78	502	319
Calcium mg	123	43	83	57	59	72
Magnesium mg	26	**120**	**127**	7	**91**	29
Phosphor mg	**228**	**220**	**202**	44	**144**	43
Eisen mg	1,2	2,0	**6,3**	0,1	**4,6**	1,7
Jod µg	4,1	0,5	0,8	1,7	0,6	6
Fluorid mg	0,05	0,05	0,01	0,01	Spuren	0,05
Zink mg	1,13	1,50	1,63	0,18	1,17	0,45
Selen µg	kD	kD	kD	kD	kD	kD
Kupfer mg	0,12	0,08	**1,14**	0,01	**0,82**	0,18
Chrom µg	kD	kD	kD	kD	kD	kD
Mangan mg	0,69	0,99	**2,05**	0,003	**1,46**	0,39
Sonstiges						
Cholesterin mg	0	0	0	58	0	0
Harnsäure, gbd. mg	18	54	0	0	27	15

KH, verwertbar = Kohlenhydrate, verwertbar; Retinol-Akt.-Ä. = Retinol-Aktivitäts-Äquivalent; Alpha-Toc. = Alpha-Tocopherol; Niacin-Ä. = Niacin-Äquivalent; Harnsäure, gbd. = Harnsäure, gebildete

SÜSSWAREN, SÜSSE UND SALZIGE SNACKS Angaben je 100 g Lebensmittel	Sahnebitter-schokolade	Schokokuss	Schoko-ladeneis	Schokola-denfondant	Schokola-denstreusel-flocken	Softeis
Energie kcal	401	363	179	384	458	129
Proteine g	10,8	5,9	4,2	3,5	7,2	2,1
davon ess. AS g	5,3	kD	2,3	1,8	3,5	1,1
Fette gesamt g	18,5	13,5	8,8	1,8	18,3	2,2
MUFS g	0,5	0,4	0,6	0,1	0,5	0,1
davon n3-FS g	0,1	kD	0,1	0,003	0,05	0,01
davon n6-FS g	0,5	kD	0,5	0,1	0,4	0,0
KH, verwertbar g	42,0	52,1	20,5	85,9	61,6	24,8
davon Zucker g	42,0	49,0	19,3	85,9	61,6	24,8
Ballaststoffe g	**12,1**	4,2	0,01	2,4	**8,4**	0
Wasser g	13	23	66	5	2	70
Vitamine						
A Retinol-Akt.-Ä. µg	56	0	137	0	0	21
D µg	0,18	kD	0,78	0	0	0
E Alpha-Toc. mg	**2,3**	0,8	0,6	0,4	**1,6**	0,04
K µg	2	kD	1	0	3	0
B_1 mg	0,06	0,03	0,05	0,04	0,04	0,02
B_2 mg	0,11	0,08	0,18	0,12	0,06	0,12
Niacin-Ä. mg	**3,80**	1,79	1,00	1,08	2,58	0,51
Pantothensäure mg	0,05	kD	0,59	0,14	kD	0,23
B_6 mg	0,16	0,06	0,05	0,04	0,11	0,02
Biotin µg	0,5	kD	7,8	0,6	0	2,0
Folsäure µg	21	kD	21	5	14	4
B_{12} µg	0,6	kD	0,6	0,2	0,4	0
C mg	0,2	0	1	0,1	0	1
Mineralstoffe						
Natrium mg	140	70	50	108	93	33
Kalium mg	**1697**	601	113	447	**1172**	99
Calcium mg	84	27	88	72	50	101
Magnesium mg	**251**	**87**	10	56	**174**	9
Phosphor mg	**345**	**120**	**111**	**111**	**233**	59
Eisen mg	**21,6**	**7,5**	0,7	**4,8**	**15,1**	0,1
Jod µg	2,2	kD	8,2	1,8	1,3	3
Fluorid mg	0,03	0,01	0,02	0,03	0,02	0,04
Zink mg	**3,19**	kD	0,60	0,80	2,20	0,27
Selen µg	kD	kD	kD	kD	kD	kD
Kupfer mg	**1,91**	kD	0,03	**0,40**	**1,34**	0,02
Chrom µg	kD	kD	kD	kD	kD	kD
Mangan mg	**2,26**	kD	0,02	0,47	**1,58**	0,02
Sonstiges						
Cholesterin mg	14	0	123	0	0	7
Harnsäure, gbd. mg	0	kD	1	0	0	0

SÜSSWAREN, SÜSSE UND SALZIGE SNACKS Angaben je 100 g Lebensmittel	Vollmilch-schokolade	Vollmilch-schokolade gefüllt mit Nuss-Nougat	Vollmilch-schokolade Trauben-Nuss	Weiße Schokolade	Weiße Schokolade Crisp	Zartbitter-schokolade
Energie kcal	541	535	534	540	511	514
Proteine g	7,3	9,0	7,6	5,0	5,5	8,1
davon ess. AS g	3,8	4,5	3,9	2,6	2,8	4,0
Fette gesamt g	33,2	33,6	33,0	30,2	25,3	31,1
MUFS g	0,8	1,3	1,2	0,7	0,6	0,8
davon n3-FS g	0,1	0,1	0,1	0,1	0,1	0,1
davon n6-FS g	0,7	1,2	1,1	0,6	0,5	0,7
KH, verwertbar g	51,8	47,2	49,6	61,9	64,9	46,3
davon Zucker g	51,8	47,2	49,6	61,9	52,1	46,3
Ballaststoffe g	3,4	5,4	3,9	0,0	0,7	**9,5**
Wasser g	2	2	3	1	2	2
Vitamine						
A Retinol-Akt.-Ä. µg	42	34	36	48	42	0
D µg	0,22	0,17	0,18	0,25	0,21	0
E Alpha-Toc. mg	0,8	**3,2**	**2,6**	0,2	0,2	**1,8**
K µg	5	5	5	5	4	5
B_1 mg	0,06	0,10	0,10	0,05	0,06	0,04
B_2 mg	0,27	0,24	0,24	**0,28**	0,24	0,07
Niacin-Ä. mg	2,07	2,67	2,20	1,22	1,37	2,91
Pantothensäure mg	0,47	0,37	0,41	0,54	0,48	kD
B_6 mg	0,08	0,15	0,12	0,04	0,05	0,12
Biotin µg	4,2	**8,9**	**8,3**	4,8	4,3	0,0
Folsäure µg	13	21	18	8	8	16
B_{12} µg	0,4	0,4	0,4	0,3	0,2	0,4
C mg	2	2	2	2	2	0
Mineralstoffe						
Natrium mg	103	103	89	74	222	105
Kalium mg	680	**878**	693	233	214	**1319**
Calcium mg	**205**	187	191	**212**	179	56
Magnesium mg	**86**	**124**	**89**	18	17	**196**
Phosphor mg	**219**	**254**	**216**	**143**	**129**	**263**
Eisen mg	**6,4**	**8,8**	**5,8**	0,3	0,6	**17,0**
Jod µg	5,1	4,5	4,6	5,3	4,6	1,4
Fluorid mg	kD	kD	kD	kD	kD	kD
Zink mg	1,44	1,84	1,40	0,63	0,57	2,47
Selen µg	kD	kD	kD	kD	kD	kD
Kupfer mg	**0,58**	**0,91**	**0,64**	0,04	0,07	**1,5**
Chrom µg	kD	kD	kD	kD	kD	kD
Mangan mg	0,67	**1,21**	0,86	0,03	0,04	**1,78**
Sonstiges						
Cholesterin mg	13	10	11	15	12	1
Harnsäure, gbd. mg	0	0	8	0	13	0

KH, verwertbar = Kohlenhydrate, verwertbar; Retinol-Akt.-Ä. = Retinol-Aktivitäts-Äquivalent; Alpha-Toc. = Alpha-Tocopherol; Niacin-Ä. = Niacin-Äquivalent; Harnsäure, gbd. = Harnsäure, gebildete

SÜSSWAREN, SÜSSE UND SALZIGE SNACKS Angaben je 100 g Lebensmittel	Cracker	Erdnussflips	Kartoffel-chips	Nachos (Tortilla-chips)	Salz-stangen/ Brezeln
Energie kcal	386	538	562	482	353
Proteine g	11,1	10,4	5,5	6,0	9,7
davon ess. AS g	4,2	5,1	2,5	2,9	3,6
Fette gesamt g	3,2	34,5	39,4	21,2	0,5
MUFS g	1,0	8,1	20,7	2,6	0,2
davon n3-FS g	0,2	0,1	4,7	0,05	0,01
davon n6-FS g	0,8	8,0	16,0	2,6	0,2
KH, verwertbar g	75,0	44,6	45,1	64,6	76,0
davon Zucker g	1,1	1,4	2,3	0,6	0,5
Ballaststoffe g	3,8	5,0	4,2	4,4	Spuren
Wasser g	4	3	2	3	9

Vitamine

A Retinol-Akt.-Ä. µg	13	13	Spuren	5	0
D µg	0	0	0	0	0
E Alpha-Toc. mg	0,2	**4,3**	**6,1**	**3,7**	0,4
K µg	2	0	9	kD	kD
B_1 mg	0,09	0,18	0,22	0,12	0,01
B_2 mg	0,07	0,04	0,10	0,05	0,04
Niacin-Ä. mg	2,45	**4,83**	**4,73**	2,34	2,33
Pantothensäure mg	0,32	0,63	0,4	kD	kD
B_6 mg	0,08	0,12	0,89	0,22	0
Biotin µg	1,0	9	kD	kD	kD
Folsäure µg	10	17	20	33	kD
B_{12} µg	0	0	0	0	0
C mg	Spuren	0	Spuren	0	0

Mineralstoffe

Natrium mg	**960**	**763**	**450**	**330**	**1790**
Kalium mg	162	163	**1000**	184	124
Calcium mg	68	16	52	18	147
Magnesium mg	27	43	64	43	kD
Phosphor mg	**444**	106	**147**	**121**	**130**
Eisen mg	1,1	0,9	2,3	1,0	0,7
Jod µg	1	4	10	kD	kD
Fluorid mg	kD	0,06	kD	0,05	kD
Zink mg	0,94	0,75	0,92	0,77	0,50
Selen µg	kD	kD	kD	kD	kD
Kupfer mg	0,15	0,18	0,73	kD	kD
Chrom µg	kD	kD	kD	kD	kD
Mangan mg	0,78	0,35	0,46	0,20	kD

Sonstiges

Cholesterin mg	3	0	0	0	0
Harnsäure, gbd. mg	42	31	70	kD	100

ALKOHOLFREIE GETRÄNKE Angaben je 100 g Lebensmittel	Bier alkoholfrei	Colagetränke	Cola Mix	Limonaden mit Bitterstoffen (Bitter Lemon, Tonicwater)	Limonade, Orange, Zitrone	Malzbier (Malztrunk)
Energie kcal	26	24	38	31	29	54
Proteine g	0,4	0	0	0	0	0,6
davon ess. AS g	0,1	kD	kD	kD	kD	0,2
Fette gesamt g	0	0	0	0	0	0
MUFS g	0	0	0	0	0	0
davon n3-FS g	0	0	0	0	0	0
davon n6-FS g	0	0	0	0	0	0
KH, verwertbar g	5,4	5,4	8,9	7,5	7,0	10,9
davon Zucker g	2,7	5,4	8,9	7,5	7,0	4,8
Ballaststoffe g	0	0	0	0	0	0
Wasser g	94	44	90	92	93	87
Vitamine						
A Retinol-Akt.-Ä. µg	0	0	0	0	0	0
D µg	0	0	0	0	0	0
E Alpha-Toc. mg	0	0	0,01	0	0,01	0
K µg	0	0	0	0	0	0
B_1 mg	0,01	0	0	0	0	0,01
B_2 mg	0,02	0	0	0	0	0,03
Niacin-Ä. mg	0,74	0	0	0	0	1,37
Pantothensäure mg	0,08	kD	kD	kD	kD	0,16
B_6 mg	0,03	0	0	0	0	0,08
Biotin µg	1,0	0	0	0	0	1,0
Folsäure µg	8	0	0	0	0	5
B_{12} µg	0	0	0	0	0	0
C mg	0	0	0	0	0	0
Mineralstoffe						
Natrium mg	3	2	4	4	4	7
Kalium mg	40	0,5	1	1	0	53
Calcium mg	5	2	12	19	19	2
Magnesium mg	8	0,5	1	2	1	9
Phosphor mg	20	3	4	0	2	20
Eisen mg	0,02	0,02	0,22	0,4	0,41	0,08
Jod µg	1	0,9	1,4	1,8	1	1
Fluorid mg	0,001	0,01	0,02	0,02	0,02	0,001
Zink mg	0,01	0,01	0,03	0,04	0,04	0,00
Selen µg	kD	kD	kD	kD	kD	kD
Kupfer mg	0,01	0,02	0,02	0,02	0,02	0,03
Chrom µg	kD	kD	kD	kD	kD	kD
Mangan mg	0,02	0,02	0,04	0,04	0,04	0,02
Sonstiges						
Cholesterin mg	0	0	0	0	0	0
Harnsäure, gbd. mg	8	5	6	2	1	24

KH, verwertbar = Kohlenhydrate, verwertbar; Retinol-Akt.-Ä. = Retinol-Aktivitäts-Äquivalent; Alpha-Toc. = Alpha-Tocopherol; Niacin-Ä. = Niacin-Äquivalent; Harnsäure, gbd. = Harnsäure, gebildete

ALKOHOLFREIE GETRÄNKE Angaben je 100 g Lebensmittel	Sekt, alkoholfrei	Wein, alkoholfrei
Energie kcal	25	15
Proteine g	0,2	0,2
davon ess. AS g	0,1	0,1
Fette gesamt g	0	0
MUFS g	0	0
davon n3-FS g	0	0
davon n6-FS g	0	0
KH, verwertbar g	5,1	2,6
davon Zucker g	5,1	2,6
Ballaststoffe g	0	0
Wasser g	94	96
Vitamine		
A Retinol-Akt.-Ä. µg	0,08	0,08
D µg	0	0
E Alpha-Toc. mg	0	0
K µg	0	0
B_1 mg	0	0
B_2 mg	0,01	0,01
Niacin-Ä. mg	0,07	0,10
Pantothensäure mg	0,03	0,02
B_6 mg	0,02	0,02
Biotin µg	0,5	1,0
Folsäure µg	0	7
B_{12} µg	0	0
C mg	0	0
Mineralstoffe		
Natrium mg	3	2
Kalium mg	70	82
Calcium mg	6	9
Magnesium mg	8	10
Phosphor mg	10	15
Eisen mg	0,52	0,6
Jod µg	35	10
Fluorid mg	0,02	0,03
Zink mg	0,05	0,08
Selen µg	kD	kD
Kupfer mg	0,05	0,07
Chrom µg	kD	kD
Mangan mg	0,08	0,14
Sonstiges		
Cholesterin mg	0	0
Harnsäure, gbd. mg	kD	kD

BIERE Angaben je 100 g Lebensmittel	Altbier, 5 Vol-%	Bier mit Limonade	Exportbier, dunkel	Exportbier, hell	Hefe-Weizenbier	Kölsch
Energie kcal	44	34	43	53	38	53
Proteine g	0,5	0,3	0,4	0,5	0,3	0,4
davon ess. AS g	kD	0,1	0,1	0,2	0,1	0,1
Fette gesamt g	0	0	0	0	0	0
MUFS g	0	0	0	0	0	0
davon n3-FS g	0	0	0	0	0	0
davon n6-FS g	0	0	0	0	0	0
KH, verwertbar g	3,5	5,0	3,1	3,2	3,0	4,0
davon Zucker g	0,3	3,6	0,2	0,3	0,2	0,3
Ballaststoffe g	0	0	0	0	0	0
Wasser g	91	93	92	91	93	90
Vitamine						
A Retinol-Akt.-Ä. µg	0	0	0,42	0	0	0
D µg	0	0	0	0	0	0
E Alpha-Toc. mg	0	0,01	0	0	0	0
K µg	0	0	0	0	0	0
B_1 mg	0,05	Spuren	Spuren	0,01	Spuren	Spuren
B_2 mg	0,04	0,02	0,03	0,02	0,04	0,03
Niacin-Ä. mg	0	0,54	1,00	0,83	0,95	0,91
Pantothensäure mg	kD	0,04	0,08	0,14	0,08	0,08
B_6 mg	0	0,03	0,05	0,05	0,04	0,04
Biotin µg	0	0,5	1,0	1,2	0,5	0,5
Folsäure µg	0	1	5	5	4	4
B_{12} µg	0	0,1	0	0	0,1	0,1
C mg	0	0	0	0	0	0
Mineralstoffe						
Natrium mg	6	5	3	4	4	6
Kalium mg	49	19	50	42	35	48
Calcium mg	4	12	3	5	2	4
Magnesium mg	11	5	10	8	10	9
Phosphor mg	29	15	25	22	20	26
Eisen mg	kD	0,23	0,02	0,01	Spuren	Spuren
Jod µg	kD	0,9	8	1,5	1	1
Fluorid mg	kD	0,03	0,05	Spuren	Spuren	Spuren
Zink mg	kD	0,03	0,02	0,02	0,02	0,02
Selen µg	kD	kD	kD	kD	kD	kD
Kupfer mg	kD	0,03	0,04	0,01	0,04	0,04
Chrom µg	kD	kD	kD	kD	kD	kD
Mangan mg	kD	0,04	Spuren	0,01	0,03	0,03
Sonstiges						
Cholesterin mg	0	0	0	0	0	0
Harnsäure, gbd. mg	0	8	15	13	15	12

KH, verwertbar = Kohlenhydrate, verwertbar; Retinol-Akt.-Ä. = Retinol-Aktivitäts-Äquivalent; Alpha-Toc. = Alpha-Tocopherol; Niacin-Ä. = Niacin-Äquivalent; Harnsäure, gbd. = Harnsäure, gebildete

BIERE Angaben je 100 g Lebensmittel	Pils, hell	Starkbier	Weizenbier (Weißbier), dunkel	Weizenbier (Weißbier), hell
Energie kcal	42	70	38	38
Proteine g	0,5	0,7	0,3	0,3
davon ess. AS g	0,2	0,3	0,1	0,1
Fette gesamt g	0	0	0	0
MUFS g	0	0	0	0
davon n3-FS g	0	0	0	0
davon n6-FS g	0	0	0	0
KH, verwertbar g	3,1	4,6	3,0	3,0
davon Zucker g	0,2	0,4	0,2	0,2
Ballaststoffe g	0	0	0	0
Wasser g	92	88	93	93
Vitamine				
A Retinol-Akt.-Ä. µg	0	0,08	0	0
D µg	0	0	0	0
E Alpha-Toc. mg	0	0	0	0
K µg	0	0	0	0
B_1 mg	Spuren	Spuren	Spuren	Spuren
B_2 mg	0,03	0,04	0,04	0,04
Niacin-Ä. mg	0,95	1,52	0,92	0,95
Pantothensäure mg	0,15	0,09	0,08	0,08
B_6 mg	0,06	0,04	0,04	0,04
Biotin µg	1,0	1,0	0	0,5
Folsäure µg	6	16	4	4
B_{12} µg	0	0,4	0	0,1
C mg	0	0	0	0
Mineralstoffe				
Natrium mg	4	3	4	4
Kalium mg	55	40	21	35
Calcium mg	4	4	1	2
Magnesium mg	10	12	10	10
Phosphor mg	32	50	13	20
Eisen mg	Spuren	Spuren	Spuren	Spuren
Jod µg	1,5	1,5	1	1
Fluorid mg	Spuren	Spuren	0,03	Spuren
Zink mg	0,03	0,01	0,02	0,02
Selen µg	kD	kD	kD	kD
Kupfer mg	0,01	0,01	0,04	0,04
Chrom µg	kD	kD	kD	kD
Mangan mg	0,02	0,02	0,03	0,03
Sonstiges				
Cholesterin mg	0	0	0	0
Harnsäure, gbd. mg	13	13	15	15

WEINE SCHAUMWEINE LIKÖRE Angaben je 100 g Lebensmittel	Apfelwein/ Obstwein	Bitterlikör, Kräuterlikör	Champagner	Curacao	Eierlikör	Eiswein, lieblich
Energie kcal	47	248	83	318	285	98
Proteine g	Spuren	0	0,2	Spuren	4,0	0,2
davon ess. AS g	kD	kD	0,1	kD	2,3	0,1
Fette gesamt g	0	0	0	0	7,0	0
MUFS g	0	0	0	0	1,0	0
davon n3-FS g	0	0	0	0	0,1	0
davon n6-FS g	0	0	0	0	0,9	0
KH, verwertbar g	2,6	10,0	5,1	28,3	28,0	5,9
davon Zucker g	2,6	10,0	5,1	28,3	28,0	5,9
Ballaststoffe g	0	0	0	0	0	0
Wasser g	92	60	85	42	47	83

Vitamine

A Retinol-Akt.-Ä. µg	0,08	0	0,08	0,08	146	0,08
D µg	0	0	0	0	2	0
E Alpha-Toc. mg	0	0	0	0	0,5	0
K µg	0	0	0	0	4	0
B_1 mg	Spuren	0	Spuren	Spuren	0,07	Spuren
B_2 mg	Spuren	0	0,01	0,00	0,17	0,01
Niacin-Ä. mg	0,01	0	0,07	1,00*	1,12	0,08
Pantothensäure mg	0,03	kD	0,03	Spuren	**1,06**	0,03
B_6 mg	0,01	0	0,02	Spuren	0,09	0,01
Biotin µg	0,6	0	0,5	0	**40,0**	0,1
Folsäure µg	0	0	0	0	40	0
B_{12} µg	0	0	0	0	0,5	0
C mg	0	0	0	0	0,3	0

Mineralstoffe

Natrium mg	2	1	3	1	5	13
Kalium mg	97	0	70	2	14	110
Calcium mg	5	0	6	2	14	14
Magnesium mg	4	1	8	1	4	11
Phosphor mg	9	3	10	3	50	13
Eisen mg	0,31	0	0,52	0	0,7	0,58
Jod µg	**40**	0	35	0	1	10
Fluorid mg	0,02	kD	0,02	kD	Spuren	0,02
Zink mg	0,24	0,04	0,05	0,15	0,47	0,20
Selen µg	kD	kD	kD	kD	kD	kD
Kupfer mg	0,02	0,02	0,05	0,02	0,03	0,05
Chrom µg	kD	kD	kD	kD	kD	kD
Mangan mg	0,2	kD	0,08	kD	0,01	0,10

Sonstiges

Cholesterin mg	0	0	0	0	150	0
Harnsäure, gbd. mg	0	0	0	0	68	0

* nur Niacin

KH, verwertbar = Kohlenhydrate, verwertbar; Retinol-Akt.-Ä. = Retinol-Aktivitäts-Äquivalent; Alpha-Toc. = Alpha-Tocopherol; Niacin-Ä. = Niacin-Äquivalent; Harnsäure, gbd. = Harnsäure, gebildete

WEINE SCHAUMWEINE LIKÖRE Angaben je 100 g Lebensmittel	Fruchtdessertweine	Liköre im Durchschnitt	Portwein	Qualitätsschaumwein	Sekt, trocken
Energie kcal	190	242	153	83	83
Proteine g	0,2	0	0,2	0,2	0,2
davon ess. AS g	0,1	0	0,1	0,1	0,1
Fette gesamt g	0	0	0	0	0
MUFS g	0	0	0	0	0
davon n3-FS g	0	0	0	0	0
davon n6-FS g	0	0	0	0	0
KH, verwertbar g	12,0	29,0	12,0	5,1	5,1
davon Zucker g	12,0	29,0	12,0	5,1	5,1
Ballaststoffe g	0	0	0	0	0
Wasser g	67	53	72	85	85

Vitamine

A Retinol-Akt.-Ä. µg	0	0	0,08	0,08	0,08
D µg	0	0	0	0	0
E Alpha-Toc. mg	0	0	0	0	0
K µg	0	0	0	0	0
B_1 mg	Spuren	0	Spuren	Spuren	Spuren
B_2 mg	0,02	0	0,01	0,01	0,01
Niacin-Ä. mg	0,10	0	0,05	0,07	0,07
Pantothensäure mg	0,04	Spuren	0,03	0,03	0,03
B_6 mg	0,01	0	0,01	0,02	0,02
Biotin µg	0,6	0	0,6	0,5	0,5
Folsäure µg	0	0	0	0	0
B_{12} µg	0	0	0	0	0
C mg	0	0	0	0	0

Mineralstoffe

Natrium mg	2	1	9	3	3
Kalium mg	100	2	75	70	70
Calcium mg	10	2	7	6	6
Magnesium mg	11	1	9	8	8
Phosphor mg	6	3	12	10	10
Eisen mg	0,5	0	0,39	0,52	0,52
Jod µg	10	0	10	35	35
Fluorid mg	0,02	kD	0,02	0,02	0,02
Zink mg	0,27	0,09	0,27	0,05	0,05
Selen µg	kD	kD	kD	kD	kD
Kupfer mg	0,10	0,02	**10,00**	0,05	0,05
Chrom µg	kD	kD	kD	kD	kD
Mangan mg	0,12	kD	0,02	0,08	0,08

Sonstiges

Cholesterin mg	0	kD	0	0	0
Harnsäure, gbd. mg	0	kD	0	0	0

WEINE SCHAUM-WEINE LIKÖRE Angaben je 100 g Lebensmittel	Sherry cream, sweet	Roséwein	Rotwein	Weißwein, Auslese
Energie kcal	139	88	67	98
Proteine g	0,3	0,1	0,2	0,2
davon ess. AS g	0,1	kD	kD	0,1
Fette gesamt g	0	0	0	0
MUFS g	0	0	0	0
davon n3-FS g	0	0	0	0
davon n6-FS g	0	0	0	0
KH, verwertbar g	6,9	2,4	2,4	5,9
davon Zucker g	6,9	2,4	0,6	5,9
Ballaststoffe g	0	0	0	0
Wasser g	76	86	89	83
Vitamine				
A Retinol-Akt.-Ä. µg	0	0,08	0	0,08
D µg	0	0	0	0
E Alpha-Toc. mg	0	0	Spuren	0
K µg	0	0	kD	0
B_1 mg	0	0,01	Spuren	Spuren
B_2 mg	0,01	0,01	Spuren	0,01
Niacin-Ä. mg	0,10	0,07	0,10	0,08
Pantothensäure mg	0,04	0,04	0,02	0,03
B_6 mg	0,01	0,02	0,02	0,01
Biotin µg	0,6	1,0	1,4	0,1
Folsäure µg	0	0	0,2	0
B_{12} µg	0	0	0	0
C mg	0	2	2	0
Mineralstoffe				
Natrium mg	13	4	3	13
Kalium mg	110	73	89	110
Calcium mg	7	12	9	14
Magnesium mg	11	7	9	11
Phosphor mg	10	6	10	13
Eisen mg	0,37	0,93	0,9	0,58
Jod µg	10	10	10	10
Fluorid mg	0,02	kD	0,02	0,02
Zink mg	0,27	0,04	0,08	0,20
Selen µg	kD	kD	kD	kD
Kupfer mg	0,11	0,02	0,08	0,05
Chrom µg	kD	kD	kD	kD
Mangan mg	0,10	0,10	kD	0,10
Sonstiges				
Cholesterin mg	0	0	0	0
Harnsäure, gbd. mg	26	0	kD	0

KH, verwertbar = Kohlenhydrate, verwertbar; Retinol-Akt.-Ä. = Retinol-Aktivitäts-Äquivalent; Alpha-Toc. = Alpha-Tocopherol; Niacin-Ä. = Niacin-Äquivalent; Harnsäure, gbd. = Harnsäure, gebildete

Teil B

Vitamine

Vitamine sind organische Verbindungen, die essenziell sind, da sie vom menschlichen Organismus für die verschiedensten Stoffwechselvorgänge benötigt werden. Meist wirken sie als Bestandteile (Co-Enzyme) unterschiedlicher Enzymsystem. Sie werden in ganz geringen Mengen (Milligramm- oder Mikrogramm-Mengen) benötigt und sind im Körper weder für die Energiebedarfsdeckung noch als Baumaterial von Bedeutung.
Vitamine oder deren Vorstufen müssen mit der Nahrung zugeführt werden, da sie vom Körper sowie vom Darmmikrobiom nicht oder nicht ausreichend gebildet werden können.
Eine pflanzenbasierte Ernährungsweise hat das Potential bei Gesunden eine bedarfsdeckende Vitaminversorgung zu ermöglichen. Vitaminsupplemente sollen nur bei nachgewiesener Unterversorgung kontrolliert verwendet werden.
Für den Menschen gelten **13 Vitamine** als essenziell. Sie werden nach ihren physikalisch-chemischen Eigenschaften in **fettlösliche** und **wasserlösliche** Vitamine unterteilt:

- Fettlöslich sind die Vitamine A, D, E und K.
- Wasserlöslich sind die Vitamine der B-Gruppe – B_1, B_2, Niacin, Pantothensäure, B_6, Biotin, Folsäure, B_{12} – und Vitamin C.

Die fettlöslichen Vitamine sowie das wasserlösliche Vitamin B_{12} können in relativ großer Menge im Körper gespeichert werden. Alle anderen wasserlöslichen Vitamine werden nur in geringem Umfang gespeichert. Das macht die regelmäßige Zufuhr dieser Vitamine notwendig. Bei Einnahme von Lipidsenkern (z. B. Colestyramin) und ölhaltigen Laxantien ist die Absorption fettlöslicher Vitamine gestört.
Die Vitamine A und D wirken bei übermäßig hoher Aufnahme toxisch.
Die meisten wasserlöslichen Vitamine werden bei überhöhter Aufnahme mit dem Urin ausgeschieden. Sehr hohe Dosen von Vitamin B_6 können jedoch zu Nervenleiden (Neurotoxizität) führen. Bei sehr hoher Aufnahme löst Vitamin C Durchfall aus, es kommt zu erhöhter Absorption gleichzeitig aufgenommenen Eisens und vereinzelt zu vermehrter Bildung (Hyperoxalämie) und Ausscheidung von Oxalsäure im Urin.

Fettlösliche Vitamine

Vitamin A

(Carotine, Retinol-Äquivalente)

Im Stoffwechsel wird Vitamin A für das Wachstum, das Immunsystem sowie die Zell- und Gewebsentwicklung benötigt. So ist Vitamin A an der Bildung des Sehpurpurs beteiligt und damit von Bedeutung für den **Sehvorgang**. Des Weiteren reguliert Vitamin A den Aufbau und die Erhaltung der Epithelgewebe der **Haut** und **Schleimhaut** sowie der **Knorpelgewebe**, ist zur Erhaltung der Infektionsabwehr erforderlich und ist wahrscheinlich an der **Spermatogenese** beteiligt.
Zusätzlich zur Vitaminfunktion kann **Beta-Carotin** – ähnlich wie Vitamin E und Vitamin C – reaktionsstarke **freie Radikale** und deren schädigende Wirkung auf die Körperzellen hemmen. Es wird angenommen, dass Beta-Carotin das Risiko von Lungen-, Speiseröhren- und Magenkrebs verringert.
Die **Absorptionsrate** von Vitamin A liegt bei maximal 75 %. Sie ist abhängig von der Menge der gleichzeitig aufgenommenen **Nahrungsfette**.
Beta-Carotin kann auch bei Abwesenheit von Fett absorbiert werden, die Verfügbarkeit hängt jedoch in hohem Maße von der Zubereitung ab – aus roh verzehrten Möhren kann Beta-Carotin praktisch nicht absorbiert werden. Ein hoher Pektingehalt der Nahrung kann die Verfügbarkeit einschränken.
Leichter **Vitamin-A-Mangel** erschwert die Anpassung der Sehkraft beim Übergang vom Hellen zum Dunkeln (Dunkeladaptation) und führt zur **Nachtblindheit**. Bei schwerem Mangel kommt es durch Änderung der Augenstrukturen zur völligen Erblindung. Vitamin-A-Mangel führt auch zu Hautveränderungen – besonders früh an den **Schleimhäuten** der Atem- und Geschlechtsorgane – und begünstigt Infektionen. Bei beginnendem Vitamin-A-Mangel kann eine **erhöhte Infektempfindlichkeit der Atemwege** lange vor der Entstehung der klassischen Mangelsymptome am Auge auftreten. Gestörte Zahnbildung und Wachstumsverzögerung wurden ebenfalls beobachtet. Da Vitamin A in relativ großen Mengen im Körper gespeichert wird, ist unter hiesigen Ernährungsbedingungen mit schwerem Vitamin-A-Mangel nicht zu rechnen.

Die Empfehlungen für Erwachsene basieren auf einem experimentell ermittelten **durchschnittlichen Tagesbedarf von 600 µg Retinol**. Er ist während Schwangerschaft, Stillzeit und bei besonders schwerer körperlicher Belastung erhöht. Die notwendige Zufuhrmenge von Beta-Carotin ist bisher nicht sicher festgelegt. Aus Studien zur prophylaktischen Wirkung von Beta-Carotin wird ein Schätzwert zwischen 2 bis 4 mg Beta-Carotin pro Tag abgeleitet.
Sehr hohe Vitamin-A-Einzeldosen – 130faches der Empfehlung – führen zu akuter **Vergiftung**. Lang anhaltende erhöhte Aufnahmen – 15faches der Empfehlung – bewirken eine chronische Toxizität. Für Erwachsene gelten 3000 µg/Tag als unbedenkliche obere Zufuhrmenge.
Bei Rauchern wird das Risiko für Lungen- und Magen-Krebs durch zusätzliche Gaben von Beta-Carotin als Nahrungsergänzungsmittel nicht reduziert.
Insbesondere in der **Schwangerschaft** besteht das **Risiko einer Vitamin-A-Überdosierung** durch Konsum von Leber (Leber kann fütterungsabhängig sehr hohe Retinolmengen enthalten) oder hoch konzentrierte Vitamin-A-Präparate: Schäden am Embryo und Abgänge können die Folgen sein. Schwangeren wird vom Konsum von Leber abgeraten.

Der Körper ist in der Lage, aus **Beta-Carotin** – dem pflanzlichen Provitamin A – das wirksame Vitamin A zu bilden, jedoch nur bei Bedarf. Daher ist eine Überdosierung mit Vitamin A durch die Aufnahme seiner Vorstufe Beta-Carotin nicht möglich.
Allgemein wird eine Zufuhr von bis zu 10 mg Beta-Carotin als unbedenklich angesehen. Von gesunden erwachsenen Nichtrauchern werden auch größere Mengen toleriert. Basierend auf Ergebnissen von Interventionsstudien sollen starke Raucher (mehr als 20 Zigaretten pro Tag)

täglich nicht mehr als 20 mg Beta-Carotin aufnehmen.
Dieses fettlösliche Vitamin ist in **tierischen Produkten** hauptsächlich als reines **Retinol** in Retinolester enthalten.
In **Pflanzen** dagegen ist Vitamin A in seinen Vorstufen (Provitamine A) vorhanden; diese werden in der Darmwand in Vitamin A umgewandelt und tragen somit auch zur Bedarfsdeckung bei. Das bedeutendste Provitamin A ist das **Beta-Carotin**. Die Absorption (Aufnahme über die Darmwand) der Provitamine A sowie die Umwandlung in Vitamin A sind jedoch begrenzt. Der Bedarf und die Referenzwerte werden in Retinol-Aktivitäts-Äquivalenten angegeben:
1 µg Retinol-Aktivität-Äquivalent
= 1 µg Retinol oder
= 12 µg Beta-Carotin (früher 6 µg) oder
= 24 µg andere Carotinoide (früher 12 µg).

Für Frauen werden 700 µg und für Männer 850 µg Retinol-Aktivitäts-Äquivalente pro Tag empfohlen. In der Schwangerschaft 800 µg und während der Stillzeit 1300 µg.
Gute Nahrungsquellen für die Versorgung mit **Vitamin-A-Vorstufen** sind verschiedene Gemüse- und Obstsorten, Vollkorngetreide sowie verschiedene Pflanzenöle. Gute natürliche **Retinolquellen** sind fette Käse, einige Fettfische, Innereien, Eier und tierische Fette.

Vitamin D

(Calciferole)

Als Calciferole wird eine Gruppe fettlöslicher biologischer Wirkstoffe bezeichnet, die Gruppe der D-Vitamine. Das Vitamin D_2 aus pflanzlicher Herkunft (Ergocalciferol) und das Vitamin D_3 aus tierischer Herkunft (Cholecalciferol) sind die bekanntesten Vertreter. Ihre Wirksamkeit als Vitamin beim Menschen ist gleich, neueren Angaben zufolge ist sie für Vitamin D_2 etwas geringer. Beide entstehen unter Einwirkung ultravioletter Strahlung der Wellenlängen 290 nm bis 315 nm (UVB-Strahlung, zum Beispiel Sonnenlicht) aus den jeweiligen Vitamin-D-Vorstufen. Eine Vorstufe, das 7-Dehydrocholesterin wird auch im menschlichen Körper in der Leber und der Darmschleimhaut aus Cholesterin gebildet. In der Haut wird es bei ausreichender Bestrahlung mit UVB-Strahlung in Provitamin D_3 und über Leber und Nieren in bioaktives Vitamin D_3 umgewandelt. H_2-Blocker und Antikonvulsiva verändern den Vitamin D-Stoffwechsel. Die Vorstufe Ergosterin, die mit pflanzlicher Nahrung aufgenommen wird, kann in gleicher Weise in Vitamin D_2 umgewandelt werden. So ergibt sich:
1 µg Vitamin-D-Äquivalente = 1 µg Vitamin D_2
= 1 µg Vitamin D_3 = 40 IE (Internationale Einheiten).

Nur wenige Lebensmittel enthalten nennenswerte Vitamin-D-Gehalte. Gute Quellen sind Pilze, Fische, Innereien und Eier.
Vitamin D beeinflusst die **Resorption von Calcium und Phosphor** und somit die Bildung von **Knochen** und **Knorpeln**. In seiner aktiven Form kontrolliert es die Phosphatausscheidung über die Niere. Über eine Wirkung auf die Nebenschilddrüse bewirkt das dort produzierte Parathormon die Mobilisierung von Calcium und Phosphor aus den Knochen. Deswegen und weil **Vitamin D im Körper gebildet** werden kann, wird dieses Vitamin immer **mehr als Hormon** und weniger als ein Vitamin angesehen.
Vitamin D ist an der Regulierung der Funktion des Immunsystems beteiligt. Durch Stimulierung der Insulinsekretion fördert es auch die Muskelentwicklung.
Die Rate der Vitamin-D-Absorption liegt bei 80 %. Die Aufnahme erfolgt mit Nahrungsfett über die Chylomikronen (spezielle Transport-Lipoproteine). Störungen von Fettverdauung und Fettabsorption durch zum Beispiel Mangel an Gallensäuren, exokrine Pankreasinsuffizienz oder gluteninduzierte Enteropathie (Zöliakie) beeinträchtigen den Vitamin-D-Status.

Bei **Säuglingen** und generell in der Wachstumsphase verursacht Vitamin-D-Mangel eine Knochenerweichung und Verformung der Beine, des Brustkorbs und der Kopfknochen (**Rachitis**).

Auch die Zahnentwicklung ist verlangsamt. Bei Erwachsenen, während der Schwangerschaft und im Alter führt Vitamin-D-Mangel in Verbindung mit Calciummangel zum Krankheitsbild Osteomalazie – Erweichung der normal entwickelten und ausgewachsenen Knochen.
Der Bedarf des **Säuglings** an Vitamin D liegt bei 1 bis 2 µg pro Tag und ist bei der empfohlenen Zufuhr von **10 µg Vitamin D_3 pro Tag** gedeckt.
Nach ausreichender Versorgung im Säuglingsalter entsteht beim Kleinkind nur in sehr seltenen Fällen eine Rachitis.
Der Bedarf des Kleinkindes und des Erwachsenen beträgt weniger als 10 µg Vitamin D pro Tag. Er wird durch die Eigensynthese nach genügender Exposition durch Sonnenlicht gewährleistet. Die Fähigkeit zur **Eigensynthese ist im Alter eingeschränkt. Vorbeugend werden für Erwachsene aller Altersgruppen 20 µg Vitamin D pro Tag empfohlen**· Damit wird Knochenabbauprozessen bei Senioren und in Kombination mit einer ausreichenden Calcium-Zufuhr Knochenbrüchen entgegengewirkt. Diese Menge reicht aus, um auch den etwas erhöhten Bedarf während Schwangerschaft und Stillzeit zu decken.
Vitamin D wirkt **bei Überdosierung toxisch**: Säuglinge dürfen ohne besondere Indikation nicht mehr als 25 µg Vitamin D pro Tag – also den 2,5fachen Tagesbedarf – erhalten. Hohe Gaben müssen durch regelmäßige Kontrolle von Plasma-Vitamin D- und Calcium-Konzentration sowie Calciumausscheidung überwacht werden. Für Kinder im Alter von 1 bis 10 Jahren gilt eine tägliche Zufuhr von 50 µg und für Erwachsene 100 µg Vitamin D als unbedenklich.

Vitamin E

(Tocopherole)

Hinter der Bezeichnung Vitamin E verbirgt sich eine Gruppe fettlöslicher von Pflanzen synthetisierten Verbindungen mit unterschiedlicher Wirksamkeit. Durch das Futter gelangt Vitamin E auch in Lebensmittel tierischer Herkunft. Die für die Ernährung wichtigsten natürlich vorkommenden Formen sind Alpha- und Gamma-Tocopherol sowie Alpha-Tocotrienol. Zusätzlich gibt es auch synthetisch produziertes Vitamin E (in Form von Alpha-Tocopherolazetat). Die wirksamste Form (als Vitamin) ist das natürliche Alpha-Tocopherol. Als Antioxidanzien sind auch Gamma-Tocopherol und Alpha-Tocotrienol in Lebensmitteln bedeutsam.

Es soll nicht unerwähnt bleiben, dass Gamma-Tocopherol in gewissem Ausmaß in vitaminwirksames Alpha-Tocopherol umgewandelt werden kann. Mit einer pflanzenbasierten Ernährungsweise kann man **vom Potential der pflanzlichen Lebensmittel auch für die Vitamin-E-Versorgung profitieren**.
Für ausgewählte Lebensmittel gibt die nachfolgende Tabelle einen Überblick zu den Gehalten an Alpha- und Gamma-Tocopherolen. Zudem sind die daraus errechneten RRR-Alpha-Tocopherol-Äquivalente angegeben (Tabelle S. 197 bis 199).
Tocoperhole und Tocotrienole wirken in den Pflanzen wie auch in den tierischen Organismen als **Schutzsystem** vor der Anlagerung **reaktiven Sauerstoffs**. So wirken sie der Lipidperoxidation und der Entstehung von oxidiertem LDL-Cholesterin entgegen. Vitamin E wird dabei durch Vitamin C, Beta-Carotin und selenhaltige Enzymsysteme unterstützt.
Voraussetzung für die Tocopherolabsorption ist eine funktionierende Fettverdauung mit ausreichender Bildung von Gallensalzen und Pankreaslipasen. Die Tocopherolabsorption ist dosisabhängig und wird durch die **Art** der gleichzeitig **zugeführten Nahrungsfette** beeinflusst. Die Tocopherolabsorption wird durch mittelkettige, gesättigte Fettsäuren begünstigt und durch langkettige n-3- und n-6-Fettsäuren gehemmt. Es kann von einer durchschnittlichen Absorptionsrate aus der gemischten Kost 75 % ausgegangen werden.
Ein **Vitamin-E-Mangel** tritt beim Erwachsenen unter normalen Ernährungsbedingungen **nicht** auf. Nur bei Störungen der Fettverdauung und -resorption, d.h. bei Funktionsstörung der Bauchspeicheldrüse und der Gallenblase, kann Vitamin-E-Mangel auftreten. Bei Kindern, die

Alpha-Tocopherol, Gamma-Tocopherol und daraus errechnete RRR-Alpha-Tocophol-Äquivalente (pro 100 g) ausgewählter Lebensmittel

Lebensmittel je 100 g	Alpha-Tocopherol mg	Gamma-Tocopherol mg	RRR-Alpha-Tocopherol-Äquivalent mg*
Gemüse/Hülsenfrüchte			
Blumenkohl	0,04	0,05	0,05
Bohnen, grün	0,02	0,09	0,04
Brokkoli	0,46	0,18	0,51
Erbse, grün	0,55	kD	mind. 0,55
Gurke	0,06	0,02	0,07
Kopfsalat	0,57	0,34	0,66
Kürbis (Gartenkürbis)	1,00	kD	mind. 1,00
Pastinake	0,88	0,02	0,89
Petersilienblatt	3,60	1,20	3,90
Porree	0,53	0,02	0,54
Rote Bete (Rote Rübe)	0,04	kD	mind. 0,04
Sellerie (Knollensellerie)	0,50	0,07	0,52
Sojabohne, Samen, trocken	0,64	8,20	2,69
Spargel, weiß	1,80	0,07	1,82
Spinat	1,79	0,13	1,82
Tomate	0,80	kD	mind. 0,80
Zwiebel	0,07	0,01	0,07
Obst			
Äpfel	0,31	kD	mind. 0,31
Banane	0,22	kD	mind. 0,22
Brombeere	0,60	1,10	0,88
Erdbeere	0,13	kD	mind. 0,13
Hagebutte	4,10	0,10	4,13
Heidelbeere	1,90	0,21	1,95
Himbeere	0,69	1,50	1,07
Johannisbeere, rot	0,62	0,32	0,70
Johannisbeere, schwarz	1,80	0,83	2,01

Lebensmittel je 100 g	Alpha-Tocopherol mg	Gamma-Tocopherol mg	RRR-Alpha-Tocopherol-Äquivalent mg*
Mango	0,98	kD	mind. 0,98
Pfirsich	0,96	0,05	0,97
Pflaume	0,85	0,08	0,87
Preiselbeere	0,94	0,25	1,00
Sanddornbeere	3,10	0,73	3,28
Stachelbeere	0,61	0,11	0,64
Weintrauben	0,63	0,14	0,67
Getreide			
Buchweizen	0,20	5,70	1,63
Hafer, Korn	0,70	0,30	0,78
Hirse, Korn	0,10	1,70	0,53
Mais, Korn	1,50	4,40	2,60
Reis, Korn	0,60	0,10	0,63
Roggen, Korn	1,60	kD	mind. 1,60
Weizen, Korn	1,00	kD	mind. 1,00
Nüsse und Samen			
Cashewnuss	0,19	3,84	1,15
Edelkastanie	0,50	7,00	2,25
Erdnuss	11,35	8,38	13,45
Haselnuss	26,00	1,90	26,48
Kokosnuss	0,70	0,25	0,76
Mandel	27,40	0,90	27,63
Paranuss	6,50	11,00	9,25
Pekannuss	1,20	19,00	5,95
Sonnenblumenkerne	49,50	kD	mind. 49,50
Walnuss	0,62	17,23	4,93
Pflanzenöl			
Distelöl (Safloröl)	38,70	17,40	43,05
Kokosfett	1,80	0,17	1,84

Lebensmittel je 100 g	Alpha-Tocopherol mg	Gamma-Tocopherol mg	RRR-Alpha-Tocopherol-Äquivalent mg*
Maiskeimöl	29,43	94,83	53,14
Olivenöl	10,40	kD	mind. 10,40
Palmöl	20,00	kD	mind. 20,00
Rapsöl	23,80	42,40	34,40
Sesamöl	13,60	29,00	20,85
Sojaöl	12,13	163,43	52,99
Sonnenblumenöl	48,70	5,10	49,98
Traubenkernöl	26,01	2,67	26,68
Walnussöl	56,30	59,50	71,18
Weizenkeimöl	133,00	26,00	139,50

* = 1 mg RRR-Alpha-Tocopherol-Äquivalent = 1 mg Alpha-Tocopherol = 4 mg Gamma-Tocopherol
kD = keine Daten

an einer Erkrankung der Bauchspeicheldrüse – Cystische Fibrose des Pankreas – litten, und bei hohem Gehalt der Nahrung an mehrfach ungesättigten Fettsäuren wurden Vitamin-E-Mangel-Symptome (Kreatinurie und Destabilität der roten Blutkörperchen) beschrieben.
Der Bedarf an Vitamin E ist von verschiedenen Faktoren beeinflusst und nicht leicht zu bestimmen. Er wird daher, nur auf Alpha-Tocopherol bezogen, geschätzt. Der (vorläufige) Schätzwert für eine ausreichende Zufuhr wird **für Erwachsene** aller Altersgruppen beider Geschlechter, einschließlich Schwangerer, ab 19 Jahren mit **8 mg Alpha-Tocopherol pro Tag** angegeben. Wegen des höheren Bedarfs wird der Schätzwert für Stillende um 5 mg pro Tag erhöht.

Vitamin E wird vom Körper in großen Mengen gespeichert. 300 mg Alpha-Tocopherol pro Tag gelten als obere Zufuhrmenge ohne unerwünschte Wirkungen. Sehr hohe Mengen (mehr als 800 mg pro Tag) können die Blutungszeit verlängern. 2 Wochen vor und nach operativen Eingriffen sollten hohe Supplementmengen daher nicht verabreicht werden.

Gute Nahrungsquellen sind einige Gemüse- und Obstsorten, -Vollkorngetreide, Fisch, Soja, Nüsse, Samen und Pflanzenöle.

Vitamin K

(Phyllochinon)

Vitamin K umfasst eine Gruppe fettlöslicher Verbindungen, welche die **Blutgerinnung** fördern. Die wichtigsten Vertreter sind pflanzliches **Vitamin K_1**, das reichlich in **grünen Blättern** vorkommt und **Vitamin K_2**, das von verschiedenen Bakterienarten gebildet wird – auch von denjenigen der **Darmmikrobiota.** In der Praxis wird auch die synthetisch hergestellte Verbindung Menadion eingesetzt, die als **Vitamin K_3** bezeichnet wird und **wasserlöslich** ist.
Die Phyllochinone sind erforderlich für die Bildung von sieben verschiedenen Koagulationsproteinen (Faktor II, VII, IX, X, Proteine C, S, Z) und damit für die normale Blutgerinnung. Außerdem ist Vitamin K am **Knochenaufbau** beteiligt.

Die natürlichen, fettlöslichen Vitamine K_1 und K_2 werden unter Mitwirkung von Gallensalzen und Pankreaslipasen absorbiert. Die Absorptionsrate beträgt 40 % bis 80 %. Die Aufnahme wird durch langkettige n-3- und n-6-Fettsäuren beeinträchtigt.

Ernährungsbedingter **Vitamin-K-Mangel** tritt bei Erwachsenen selten auf. Er ist meist **indirekt** verursacht, durch chronische Lebererkrankungen, Störungen der Fettabsorption, parenterale Ernährung mit unzureichender Vitamin-K-Supplementierung oder durch Blutverlust nach operativen Eingriffen. Auch bei lang dauernder **Medikamenteneinnahme** wie Antikoagulantien, Antibiotika, Antiepileptika, Tuberkulostatika und Salycilate wurde Vitamin-K-Mangel beobachtet. Mangelsymptome zeigen sich durch eine stark verlängerte Blutgerinnungszeit und Neigung zu schweren Blutungen (Haemorrhagien).

Vitamin K2 wird auch von Dickdarmbakterien gebildet. Nach neuesten Erkenntnissen geht man davon aus, dass nur sehr geringe Mengen des im Darm gebildeten Vitamin K absorbiert werden können. Daher ist der Mensch auf die Vitamin-K-Zufuhr mit der Nahrung angewiesen.

Der genaue **Vitamin-K-Bedarf** ist **nicht bekannt**. Zum einen sind die Angaben zur Vitamin-K-Zufuhr aufgrund analytischer Probleme unsicher, zum anderen wird Vitamin K in relativ großen Mengen **gespeichert**.

Mit Ausnahme von Säuglingen und Kindern wird für **Jugendliche und Erwachsene eine Vitamin-K-Zufuhr von 70 µg für Männer, 60 µg für Frauen pro Tag** empfohlen. Dieser Schätzwert wird für ältere Menschen über 50 Jahre prophylaktisch auf 80 µg pro Tag für Männer und 65 µg für Frauen erhöht, um Vitamin-K-Mangel als Folge von Malabsorption oder Medikamenteneinnahme zu vermeiden. Für Schwangere und Stillende ist der Vitamin K-Bedarf nicht erhöht.

Die Toxizität von Vitamin K ist sehr gering. Auch für das 500fache des Schätzwertes sind keine toxischen Wirkungen bekannt. Daher wird keine obere sichere Grenze an Vitamin K festgelegt. Bei Einnahme von gerinnungshemmenden Medikamenten – Antikoagulantien – wird eine gleichzeitige Vitamin-K-Aufnahme empfohlen, da die Wirkung der Gerinnungshemmer durch den Verzehr Vitamin-K-reicher Lebensmittel nur minimal beeinflusst wird.

Die bekannten Vitamin-K-reichen Lebensmittel sollten dabei möglichst konstant verzehrt werden – lediglich vom Einsatz Vitamin-K-haltiger Nahrungsergänzungsmittel ist abzuraten.

Für viele Lebensmittel liegen aufgrund fehlender Analysen noch keine Vitamin-K-Angaben vor. Mit **verbesserten Analysemethoden** wurden **neue Vitamin-K-Werte** ermittelt. Diese weichen zum Teil erheblich von den alten Werten ab. In den Tabellen werden nur noch die neuen Werte aufgeführt, auch wenn dadurch für viele Lebensmittel noch keine Werte angegeben werden können.

Gute Nahrungsquellen für Vitamin K_1 (Phyllochinon) sind Gemüse (besonders intensiv grün gefärbte Teile), einige Obstsorten, Cashewkerne, Pistazien sowie einige Öle und Fette.

Wasserlösliche Vitamine

Vitamin B_1

(Thiamin)

Vitamin B_1 ist in seiner physiologisch wirksamen Form – dem Thiaminpyrophosphat – als **Coenzym** im **Kohlenhydratstoffwechsel** sowie im Prozess der Energiegewinnung (der End-Oxidation von Kohlenhydraten und Aminosäuren) von großer Bedeutung. Die Kohlenhydrate dienen als Energiequelle für Organe und Gewebe, vor allem für Nervenzellen und Muskeln. Um deren Funktionen zu erhalten, ist Thiamin notwendig.

Die Absorption von Vitamin B_1 erfolgt über Trägerstoffe, so genannte Carrier. Bei höheren Dosen wird ein Teil des Vitamins B_1 auch per Diffusion aufgenommen.

Eine ausreichende Versorgung mit diesem Vitamin ist dann nicht sichergestellt, wenn mehr Vitamin-B_1-arme Lebensmittel verzehrt werden, wie Weißbrot, Zucker und weniger Vitamin-B_1-

reiche Vollkornerzeugnisse und Hülsenfrüchte. Alkalisch wirkende Medikamente (Antazida) zerstören Thiamin.

Vitamin-B_1-Mangel führt zu Störungen im Kohlenhydratstoffwechsel.

Latenter Mangel zeigt sich durch Symptome wie **Appetitlosigkeit**, **Verdauungsstörungen** (Durchfall, Magensäuremangel), **Müdigkeit** und **Störungen des emotionalen Gleichgewichts**.

Schwerer Vitamin-B_1-Mangel verursacht massive Schädigungen am Zentralnervensystem und führt zum Krankheitsbild **Beri-Beri**, das in **Entwicklungsländern** beobachtet wird. Der Grund dafür sind die Anhäufung der Kohlenhydratstoffwechselprodukte Brenztraubensäure und Milchsäure. Je nach Verlaufsform und parallelem Mangel weiterer Nährstoffe treten neurologische Ausfälle, Skelettmuskelschwund, Herzmuskelschwäche und Ödeme auf.

Der **Thiaminbedarf** wird durch die **Nahrungszusammensetzung** beeinflusst. Er ist bei hoher Kohlenhydrataufnahme erhöht. Chronischer Alkoholkonsum steigert den Bedarf, da durch den Alkohol Thiaminabsorption und -stoffwechsel gestört sind. Die Speicherfähigkeit für Vitamin B_1 ist auf 25 mg bis 30 mg begrenzt. Die biologische Halbwertszeit beträgt 10 bis 20 Tage. Das macht eine **regelmäßige Zufuhr** von Vitamin B_1 erforderlich. Kontrollierte Bilanzstudien ergaben für Vitamin B_1 einen Minimalbedarf von 0,33 mg/1000 kcal. Bei einer Zufuhr von **0,45 mg/1000 kcal** wird von einer gesicherten Bedarfsdeckung ausgegangen. **Ab 19 Jahren liegt der Referenzwert bei 1,2 bis 1,3 mg/Tag für Männer und 1 mg/Tag für Frauen**. Die Thiaminzufuhr darf jedoch auch bei reduzierter Energiezufuhr **nicht unter 1,1 mg für Männer und 1,0 mg/Tag für Frauen** sinken. Während der Schwangerschaft wird eine tägliche Zusatzmenge von 0,2 mg, in der Stillzeit von 0,3 mg benötigt.

Nachteilige Wirkungen hoher oraler Thiamindosen von 50 mg bis 200 mg pro Tag sind nicht bekannt, daher ist keine obere sichere Grenze der Zufuhr festgelegt.

Dieses wasserlösliche Vitamin kommt in fast allen pflanzlichen und tierischen Lebensmitteln vor, häufig aber nur in kleinen Konzentrationen. Gute Quellen sind einige Gemüse- und Obstsorten, Vollkorngetreide, Hülsenfrüchte, Fisch, Geflügel, Fleisch, Innereien, Nüsse und Samen.

Vitamin B_2

(Riboflavin)

Vitamin B_2 ist ein wasserlösliches Vitamin, das als **Coenzymbaustein** eine zentrale Rolle im Prozess der Energiegewinnung aus Fetten, Kohlenhydraten und Aminosäuren spielt. In allen Geweben und Zellen kommen seine physiologisch wirksamen Formen als Stoffwechselkatalysatoren vor. Es wird auch im Rahmen von Aufbaureaktionen, zum Beispiel bei der Fettsäuresynthese, benötigt. Im Auge ist Vitamin B_2 am Stoffwechsel von Hornhaut und Linse beteiligt. Die genaue Funktion hierbei ist noch nicht sicher bekannt (evtl. Lichtschutzwirkung).

Freies Riboflavin wird aktiv absorbiert. In höheren Dosen erfolgt die Absorption auch durch passive Diffusion.

Vitamin-B_2-Mangel führt zu **verzögertem Wachstum** und zu Schädigungen an **Augen, Haut und Schleimhäuten**. Während schwere Mangelsymptome unter unseren Lebensbedingungen nicht vorkommen, sind latente Mangelerscheinungen im Gesichtsbereich wie seborrhoische Dermatitis, Risse (Rhagaden) in den Mundwinkeln und Veränderungen an Lippen, Nase und Zungenschleimhaut infolge falscher Nahrungszusammenstellung nicht selten. Die Empfehlungen für die Vitamin-B_2-Zufuhr basieren auf einer ermittelten Bedarfsmenge von 0,5 mg/1000 kcal. Eine tägliche Zufuhr von **1,2 mg** sollte jedoch auch bei reduzierter Energiezufuhr nicht unterschritten werden. Die wünschenswerte **tägliche Zufuhr für Männer beträgt 1,3 bis 1,4 mg und für Frauen 1,0 bis 1,1 mg**.

Während der **Schwangerschaft** wird eine **tägliche Zusatzmenge von 0,3 mg**, in der **Stillzeit** von **0,4 mg** benötigt.

Der Bedarf steigt mit erhöhtem Stoffwechsel, etwa bei Fieber, nach Operationen, schweren Krankheiten und gesteigerter Muskelarbeit.

Auch bei chronischem Alkoholkonsum und durch Wechselwirkungen mit Medikamenten – wie bei der Einnahme von Antidepressiva – ist der Bedarf erhöht.
Nachteilige Wirkungen hoher oraler Dosen (400 mg Vitamin B_2 pro Tag über 3 Monate) sind nicht beobachtet worden. Daher ist keine obere sichere Aufnahmemenge festgelegt.
Gute Nahrungsquellen für Vitamin B_2 sind einige Getreideprodukte, Milch, Sauermilchprodukte, Käse, Soja, einige Fische, Eier, und einige Nusssorten.

Niacin

(Nicotinsäureamid, Nicotinsäure)

Niacin wird als **Coenzymbestandteil** im Prozess der Energiegewinnung und für den Auf- und Abbau von Kohlenhydraten, Fettsäuren und Aminosäuren benötigt.
Der Körper ist in der Lage, Niacin aus der Aminosäure **Tryptophan** zu bilden. Die Versorgung des Körpers mit diesem Vitamin erfolgt somit durch körpereigene Synthese und über die Nahrung. Niacin-Wirksamkeit und Niacinbedarf werden daher in Niacin-Äquivalenten angegeben:
1 mg Niacin-Äquivalent (NÄ) = 1 mg Niacin = 60 mg Tryptophan.

Freies Niacin wird in geringer Menge bereits im Magen und zum größten Teil im Dünndarm absorbiert. **Niacinmangel** bei gleichzeitiger Unterversorgung mit Tryptophan (durch Proteinmangel) verursacht bei Menschen schwere **Hautveränderungen** (**Dermatitis**, bekanntestes Krankheitsbild ist Pellagra), Störungen im Verdauungstrakt mit **Durchfällen** sowie Störungen im zentralen und peripheren **Nervensystem**, die mit Schlaflosigkeit, Müdigkeit, Schwindel, Kopfschmerzen und in schweren Fällen mit Depressionen und Verwirrungszuständen **(Dementia)** einher gehen.
Die Empfehlungen für die Niacinzufuhr werden nach einem Vorschlag von WHO und FAO auf der Basis der Energiezufuhr bestimmt: **6,6 mg NÄ/1000 kcal (für Männer 14–16 mg und für Frauen 11–13 mg NÄ pro Tag)**. Die Niacinzufuhr sollte jedoch auch bei reduzierter Energiezufuhr eine Zufuhrmenge von **13 mg Niacin-Äquivalenten pro Tag nicht unterschreiten**.
Erhöht ist der Bedarf an Niacin bei Verdauungsstörungen, fieberhaften Erkrankungen, schwerer körperlicher Arbeit, während Wachstumsperioden und in der Stillzeit (um etwa 3 mg/Tag). Es gibt Hinweise dafür, dass eine hohe Flüssigkeitszufuhr den Niacinbedarf erhöht. Während der Schwangerschaft ist der Bedarf an Niacin mit 1 bis 3 mg NÄ nicht übermäßig erhöht, da die Synthese von Niacin aus Tryptophan günstiger verläuft; 1 mg NÄ entspricht hier 18 mg Tryptophan. Es empfiehlt sich in jedem Fall, auf eine ausreichende Proteinversorgung zu achten.
Hohe orale Dosen von Nicotinsäure führen zu Nebenwirkungen wie Gefäßerweiterung, Hitzegefühl, Magenschleimhautentzündungen, Leberzellschäden. Erwachsene sollten deshalb eine Niacinmenge von 30 mg pro Tag nicht überschreiten. Mit einer pflanzenbasierten Ernährungsweise kann eine solch hohe Zufuhrmenge nicht erreicht werden.
Gute Nahrungsquellen für Niacin sind einige Gemüsesorten, Vollkorngetreide, Hülsenfrüchte, Fisch, Geflügel, Muskelfleisch, Innereien und Eier.

Pantothensäure

Pantothensäure ist als essenzieller Bestandteil von **Coenzym A** am **Abbau** von Fetten, Kohlenhydraten und verschiedenen Aminosäuren beteiligt wie auch an der **Bildung** von Fettsäuren, Cholesterin, Gallensäuren und Porphyrin, einem Bestandteil des Blutfarbstoffs Hämoglobin.
Pantothensäure ist auch an verschiedenen **Entgiftungsreaktionen** und der Ausscheidung von Pharmaka beteiligt. Sie erhöht – in Form des Coenzyms A – die Resistenz der Schleimhäute gegenüber Infektionen, fördert das Wachstum und die Pigmentierung der Haare und wirkt mit bei der Regulierung des Stoffwechsels der Hautzellen.

Klinische **Mangelsymptome** sind bei Menschen **nicht bekannt**.

Auf der Grundlage der derzeit aktuellsten Studien kann davon ausgegangen werden, dass eine ausreichende Versorgung für **Erwachsene aller Altersstufen** durch eine Zufuhr von **5 mg Pantothensäure pro Tag** – auch bei Frauen während der Schwangerschaft – gewährleistet ist. Für Stillende werden zusätzlich 2 mg pro Tag empfohlen.
Auch die regelmäßige Zufuhr hoher Pantothensäuredosen gilt als sicher.
Pantothensäure ist in nahezu allen Lebensmitteln enthalten, jedoch selten in freier Form. Gute Quellen sind einige Gemüsesorten Getreide, Kartoffeln, einige Obstsorten, Fisch, Geflügel, Muskelfleisch, Innereien, Eier und einige Nusssorten.

Vitamin B_6

(Pyridoxin, Pyridoxal, Pyridoxamin)

Pyridoxin, Pyridoxal und Pyridoxamin werden unter der Bezeichnung Vitamin B_6 zusammengefasst. Sie sind wasserlöslich und wirkungsgleich. Als **Coenzymbestandteil** ist Vitamin B_6 an über 50 Auf- und Abbauprozessen beteiligt, hauptsächlich im **Stoffwechsel der Aminosäuren**. Damit ist Vitamin B_6 für die Bildung des B-Vitamins Niacin aus der Aminosäure Tryptophan sowie für die Bildung einiger Gewebshormone, wie Histamin und Serotonin, bedeutsam. Vitamin B_6 beeinflusst zudem das Nervensystem, die Immunabwehr und die Hämoglobinsynthese. Wegen seiner zentralen Rolle im Aminosäuren-Stoffwechsel ist der **Bedarf** an Vitamin B_6 vom **Proteinumsatz abhängig**.
Die Bioverfügbarkeit von pflanzlichem Vitamin B_6 ist extrem unterschiedlich (0 % bis 80 %). Die Absorption erfolgt überwiegend durch passive Diffusion in den unteren Dünndarmabschnitten. Schwerer **Vitamin-B_6-Mangel** führt zu **Hautveränderungen** (Dermatitis) im Nasen-Augen-Mund-Bereich, **eisenresistenter Anämie** und **neurologischen Störungen** (Sensibilitätsstörungen). Beim Säugling wurden epilepsieartige Krämpfe infolge schweren Vitamin-B_6-Mangels beobachtet. Auch Muskeldegeneration, Koordinationsschwierigkeiten und hypochrome Anämie sind in der Literatur als B_6-Mangel beschrieben.
Als Grundlage für die Empfehlungen wird von einer **Vitamin-B_6-Zufuhr von 0,02 mg/g Nahrungsprotein** ausgegangen. Bei Verzehr einer gemischten Kost wird der Bedarf gesunder Erwachsener mit einer **Vitamin-B_6-Zufuhr von 1,4 mg pro Tag für Frauen und 1,6 mg pro Tag für Männer** gedeckt. Der Vitamin-B_6-Bedarf erhöht sich mit steigender Proteinzufuhr. Bei extrem hohen Proteinaufnahmen (über 150 g pro Tag) muss mit einer drastischen Steigerung des Bedarfs (bis zu 2,8 mg pro Tag) gerechnet werden. Der Vitamin-B_6-Bedarf ist auch abhängig von der körperlichen Beanspruchung sowie von der Stoffwechselaktivität. So ist er während der Wachstumsperiode, bei Kälte und während Schwangerschaft (+0,4 mg pro Tag) und Stillzeit (+0,2 mg pro Tag) erhöht. Auch eine Reihe von Medikamenten erhöhen bei chronischer Einnahme den Vitamin-B_6-Bedarf – zum Beispiel hochdosierte Östrogene, Anticonvulsiva und Tuberculostatica.
Die obere sichere Grenze der Zufuhr wird für Erwachsene definiert mit 25 mg Pyridoxin pro Tag. Vitamin B_6 kommt in vielen Lebensmitteln tierischen und pflanzlichen Ursprungs vor. Gute Nahrungsquellen sind einige Gemüse- und Obstsorten, Vollkorngetreide, Hülsenfrüchte, Fisch, Geflügel, Muskelfleisch, Innereien, Nüsse und Samen.

Biotin

Im Stoffwechsel hat Biotin als Bestandteil biotinabhängiger Enzyme (Carboxylasen) eine wichtige Bedeutung in der Gluconeogenese, beim Abbau der essenziellen Aminosäuren Methionin, Isoleucin, Threonin und Valin sowie bei der Bildung von Fettsäuren. Zudem unterstützt Biotin das Vitamin K bei der Synthese des Blutgerinnungsfaktors Prothrombin.

Über die Verfügbarkeit des Biotins aus Lebensmitteln liegen derzeit keine gesicherten Kenntnisse vor. Der größte Teil des Nahrungsbiotins liegt wahrscheinlich proteingebunden vor. Bei der Freisetzung und Verwertung dieses gebundenen Nahrungsbiotins spielt nach neueren Untersuchungen ein körpereigenes Enzym – die Biotinidase – eine wichtige Rolle. Ein ernährungsbedingter **Biotinmangel** ist bei Menschen **sehr selten**. Biotinmangelsymptome wurden jedoch als Folge fehlerhafter parenteraler Ernährung sowie bei Kindern mit Biotinidasemangel festgestellt. Auch bei Personen, die über einen längeren Zeitraum täglich 6 bis 10 rohe Hühnereier verzehrten, wurden Biotinmangelerscheinungen beobachtet. Dieser Mangel wurde durch das in rohem Eiklar enthaltene Avidin verursacht, das Biotin irreversibel bindet.

Typische Mangelsymptome sind schuppige Hautveränderungen (seborrhöische Dermatiden) an Händen, Armen und Beinen. In fortgeschrittenem Stadium wurde – insbesondere bei Kleinkindern – eine Austrocknung und Verfärbung an Haut und Schleimhäuten beobachtet. Weitere Mangelerscheinungen sind Bindehautentzündung (Konjunktivitis), Schwäche, Anorexie, Übelkeit, Depressionen und eine vermehrte Ausscheidung bestimmter organischer Säuren – speziell 3-Hydroxy-Isovaleriansäure – mit dem Urin.

Das durch die Darmmikrobiota gebildete Biotin ist dem Körper nur in geringem Umfang verfügbar und macht die Zufuhr über die Nahrung unverzichtbar.

Ein genauer Bedarf an Biotin lässt sich nicht zuverlässig angeben. Als Schätzwert für eine **angemessene Zufuhr werden für Erwachsene und Schwangere 40 µg, für Stillende 45 µg pro Tag** angegeben.

Überdosierungen von Biotin sind nicht bekannt. Es kommt in allen Zellen vor, jedoch nur in geringer Konzentration. Gute Quellen sind Luzernesprossen, Pilze, einige Vollkorngetreide, Hülsenfrüchte, einige Meerestiere, Süßwasserfische, Insekten, Innereien, Eier, Nüsse und Samen.

Folsäure

Folsäure ist die Bezeichnung für mehrere wasserlösliche Pterinderivate, die sich lediglich durch die Anzahl einer bestimmten Gruppe – des Glutaminsäurerests – unterscheiden.

Folsäure ist in ihrer physiologisch wirksamen, hydrierten Form **unersetzliches Coenzym** bei der Übertragung von C1-Bruchstücken. Folsäure ist durch Beteiligung an der Nukleinsäure-Synthese an Prozessen der Zellteilung und damit an der **Zellneubildung** beteiligt.

In Verbindung mit Vitamin B_{12} ist Folsäure für die Bildung und Reifung der **roten Blutzellen** erforderlich.

In Lebensmitteln kommt Folsäure in unterschiedlichen Verhältnissen in **freier** und **gebundener Form** vor. Während die freie Folsäure fast vollständig absorbiert wird, liegt die Bioverfügbarkeit der gebundenen Form häufig nur bei 20 %, 1 µg Nahrungsfolat entspricht 0,5 µg Folsäure.

Unter Berücksichtigung der Verzehrgewohnheiten ergibt sich ein mittleres Verhältnis von freier zu gebundener Folsäure von 50 : 50. Die Empfehlungen (DGE/ÖGE-Referenzwerte) für **die Gesamt-Folsäure-Zufuhr für Erwachsene ab 19 Jahren beträgt 300 µg Nahrungsfolat pro Tag**, in der **Schwangerschaft** erhöht um **+ 250 µg pro Tag** und der **Stillzeit** um **+ 150 µg pro Tag**.

Zur Vermeidung von Fehlbildungen (Neuralrohr-Defekte) beim Fötus, sollen Frauen mit Kinderwunsch und Frauen, die schwanger werden können, zusätzlich zur folsäurereichen Ernährung 400 µg Folsäure pro Tag als Präparat einnehmen. Mit dieser Nahrungsergänzung wird idealerweise schon vor der Schwangerschaft begonnen und sie wird während des gesamten 1. Trimenon (1. drei Monate der Schwangerschaft) fortgeführt.

Zerkleinert man frisches Obst und Gemüse und lässt es länger stehen, wird durch enzymatische Prozesse – Freisetzung der endogenen Deconjugase – gebundene Folsäure in freie Folsäure überführt. Die **Bioverfügbarkeit** der Gesamtfolsäure wird durch Sauerstoff und Tageslicht beeinträchtigt.

Mögliche Ursachen des **Folsäuremangels** sind neben unzureichender Aufnahme und Absorptionsstörungen die längere Einnahme bestimmter **Medikamente** (Zytostatika, Antiepileptika und Antimalariamittel) sowie hoher Alkoholkonsum. Weil die Folsäure an Prozessen der Zellteilung mitwirkt, zeigt sich ein Mangel vor allem an denjenigen Zellen mit großer Zellteilungsrate, wie den roten und weißen Blutzellen sowie der Darmschleimhaut. Im Vordergrund stehen bei Folsäuremangel Veränderungen des roten **Blutbildes** – megaloblastische Anämie. Besonders schwer sind die Auswirkungen der Änämie, wenn gleichzeitig eine Vitamin-B_{12}- oder Eisen-Unterversorgung besteht.
Die Grenze der Unbedenklichkeit wird mit 1000 µg (1 mg) synthetischer Folsäure angegeben. Gute Nahrungsquellen sind Gemüse, Algen, Vollkorngetreide, Hülsenfrüchte, Innereien, Nüsse und Samen.

Vitamin B_{12}

(Cobalamin)

Vitamin B_{12} ist eine Sammelbezeichnung für eine Reihe kompliziert aufgebauter, wasserlöslicher Verbindungen – die Cobalamine. Als einziges Vitamin enthält Vitamin B_{12} einen anorganischen Bestandteil, das Spurenelement Kobalt.
Im Körper ist Vitamin B_{12} als **Coenzym** an vielen Stoffwechselreaktionen beteiligt und wird in dieser Form für die Methylgruppenübertragung von jeder Körperzelle benötigt. Vitamin B_{12} wird auch für die Umwandlung der **Folsäure** in ihre physiologisch aktive Form – Tetrahydrofolsäure – benötigt. Es ist wichtig für die Blutbildung und die Entgiftung von Homocystein.
Oral aufgenommenes Vitamin B_{12} wird nach Komplexbildung mit einem von der Magenschleimhaut gebildeten speziellen Glykoprotein, dem Intrinsic factor, im unteren Dünndarm absorbiert.
Die Körperspeicher – vor allem die Leberspeicher – für Vitamin B_{12} enthalten normalerweise 2 mg bis 5 mg. **Mangelerscheinungen** infolge chronischer Unterversorgung beziehungsweise fehlender oder unzureichender Absorption treten aus diesem Grund in der Regel erst nach Jahren auf. So auch nach **langjähriger strikter veganer Ernährung** ohne jegliche tierische Lebensmittel. Für **voll gestillte Säuglinge** von **Müttern**, die sich **vegan** ernähren, besteht ebenfalls ein **erhöhtes Risiko** des Vitamin-B_{12}-Mangels. Daher wird bei veganer Ernährung eine Supplementierung mit Vitamin B_{12} empfohlen.
Ein Mangel an Vitamin B_{12} führt zum Krankheitsbild **megaloblastische Anämie** – einer Störung der Blutzellenbildung, der Bildung von abnormen, großen, aber unreifen Zellen – sowie zu einem Gewebeschwund der **Magenschleimhaut**, verbunden mit einer verminderten Magensäureausschüttung. Zudem ist durch die Schädigung der Magenschleimhaut auch die Produktion des Intrinsic factors gestört, dadurch wird die Absorption von Vitamin B_{12} zusätzlich beeinträchtigt, Darüber hinaus können einige Medikamente (Protonenpumpenhemmer, Metformin) die Bioverfügbarkeit von Vitamin B_{12} herabsetzen.
Die Mikrobiota des menschlichen Dickdarms produzieren Vitamin B_{12}. Dieses ist für den Körper jedoch nicht verfügbar, da die Voraussetzungen zur Absorption nicht gegeben sind. Der von der Magenschleimhaut gebildete Intrinsic factor fehlt in den unteren Darmabschnitten. Daher ist der Mensch vollständig auf die Bedarfsdeckung aus der Nahrung angewiesen. Der Bedarf an Vitamin B_{12} wird mit einer **täglichen Zufuhr** von **4 µg** gedeckt. Während der Schwangerschaft sind tägliche Zusatzmengen von 0,5 µg, in der Stillzeit von 1,5 µg erforderlich.
Nebenwirkungen wurden auch bei sehr hohen Dosen (bis 5 mg) Vitamin B_{12} nicht beobachtet, daher keine obere Zufuhrgrenze festgelegt.
Vitamin B_{12} wird ausschließlich durch **Mikroorganismen** hergestellt – zum Beispiel denen des Magen-Darm-Trakts der Schlachttiere. Aus diesem Grund kommen Cobalamine hauptsächlich in **tierischen Lebensmitteln** vor. Vitamin B_{12}, das durch Fermentation in pflanzlichen Lebensmitteln gebildet wird, ist verfügbar – jedoch nur in sehr geringen Mengen.

Vitamin C

(Ascorbinsäure)

Vitamin C ist ein wasserlösliches Vitamin, das in Pflanzen und im Körper der meisten Tiere (ausgenommen Menschen, andere Primaten, Meerschweinchen, Knochenfische und wenige Vogelarten) aus Glucose aufgebaut wird. Als Vitamin wirksam sind die L-Ascorbinsäure und die aus ihr nach Oxidation gebildete L-Dehydroascorbinsäure.

Vitamin C ist Bestandteil jeder pflanzlichen und tierischen Zelle. Es kommt in freier Form vor oder an Protein gebunden (Ascorbigen).

Vitamin C wird für die Bildung und Funktionserhaltung der **Stützgewebe** – Bindegewebe, Knochen, Knorpel und Dentin – benötigt. Eine ausreichende Vitamin-C-Versorgung beschleunigt den **Heilungsprozess** von Wunden und Knochenbrüchen. Vitamin C kann im weitesten Sinne als **Aktivator** und **Regulator** des **Zellstoffwechsels** angesehen werden. Es stimuliert die **Abwehrkräfte** des Körpers. Seine Hauptfunktionen beruhen auf seiner Wirkung als **Antioxidans**. So schützt Vitamin C andere Substanzen vor der zerstörenden Wirkung des Sauerstoffs. Die ausreichende Zufuhr von Vitamin C fördert die **Resorption von Eisen** aus pflanzlichen Lebensmitteln und hemmt die Bildung krebserregender Nitrosamine im Magen. Eine wirksame **Infektionsprophylaxe** bei hochdosierter Vitamin-C-Zufuhr ist bislang wissenschaftlich **nicht bestätigt**.

Die Absorption im Darm erfolgt durch aktiven Transport. Einige Medikamente wirken Vitamin C entgegen, z. B. orale Kontrazeptiva (begünstigen die Oxidation der Ascorbinsäure) und Sulfonamide (erhöhen die Vitamin C-Ausscheidung).

Für den schweren **Vitamin-C-Mangel** ist das Krankheitsbild **Skorbut** mit multiplen Blutungen in Zahnfleisch, Haut und Schleimhäuten, Muskulatur und Gelenken kennzeichnend. Auch Anämie wurde beobachtet. Häufiger jedoch treten leichte Vitamin-C-Mangelzustände auf, mit Anzeichen verschlechterten Wohlbefindens wie Frühjahrsmüdigkeit, erhöhter Krankheitsanfälligkeit, rascher Ermüdung.

Der tägliche Bedarf an Vitamin C beträgt etwa 50 bis 60 mg. Dem typischen klinischen Mangelsymptom (Skorbut) kann mit einer Menge ab 15 mg Vitamin C pro Tag entgegengewirkt werden; diese Dosis kann daher als „Skorbutschutzschwelle“ gelten.

Weil Ascorbinsäure leicht zerstört wird, beträgt die wünschenswerte **Zufuhr** an Vitamin C **110 mg** pro Tag für Männer und **95 mg** pro Tag für Frauen. Der Bedarf ist erhöht bei starker körperlicher Belastung, bei fiebrigen Erkrankungen, Schilddrüsenüberfunktion und nach operativen Eingriffen. Während der Schwangerschaft werden tägliche Zusatzmengen von 10 mg, in der Stillzeit von 30 mg empfohlen. Auch bei hoher Flüssigkeitszufuhr muss mit einer Erhöhung des Vitamin-C-Bedarfs gerechnet werden.

Starke Raucher sind gegenüber Nichtrauchern schlechter mit Vitamin C versorgt, die Ursachen sind noch nicht ganz geklärt. Die vorliegenden Befunde sprechen jedoch dafür, Rauchern eine tägliche Mehrzufuhr von 45 mg Vitamin C für Männer und 40 mg für Frauen zu empfehlen.

Hohe Vitamin-C-Mengen (mehr als 1000 mg/Tag) können nachteilige Wirkungen haben wie Beeinträchtigung der Absorption von Vitamin B_{12} und Kupfer. Bei entsprechender Veranlagung zu vermehrter Oxalatsteinbildung wird eine obere sichere Grenze der Zufuhr von 2000 mg Vitamin C pro Tag angegeben. Ferner wirken sehr große Mengen (5000 mg/Tag und mehr) osmotisch und verursachen Durchfälle.

Gemüse, Obst und Kartoffeln sind die besten natürlichen Vitamin-C-Quellen.

Teil C

Mineralstoffe

Mineralstoffe sind anorganische Nahrungsbestandteile. Menschen und Tiere sind bei der Deckung ihres Mineralstoffbedarfs auf Pflanzen und Salze angewiesen.
Viele Mineralstoffe sind sowohl für den Aufbau von Körpersubstanz als auch für die Aufrechterhaltung verschiedener Körperfunktionen unentbehrlich und müssen daher mit der Nahrung zugeführt werden. Bei einigen Mineralstoffen (Mengen- und Spurenelementen) ist noch immer unsicher, ob und in welcher Menge sie für den Menschen essenziell sind. Das folgende Kapitel führt diejenigen Mineralstoffe auf, für die Essenzialität erwiesen ist. Viele Mineralstoffe sind sowohl für den Aufbau von Körpersubstanz als auch für die Aufrechterhaltung verschiedener Körperfunktionen essenziell und müssen daher mit der Nahrung zugeführt werden.
Nach ihrer Konzentration im Körper und der benötigten Menge unterscheiden wir zwischen Mengenelementen und Spurenelementen. Wenn die Konzentration im Körper mehr als 50 mg pro kg Körpergewicht beträgt, spricht man von Mengenelementen. Dies sind Natrium (Na), Kalium (K), Calcium (Ca), Phosphor (P), Magnesium (Mg), Chlor (Cl) und Schwefel (S). Auf Chlor und Schwefel wird hier nicht eingegangen, weil die Versorgung über die Nahrung gesichert ist.
Bei den Spurenelementen Eisen (Fe), Jod (J), Fluorid (F), Zink (Zn), Selen (Se), Kupfer (Cu), Mangan (Mn), Chrom (Cr), Molybdän (Mo) und Kobalt (Co) beträgt die Konzentration weniger als 50 mg pro kg Körpergewicht.
Mineralstoffe kommen im Körper in Form geladener Teilchen (Ionen) vor.

Mineralstoffe können entsprechend ihrer **Funktionen im Körper** in Gruppen eingeteilt werden:

1. Mineralstoffe als Bestandteile von **Körperstrukturen.**
2. Mineralstoffe des **Stützapparates: Knochen und Zähne** bestehen hauptsächlich aus Mineralstoffen. Die wichtigsten Vertreter sind Calcium, Phosphor und Magnesium.
3. Mineralstoffe der **Körperzellen und -gewebe**: Sie sind beteiligt am **Aufbau von Wirkstoffen** – z. B. Kobalt für die Bildung von Vitamin B_{12} – und Hormonen – z. B. Jod als Bestandteil der Schilddrüsenhormone. Sie werden für die Synthese oder die Aktivierung bestimmter **Enzyme** benötigt.
4. Mineralstoffe als Bestandteile von **Körperflüssigkeiten (Elektrolyte)**: Ihre wichtigsten Vertreter sind Kalium, Natrium, Chlor, Phosphor und Calcium. Die Hauptfunktionen dieser löslichen Mineralstoffe sind die Regulierung und Erhaltung des **Wasser-** und **Elektrolythaushalts** sowie der Druckverhältnisse in den Körperzellen. Zudem sorgen diese Mineralstoffe durch Puffersysteme für das richtige Milieu, um lebenswichtige Reaktionen – wie die Reizweiterleitung – zu gewährleisten.

Im Gegensatz zu den Mengenelementen sind nicht alle im Körper vorkommenden Spurenelemente essenziell. Konkrete physiologische Funktionen sind bekannt für Eisen, Jod, Fluorid, Zink, Selen, Kupfer, Mangan, Chrom, Kobalt, Molybdän und Vanadium. Sie gelten daher als essenziell.
Die Funktionen von Nickel und Zinn sind nicht sicher bekannt.
Die übrigen Spurenelemente sind entweder ohne physiologische Funktionen und somit als entbehrlich erwiesen, zum Beispiel Aluminium, Barium, Bor, Gold oder sie sind sogar **toxisch**, wie Antimon, Arsen, Blei, Cadmium und Quecksilber.

Mengenelemente, die in diesem Buch besprochen werden, sind Natrium (Na), Kalium (K), Calcium (Ca), Phosphor (P), Magnesium (Mg).
Als Beispiele für die jeweils spezifische Rolle der Spurenelemente im Stoffwechsel werden Eisen (Fe), Jod (J), Fluor (F), Zink (Zn), Selen (Se), Kupfer (Cu), Mangan (Mn) und Chrom (Cr) dargestellt.

Die Absorption der Mineralstoffe wird von verschiedenen Faktoren beeinflusst.

Exogene Faktoren:
Bindungsform: das Element kommt frei oder gebunden vor; z. B. wird Häm-Eisen besser resorbiert als freies Eisen.
Dosierung: Bei hohen Mengen ist die Absorptionsrate vermindert.
Nahrungszusammensetzung: Absorptionsrate vermindert durch Ballaststoffe (sie verkürzen die Darmpassagezeit) sowie durch Phytinsäure und Oxalsäure (bilden mit Elementen nicht absorbierbare Komplexe).

Endogene Faktoren:
pH-Verhältnisse im Gastro-Intestinal-Trakt: Verringerte Konzentration der Salzsäure im Magen vermindert die Eisenabsorption, dagegen verbessert die Anwesenheit der Ascorbinsäure und anderer organischer Säuren (Milchsäure) die Absorption.
Interaktionen zwischen den Elementen: Hohe Calcium-Mengen hemmen die Absorption von Zink, Nickel und Eisen. Hohe Zinkgaben hemmen die Absorption von Kupfer und Eisen.

Mengenelemente

Natrium (Na)

Natrium ist das häufigste Kation der extrazellulären Flüssigkeit und bestimmt dadurch primär deren osmotischen Druck und Volumen. Zudem ist dieser Mineralstoff im Säure-Basen-Haushalt sowie in den Verdauungsflüssigkeiten von Bedeutung.
In der intrazellulären Flüssigkeit ist Natrium für das Membranpotential der Zellmembranen und damit für Muskelreizbarkeit und -kontraktion von Bedeutung. Des Weiteren ist Natrium für die

Absorption von Zuckern und Aminosäuren sowie für die Aktivität von Enzymen wichtig.
Natrium wird schnell absorbiert. Die Ausscheidung erfolgt hauptsächlich über den Urin. Die Menge wird dabei über die Nieren reguliert.
Die ausreichende **Natriumzufuhr** als Ersatz für Natrium-Verluste über Schweiß, Urin und Faeces beträgt durchschnittlich **550 mg pro Tag**. Ein Schätzwert für eine angemessene Zufuhr für Erwachsene, Schwangere und Stillende wird mit 1500 mg pro Tag (entsprechend 3,8 g Kochsalz) angegeben. Als Orientierungswert wird die obere sichere Grenze der Natriumzufuhr von 2200 mg entsprechend 6 g Kochsalz pro Tag angegeben.
Mit dem Schweiß gehen mehr als 500 mg Natrium je Liter Schweiß verloren, diese Verluste müssen über eine vermehrte Zufuhr ausgeglichen werden. Ein Mangel an Natrium äußert sich in Apathie und Schwäche, Übelkeit, Absinken des Blutdrucks. Schwerer Mangel führt zu Muskelkrämpfen.
Höhere Zufuhren können Nachteile bewirken: Eine hohe Natriumzufuhr führt zu einer gesteigerten Natrium- und Kaliumausscheidung mit dem Urin, als Folge wird dabei auch vermehrt Calcium ausgeschieden. Bei Frauen können dadurch nach der Menopause durch hohe Natriumaufnahmen Knochenabbauprozesse verstärkt werden.
Zudem ist eine hohe Kochsalzzufuhr schädlich bei salzsensitiver Hypertonie. Natriumarme Kostformen wirken dagegen bei salzsensitiver Hypertonie Blutdruck senkend.
0,4 g Natrium = 1 g Speisesalz pro Tag = streng natriumarm
1,2 g Natrium = 3 g Speisesalz pro Tag = natriumarm
2,0 g Natrium = 5 g Speisesalz pro Tag = mäßig natriumarm

Andere Natriumsalze haben offenbar nicht diese Wirkung auf den Blutdruck. Eine reduzierte Natriumaufnahme kann auch durch Verwendung natriumreduzierter Salzmischungen erreicht werden, in denen Kalium als Ersatz für Natrium eingesetzt wird. Dieses sollte jedoch kontrolliert (limitiert) verwendet werden.

Bei Mucoviszidose oder bei nässenden Hauterkrankungen ist eine zusätzliche Natriumsubstitution erforderlich. Hierbei ist eine obere sichere Grenze nicht festgelegt.
Hauptquelle für Natrium ist Speisesalz (NaCl), das über verarbeitete Lebensmittel (Brot, Käse, Fleisch- und Wurstwaren, Fertigprodukte) und küchentechnisch verwendetes Speisesalz aufgenommen wird. Weitere Natriumquellen sind verarbeitete Gemüseprodukte (z. B. Salz-Dill-Gurken, eingelegte Oliven), Queller und einige Fische.

Kalium (K)

Kalium ist das häufigste Kation der intrazellulären Flüssigkeit. Die ausreichende Zufuhr dient der Erhaltung des Elekrolytgleichgewichts und beeinflusst damit die Wasserverteilung im Körper. Kalium wird für das Säure-Basen-Gleichgewicht, die Übertragung der Reize von Nerv auf Muskeln und für die Muskelkontraktion benötigt. Als Aktivator einiger Enzyme – Oxidasen, Pyruvatkinase, glykolytische Enzyme – sowie bei der Regulation der Zellproteine ist Kalium wichtig. Kalium ist auch Bestandteil der Verdauungssäfte des Magen-Darm-Traktes und wird für das Wachstum der Zellmasse benötigt.
Die Kaliumabsorption findet zu 90 % in den oberen Dünndarmabschnitten statt, die Ausscheidung erfolgt über die Nieren, sie ist gesteigert bei erhöhter Natriumzufuhr.
Als **angemessene Kalium-Zufuhr** gilt eine Aufnahme von **4000 mg pro Tag**. Diese Menge gilt als ausreichend und muss auch während Schwangerschaft und Stillzeit nicht erhöht werden. Die obere sichere Grenze für die Zufuhr ist nicht festgelegt.
Die Ausscheidung über die Nieren ist auch bei Kaliummangel nicht eingeschränkt. Eine unzureichende Kaliumzufuhr führt daher zu Mangelerscheinungen mit primär neuromuskulären Symptomen mit Erschlaffung der glatten Muskulatur bis zur Darmlähmung und Störungen der Herzfunktion.
Hohe Kaliumverluste durch Erbrechen und Durchfälle, aber auch durch Verwendung von

Diuretika und Abführmitteln müssen durch eine erhöhte Zufuhr ausgeglichen werden.
Bei Niereninsuffizienz mit Einschränkung der Kaliumausscheidung droht eine Kaliumvergiftung mit Störungen der Herzfunktion.
Die ausreichende Zufuhr gelingt mit einer pflanzenbasierten Ernährungsweise bei ausreichend großen Gemüse- und Obstportionen. Besonders reiche Kaliumquellen sind Hülsenfrüchte und einige Nüsse und Samen.

Calcium (Ca)

Calcium wird für die Bildung von Knochen und Zahnsubstanz benötigt. Des Weiteren spielt Calcium eine wichtige Rolle bei der Blutgerinnung, ist an der Erregbarkeit von Nerven und Muskeln beteiligt, beeinflusst die Durchlässigkeit der Zellmembranen und ist Aktivator verschiedener Enzyme (Peptidasen).
Die Absorption von Calcium wird – wie die Einbaurate in den Knochen – durch das Hormon der Nebenschilddrüsen (Parathormon) kontrolliert. Die Absorption erfolgt bedarfsabhängig und wird durch Vitamin D, Milchzucker und ein saures Milieu gesteigert. Sie wird dagegen durch übermäßige Fettaufnahme und Bindung an Oxalate, Phytate, Urate und Phosphor gehemmt. Bei den hier üblichen Ernährungsgewohnheiten ist diese hemmende Wirkung auf die Calciumbioverfügbarkeit jedoch nur von geringer Bedeutung. Bei Erwachsenen liegt die Schwankungsbreite der Calciumabsorption bei 10 % bis 60 %. Mit zunehmendem Alter kommt es zu einem Rückgang. Die Ausscheidung von Calcium erfolgt primär über den Stuhl – bis zu 70 bis 90 % der Aufnahme. Die Ausscheidung von Calcium über die Nieren wird durch Speisesalz und Proteine – insbesondere tierische Proteine – dosisabhängig gesteigert. Calciummangel führt zur Entkalkung des Skelettsystems mit den Krankheitsbildern Rachitis bei Säuglingen und Kindern und Osteomalazie (Knochenerweichung) bei Erwachsenen. Zudem bewirkt Calciummangel eine erhöhte Erregbarkeit von Nervensystem und Muskulatur (Tetanie).

Eine **Mindestzufuhr von 600 mg Calcium** pro Tag sollte von Erwachsenen nicht unterschritten werden. Unter Berücksichtigung der obligaten Calciumverluste über Nieren, Haut und Faeces wird zur Deckung des Calciumbedarfs für das gesamte Erwachsenenalter eine **tägliche Zufuhrmenge von 1000 mg Calcium** empfohlen. Für junge erwachsenen Frauen unter 19 Jahre (auch Schwangere und Stillende unter 19 Jahren) wird eine tägliche Calciumzufuhr von 1200 mg empfohlen. Die Calciumzufuhr sollte auf mehrere Mahlzeiten verteilt werden. Zur Reduzierung nächtlicher Knochenabbauprozesse sollte eine calciumhaltige Spätmahlzeit eingenommen werden.
Für gesunde Erwachsene mit einem täglichen Urinvolumen >2 Liter gilt eine Calciumzufuhr bis zu 2500 mg/Tag als unbedenklich. Die obere sichere Grenze der Zufuhr wird für Erwachsene einschließlich Schwangere und Stillende mit 2500 mg pro Tag angegeben.
Wenige Gemüsearten, Milch, Sauermilchprodukte, Käse, Soja, einige Samen und Nüsse sowie calciumreiche Mineralwässer (>250 mg Calcium/l) sind gute natürliche Calciumquellen.

Magnesium (Mg)

Magnesium ist das vierthäufigste Kation des menschlichen Organismus. Es ist am Aufbau von Knochen und Sehnen beteiligt und ist Bestandteil und Aktivator verschiedener Enzyme des Kohlenhydrat- und Proteinstoffwechsels. Magnesium ist an der Synthese der Nukleinsäuren beteiligt und wird essenziell bei der neuromuskulären Reizübertragung und bei der Muskelkontraktion benötigt.
Die Absorptionsrate für Magnesium liegt bei 20 % bis 30 %. Die Magnesiumaufnahme erfolgt durch aktiven Transport und einfache Diffusion und wird gehemmt durch eine hohe Aufnahme an Phytat, Calcium, Phosphor, langkettige Fettsäuren, Proteine und Alkohol sowie einen Mangel an Vitamin B_1 und Vitamin B_6. Sie wird gesteigert durch Vitamin D und das Parathormon der Nebenschilddrüse.

Unter üblichen Ernährungs- und Lebensgewohnheiten konnten bei gesunden Erwachsenen bislang keine Magnesiummangelerscheinungen nachgewiesen werden. Unzureichende Versorgung mit Magnesium kann allerdings bei Erkrankungen des Magen-Darm-Trakts, vor allem bei anhaltenden Absorptionsstörungen auftreten. Ebenso bei chronischer Zufuhr von Alkohol oder Aufnahme bestimmter Medikamente – z.B. Diuretika, Corticoide und orale Kontrazeptiva.

Magnesiummangel führt zu Körpergewichtsabnahme, Muskelzuckungen (Tremor), Herzrhythmusstörungen, Krämpfen und Delirium.

Die empfehlenswerten Zufuhrhöhen stützen sich auf Bilanzuntersuchungen. Sie betragen für Erwachsene **350 mg für Männer** und **300 mg für Frauen**. Während der Stillzeit ist der Bedarf auf 390 mg erhöht. Starkes Schwitzen durch andauernden Leistungssport oder Hitzearbeit sowie Stressbelastungen aller Art können den Bedarf ebenfalls erhöhen.

Eine Magnesiummenge bis 250 mg/Tag (zusätzlich zum Nahrungsmagnesium) wird derzeit als unbedenklich angesehen. Bei hohen Zufuhrmengen und Niereninsuffizienz wurden Funktionsstörungen des Zentralnervensystems mit Muskellähmungen und Todesfällen beobachtet. 3 g bis 5 g Magnesium pro Tag verursachen osmotisch bedingte Durchfälle.

Gute natürliche Magnesiumquellen sind einzelne Gemüse- und Obstsorten, Vollkorngetreide, Hülsenfrüchte sowie Nüsse und Samen.

Phosphor (P)

Phosphor ist am Aufbau von Knochen- und Zahnsubstanz beteiligt. Für die Energiegewinnung und die Energieumwandlung ist Phosphor unentbehrlich, durch Phosphorylierungen werden verschiedene Stoffwechselprozesse gesteuert. Organische Phosphorverbindungen gehören als Bausteine von Membranen und Nukleinsäuren zu den wichtigsten Bestandteilen lebender Zellen. Anorganisches Phosphat wirkt als Puffersystem bei der pH-Wert-Stabilisierung.

Die Phosphorabsorption erfolgt überwiegend durch erleichterte Diffusion und in einem geringen Umfang über einen Vitamin-D-abhängigen Prozess. Durch Bindung an verschiedene anorganische Nahrungsinhaltsstoffe wie Calcium, Aluminium, Eisen und organische Stoffe (zum Beispiel Inosit) wird die Absorption gehemmt. Bei Erwachsenen liegt die Absorptionsrate für Phosphor aus Lebensmitteln bei 55 % bis 70 %.

Die Phosphorausscheidung erfolgt über die Nieren. Sie ist abhängig vom pH-Wert im Blut und dem Vermögen der Nieren, Phosphat zurückzuhalten.

Das Gleichgewicht zwischen Ausscheidung und Blutgehalt reguliert das Parathormon der Nebenschilddrüse.

Ein ernährungsbedingter Phosphormangel ist unbekannt. Bei ausreichender Versorgung mit Proteinen wird auch der Referenzwert für Phosphor sicher erreicht.

Abgeleitet wurde der Phosphor-Referenzwert vom „molaren Calcium-Phosphor-Gesamtkörperverhältnis von 1,4 : 1“. Eine den Bedarf deckende **Tageszufuhr** wird für Erwachsene mit **550 mg** angegeben; sie ist für Schwangerschaft und Stillzeit um 100 mg erhöht.

Bei sehr hoher Phosphoraufnahme und gleichzeitig niedriger Calciumaufnahme (durch Lebensmittelzusatzstoffen wie Di- und Triphosphate) können Störungen des Calciumstoffwechsels auftreten.

Langanhaltende, sehr hohe Phosphoraufnahmen – über 4000 mg pro Tag – können zu einer Verkalkung der Nieren (Nephrocalcinose) führen.

Wichtige Phosphorquellen sind Vollkorngetreide, Milch und Sauermilchprodukte, Käse, Hülsenfrüchte, Fisch, Geflügel, Muskelfleisch, Innereien, Eier sowie Nüsse und Samen.

Spurenelemente

Eisen (Fe)

Im menschlichen Körper sind 3 bis 5 g Eisen enthalten. Ca. 60 % davon liegen an Hämoglobin gebunden vor, 25 % an Ferritin und Hämosiderin, die restlichen 15 % an Myoglobin und verschiedene Enzyme wie Cytochrom (Bestandteil der Atmungskette -und Katalase), ein Enzym zum Abbau des im Körper entstandenen Wasserstoffperoxids. Eisen wird sowohl für den Transport von Sauerstoff als auch für dessen Speicherung benötigt. Es spielt außerdem in der **zellulären Immunabwehr** und beim **Schutz gegen Infektionen** eine wichtige Rolle. Zudem ist die Muskelleistung von der ausreichenden Eisen-Zufuhr abhängig. Eisen wird auch für die Synthese von Hormonen und Neurotransmittern (Adrenalin und Dopamin) benötigt.

Die Eisenabsorption erfolgt im Dünndarm und zum Teil im Magen. Die Absorptionsrate von Nahrungseisen der gemischten Kost liegt bei 10 % bis 15 %. Dabei kann die Bioverfügbarkeit abhängig von der Nahrungszusammensetzung um den Faktor 10 schwanken. Die beste Verfügbarkeit besteht für Hämoglobineisen: 20 %. Aus pflanzlichen Lebensmitteln werden nur etwa 5 % des Eisens absorbiert.

Eine Reihe von Nahrungsinhaltsstoffen beeinträchtigt die Eisenabsorption: Lignine, Oxalsäuren, Phytate (vgl. Phytat-Tabelle, S. 215) sowie Phosphate. Ascorbinsäure und Zitronensäure dagegen fördern die Eisenabsorption. Die Ausscheidungsmengen über Darm, Nieren und Haut betragen etwa 1 mg bis 1,5 mg/Tag, sie bestimmen den Bedarf.

Bei Blutungen erleidet der Körper große Verluste an Eisen. Der Eisenmangel äußert sich in Form einer Anämie (hypochrome mikrozytäre Anämie). Auch Depigmentierungen von Haut und Haaren wurden beobachtet. Besonders gefährdet sind Säuglinge, Kinder sowie Jugendliche und Frauen in der Menstruationszeit.

Zur Bedarfsdeckung werden menstruierenden weiblichen Kindern, Jugendlichen und Erwachsenen **bis zur Menopause 16 mg Eisen pro Tag empfohlen; ohne Menstruation werden – wie für männliche Jugendliche und Erwachsene – 11 mg Eisen pro Tag empfohlen. Postmenopausal** sollen Frauen wegen der geringeren Bioverfügbarkeit von Eisen **täglich 14 mg Eisen** zuführen. Während der Schwangerschaft ist aufgrund des Mehrbedarfs für Fetus, Plazenta und vermehrtes mütterliches Blutvolumen eine Gesamtzufuhr von 27 mg Eisen pro Tag notwendig. In der Stillzeit werden 16 mg Eisen pro Tag empfohlen. Bei niedrigem Angebot an Häm-Eisen – wie vegetarische und vegane Kost – sollte auf ein paralleles Angebot absorptionsfördernder Begleitstoffe geachtet werden. Die obere sichere Grenze der Eisen-Zufuhr wird (in den USA) mit 45 mg/Tag angegeben.

Eisenüberladungen sind bekannt als Folge erblich bedingter Hämochromatose, die zu Schädigung von Leber, Bauchspeicheldrüse und Herzmuskel führt.

Gute Nahrungsquellen für Eisen sind einzelne Gemüsesorten und Pilze, Vollkorngetreide, Hülsenfrüchte, einzelne Fische und Meerestiere, Muskelfleisch, Innereien, Nüsse und Samen.

Jod (J)

Jod wird für die Bildung und Aktivierung der Vorstufen des Schilddrüsenhormons Tyroxin benötigt. Der Jodbestand Erwachsener wird auf 10 mg bis 20 mg geschätzt. 8 mg bis 10 mg des Gesamtbestandes liegen in der Schilddrüse vor, der Rest ist auf Muskeln, Galle, Speicheldrüsen und Hypophyse (Hirnanhangdrüse) verteilt. Die Jodkonzentrationen dieser Organe sind jedoch gering. Jod wird im Darm fast vollständig absorbiert. Die Ausscheidung erfolgt primär über die Nieren und nur zu einem geringen Anteil (15 µg bis 20 µg) über den Darm.

Jodmangel führt zur Veränderung von Struktur und Funktion der Schilddrüse und zum Jodmangelstruma (Kropf). Einige Medikamente (Thiocyanate) können die Aufnahme von Jod in die Schilddrüse hemmen. Sie können trotz ausreichenden Jod-Angebots mit der Nahrung zu Jodmangel führen. Auch in der Nahrung, zum Beispiel in Kohl und Rüben, natürlich vorkommende Stoffe (Goitrogene) können durch Hemmung der Schilddrüsenfunktion die Kropfbildung begünstigen.

Nach den neuesten Ernährungserhebungen in Deutschland beträgt die durchschnittliche tägliche Jod-Aufnahme bei Männern 248 µg und bei Frauen 194 µg. Die **wünschenswerte Zufuhr** liegt für beide Geschlechter bei **200 µg pro Tag**, während der Schwangerschaft wird eine tägliche Zufuhr von 230 µg Jod und in der Stillzeit von 260 µg empfohlen. Ein höherer Verzehr von Seefisch und der konsequente Gebrauch von Jodsalz im Privathaushalt so wie bei der Produktion von Fertigprodukten, Wurst- und Backwaren ermöglichen eine bedarfsgerechte Versorgung.

Eine obere sichere Grenze für die Jodzufuhr beträgt in Abhängigkeit vom Alter 200 bis 600 µg pro Tag.

Seefisch ist neben jodiertem Speisesalz – 1500 µg bis höchstens 2500 µg Jod je 1000 g Speisesalz – und damit hergestellten Produkten die einzige reiche Jodquelle. In den übrigen pflanzlichen und tierischen Lebensmitteln schwankt der Jodgehalt je nach Bodenbeschaffenheit und Jodzufuhr über Futtermittel.

Fluorid (F)

Fluorid erhöht die Stabilität von **Knochen** und **Zähnen**. Es steigert die Festigkeit der Zahnsubstanz. Eine angemessene Fluoridzufuhr dient der **Kariesprophylaxe**: Sie verbessert die Widerstandsfähigkeit gegenüber Säuren kariogener Mundbakterien und steigert die Remineralisierung von Primärläsionen.

Im Tierversuch wurde festgestellt, dass Fluor die **Wundheilung** begünstigt. Durch eine Verbesserung der **Eisenabsorption** aus dem Darm bewirkt Fluor einen Schutz gegen Schwangerschaftsanämie. Fluor wird daher in vielen Ländern in zunehmendem Maße dem Trinkwasser zugesetzt, bis 1 mg/l.

Die Fluorabsorption erfolgt schnell. Unter üblichen Ernährungsbedingungen beträgt die Absorptionsrate aus gemischter Kost etwa 80 %. Bei Anwesenheit großer Mengen Magnesium, Calcium und Aluminium kann die Bioverfügbarkeit infolge von Komplexbildungen erheblich reduziert sein. Die Ausscheidung von Fluor erfolgt fast ausschließlich über die Nieren.

Als Richtwerte zur angemessenen täglichen **Fluoridgesamtzufuhr** werden für Frauen (auch Schwangere und Stillende) **3 mg** und für **Männer 3,5 mg Fluorid** angegeben. Dieser Bereich gilt als gesundheitlich unbedenklich. Die angegebene **Obergrenze** sollte jedoch nicht über längere Zeiträume überschritten werden. Davon ausgenommen sind medizinische Behandlungen mit hohen Fluoridmengen, z. B. bei Osteoporose. Die Gesamtzufuhr an Fluoriden ergibt sich aus Fluoriden aus Nahrung und Trinkwasser, zusätzlichen Fluoridgaben in Form von fluoridiertem Speisesalz – diese betragen in Deutschland 310 mg je kg – und Supplementen (Tabletten oder Tropfen), die zur Kariesprophylaxe aufgenommen werden. Hinzu kommen Fluoride aus fluoridhaltigen Zahnpasten und Mundspülungen. Die empfohlene Supplementmenge richtet sich nach der **Fluoridkonzentration des jeweiligen Trinkwassers**, die beim zuständigen Wasserwerk zu erfragen ist. Bei Gehalten unter 0,7 mg Fluorid pro Liter Trinkwasser – in Deutschland enthält 90 % des Trinkwassers unter 0,25 mg Fluorid pro Liter – wird die Verwendung von fluoridhaltiger Zahnpasta und von fluoridiertem Speisesalz empfohlen.

Diese Empfehlung bildet auch die Basis für die Beurteilung der Lebensmittel als besonders reiche Fluoridquellen. Bei Fluoridgehalten über 700 µg/l wird keine zusätzliche Fluoridgabe in Form von fluoridiertem Salz oder Präparaten empfohlen. Als Kariesprophylaxe im Säuglings- und frühen Kindesalter gilt die Empfehlung des Netzwerks Gesund in Leben:

> „Von der Geburt bis zum Zahndurchbruch sollen Säuglinge ein Supplement mit 400–500 I. E. (10–12,5 µg) Vitamin D und 0,25 mg Fluorid erhalten. Nach dem Zahndurchbruch wird das Kind behutsam und allmählich an das Zähneputzen

herangeführt. Dabei soll entweder die Weiterführung der systemischen Fluoridanwendung (0,25 mg Fluorid und 400–500 I. E. Vitamin D) oder die Fluoridanwendung durch Zahnpasta mit 1000 ppm Fluorid (bis zu 2-mal täglich, jeweils bis zu 0,125 g, Reiskorngröße) gewählt werden; das Vitamin-D-Supplement wird bis zum zweiten erlebten Frühsommer weitergeführt. Ab 12 Monaten wird das 2-mal tägliche Zähneputzen mit einer fluoridhaltigen Zahnpasta (1000ppm Fluorid) für alle Kinder empfohlen, zunächst mit einer geringen Zahnpastamenge (jeweils bis zu 0,125 g, Reiskorngröße), ab 24 Monaten mit einer größeren Menge (jeweils bis zu 0,25 g, Erbsengröße). Um eine zu hohe Fluoridaufnahme zu vermeiden, ist eine korrekte Dosierung der Zahnpasta unerlässlich."

Wird Fluorid von Kindern in den ersten acht Lebensjahren in zu großen Mengen aufgenommen (mehr als 0,1 mg je kg Körpergewicht), kommt es zu Strukturveränderungen des Zahnschmelzes der bleibenden Zähne, der Dentalfluorose. Anzeichen sind je nach Schweregrad weiße bis bräunliche Flecken im Zahnschmelz. Erste Anhaltspunkte einer Skelettfluorose mit Gelenkschmerzen und -versteifungen werden oft schon nach täglichen Zufuhrhöhen von 10 mg über einen Zeitraum von 10 Jahren beobachtet.
Sehr hohe Fluorgaben – bis zu 5 mg/kg Nahrung oder Liter Trinkwasser – verschlechtern die Jodversorgung und beeinträchtigen damit die Schilddrüsenfunktion. Da Fluor auch mit Magnesium für den Körper nicht verwertbare Komplexe bildet, können Störungen beim Knochenaufbau/Knochenmineralisierung auftreten. Große Fluormengen – mehr als 1000 µg/kg Körpergewicht – wirken akut toxisch. Die ersten Symptome sind Übelkeit, Erbrechen und Bauchschmerzen.
Die obere sichere Grenz der Fluorzufuhr wird mit 0,1 mg pro kg Körpergewicht (= 7 mg pro Tag) angegeben. Nur sehr wenige Lebensmittel enthalten so hohe Fluoridmengen, dass mit 100 g auch nur 0,1 mg Fluorid aufgenommen werden.
Gute Quellen sind einige Gemüsesorten, Fisch, Fleisch, Innereien, Walnüsse, schwarzer Tee und fluoridiertes Speisesalz.

Zink (Zn)

Der Gesamtzinkbestand Erwachsener beträgt etwa 2 g. 70 % davon finden sich in Knochen, Haut und Haaren. Zink ist unverzichtbar als Bestandteil oder auch als Aktivator einer ganzen Reihe von **Enzymen** des Protein- und Kohlenhydrat-, Fett- und Nukleinsäurenstoffwechsels, **Hormonen** und **Rezeptoren**. Zudem spielt es eine Rolle als Stabilisator der **Zellmembranen** und bei der Bildung der Speicherform von **Insulin**.
Die Zinkabsorption ist begrenzt. Aus tierischen Lebensmitteln erfolgt sie besser als aus pflanzlichen. Die Absorptionsrate liegt bei gemischter Kost bei etwa 30 %. Je schlechter der Körper mit Zink versorgt ist, desto besser wird es absorbiert. Auch die Nahrungszusammensetzung beeinflusst die Bioverfügbarkeit: Tierische Proteine fördern die Absorption durch die Aminosäuren Methionin, Cystein und Histidin, während Phytat (Phytatgehalt in Lebensmitteln, siehe Tabelle S. 215), Calcium und Kupfer die Aufnahme behindern. Phytat wird durch Einweichen der Körner von Getreide und Hülsenfrüchten über 12 Stunden (teilweise) und bei Vollkornmehl durch lange Sauerteigführung (vollständig) abgebaut. Da der Phytatgehalt der Nahrung die Zinkabsorption bei Erwachsenen beeinflusst, werden die Zinkempfehlungen an die unterschiedlichen Ernährungsweisen angepasst.
Die Phytatzufuhr ist niedrig (330 mg/Tag) bei Ernährungsweisen mit geringem Anteil an Vollkornprodukten und Hülsenfrüchten, mittel (660 mg/Tag) durch Konsum von Vollkornprodukten und Hülsenfrüchten und hoch (990 mg/Tag) bei hohem Konsum von Vollkornprodukten und Hülsenfrüchten mit Auswahl der Proteinquellen überwiegend oder ausschließlich pflanzlicher Herkunft.
Die Tabelle auf S. 215 informiert über die verschiedenen Zinkempfehlungen.
Zinkmangel führt zu Wachstumsdepressionen (Zwergwuchs), Störungen der männlichen Sexualentwicklung und Reproduktionsfunktion, verminderter Wundheilung, erhöhter Infektanfälligkeit und reversiblem Verlust des Geschmacks- und Geruchsempfindens. Eine lang-

Zu Phytatgehalten ausgewählter Lebensmittel informiert Sie die folgende Tabelle.

Phytatgehalt ausgewählter Getreide, Hülsenfrüchte, Nüsse und Samen			
Lebensmittel	**mg Phytat/100 g***	**Lebensmittel**	**mg Phytat/100 g***
Getreide		**Hülsenfrüchte**	
Gerste	334 bis 1021	Erbsen	198 bis 1098
Hafer	361 bis 998	Kichererbsen	249 bis 1424
Hirse	166 bis 1536	Kidneybohnen	543 bis 2118
Hirse (Sorghum)	524 bis 3082	Linsen	246 bis 1374
Mais	619 bis 1909	Sojabohnen	900 bis 1998
Reis	52 bis 940	**Nüsse und Samen**	
Roggen	470 bis 1270	Cashewnuss	182 bis 4781
Weizen	343 bis 1188	Haselnuss	221 bis 883
Weizenkeim	1003 bis 3441	Leinsamen	1978 bis 3395
Weizenkleie	1911 bis 6643	Macadamianuss	149 bis 2594
Wildreis	2156	Mandeln	333 bis 8949
		Sesamsamen	1411 bis 5253

* = Berechnet auf Basis von Phytat in Trockensubstanz
(Quelle: Schlemmer U, Frolich W, Prieto RM et al. (2009): Mol Nutr Food Res, 53, S. 330–375.)

Zinkempfehlungen (mg) in Abhängigkeit von der Phytatzufuhr						
	Männliche Erwachsene			**weibliche Erwachsene**		
	Niedrige Phytat-Zufuhr 330 mg Phytat	Mittlere Phytat-Zufuhr 660 mg Phytat	Hohe Phytat-Zufuhr 990 mg Phytat	Niedrige Phytat-Zufuhr 330 mg Phytat	Mittlere Phytat-Zufuhr 660 mg Phytat	Hohe Phytat-Zufuhr 990 mg Phytat
19 bis unter 65 Jahre und älter	**11**	**14**	**16**	**7**	**8**	**10**
Schwangere						
1. Trimester				**7**	**9**	**11**
2. und 3. Trimester				**9**	**11**	**13**
Stillende				**11**	**13**	**14**

(Quelle: DGE/ÖGE (2024))

anhaltende Zinkunterversorgung kann anhand eines verminderten Zinkgehalts in den Haaren festgestellt werden.
Die wünschenswerte Zinkzufuhr beträgt je nach Phytatzufuhr für **weibliche Erwachsene 7–8 bis 10 mg pro Tag** und für **männliche Erwachsene 11, 14 bis 16 mg pro Tag**. Für Schwangere werden im 1. Trimester 7, 9 bis 11, ab dem 2. Trimester 9, 11 bis 13 mg und für Stillende 11, 13 bis 14 mg pro Tag empfohlen. Diese Mengen werden durch die übliche gemischte Kost problemlos zugeführt.
Akute Toxizität durch eine Dosis von 2 g Zink verursacht Magen-Darm-Störungen und Fieber. Chronische Vergiftungen mit mehr als 110 mg Zink pro Tag führen zu Veränderungen im Blutbild (hypochrome Anämie und Neutropenie). Zinkzufuhr über 30 mg pro Tag beeinträchtigt den Eisen- und Kupferstoffwechsel. Die **obere sichere Grenze der Zinkzufuhr** wird für Erwachsene mit **25 mg pro Tag** angegeben.
Zink ist in Nahrungsmitteln weit verbreitet. Gute Quellen sind Vollkorngetreide, Käse, Hülsenfrüchte, Muskelfleisch, Innereien, Nüsse und Samen.

Selen (Se)

Selen ist Bestandteil selenhaltiger **Proteine** und **Enzyme**. So ist Selen unter anderem am Abbau von Peroxiden, der Aktivierung des Prohormons Thyroxin (T4) sowie am Abbau von T3 und T4 beteiligt. Selenoprotein P und andere Selenoproteine wirken offensichtlich **antioxidativ** und damit antikarzinogen. Beim antioxidativen Schutz der Lipide besteht eine synergistische Beziehung mit den Tocopherolen.
Mangelsymptome aufgrund langfristiger parenteraler Ernährung ohne Selensupplementierung äußern sich in Störungen der Muskelfunktion. Risiken für erhöhte Selenverluste bestehen auch bei Traumapatienten, schweren Verbrennungen, Blutverlusten und erhöhter Ausscheidung. Ob diese Risiken eine Selensupplementierung erfordern, ist noch nicht abschließend geklärt. Zu den Risikogruppen mangelnder Selenversorgung zählen auch Personen mit einseitiger Ernährung (strikte Veganer) sowie mit energie- und proteinreduzierter Kost.
Als eine angemessene Zufuhr wird nach heutigem Kenntnisstand **für Frauen, einschließlich Schwangerer** durch eine tägliche **Zufuhr von 60 µg und für Männer von 70 µg** erreicht. Für stillende Frauen werden 75 µg pro Tag als bedarfsdeckend angegeben.
Bei Erwachsenen wurden Zeichen einer chronischen Intoxikation bei täglichen Mengen von 800 µg Selen beobachtet, wie eine kärieserhöhende Wirkung, Haarausfall, Herzmuskelschwäche und Leberzirrhose.
Die obere sichere Grenze der Zufuhr wird für Erwachsene mit **300 µg/Tag** angegeben.
Gute natürliche Selenquellen sind einige Hülsenfrüchte, Meerestiere und Fische, Muskelfleisch, Innereien sowie einige Nüsse und Samen.

Kupfer (Cu)

Der größte Teil des Körperkupfers (ca. 80 mg bis 100 mg) liegt in Proteinkomplexen gebunden vor. Diese Kupferproteine sind meist **Enzyme** (Oxidasen) des katabolen Stoffwechsels, einige von ihnen sind an der Beseitigung der im Körper gebildeten **freien Radikale** beteiligt. Kupfer spielt auch eine große Rolle im **Bindegewebsstoffwechsel** und beim **Eisentransport**.
Die Kupferabsorption ist begrenzt und wird durch hohe Zinkgaben vermindert. Sie ist höher, wenn Kupfer in kleineren Mengen aufgenommen wird. Hohe Kupferdosen wirken toxisch.
Beim Menschen kommen Störungen infolge von Kupfermangel selten vor. In den wenigen bekannt gewordenen Fällen wurde Anämie in Folge verminderter Bildung roter Blutkörperchen bei parallel hohen Eisenkonzentrationen in der Leber und gestörte Bildung der roten Blutzellen beobachtet. Weitere Mangelsymptome sind Verminderung der weißen Blutkörperchen (Leukozytopenie, Granulozytopenie), Knochenbrüche als Folge einer Osteoporose, Gefäßaussackung (Aneurysmen) und spontane Gefäßdurchbrüche und verminderte Pigmentierung von Haut und Haaren. Bei Kupfermangel ist der Gehalt kupfer-

haltiger Enzyme in Blutplasma und -zellen vermindert.

Die täglichen Kupferverluste über Stuhl und Urin betragen bei Erwachsenen etwa 1,25 mg. Nach heutigem Kenntnisstand wird die **angemessene Höhe der Zufuhr** (auch für Schwangere und Stillende) auf **1 bis 1,5 mg Kupfer pro Tag** geschätzt. Eine vielseitige Ernährung gewährleistet eine ausreichende Kupferversorgung.

Erhöhter Kupfergehalt im Trinkwasser – mehr als 10 mg/l – wird mit frühkindlichen Leberzirrhosen in Verbindung gebracht. Die obere sichere Grenze für die Zufuhr beträgt je nach Alter 1 bis 4 mg pro Tag.

Gute natürliche Kupferquellen sind einzelne Gemüsesorten, Pilze, einzelne Obstsorten, Vollkorngetreide, einige Käsesorten, Hülsenfrüchte und einige Fische, Gänsefleisch, Muskelfleisch, Innereien, Nüsse und Samen.

Chrom (Cr)

Chrom hat eine wichtige Funktion im **Kohlenhydratstoffwechsel**. Ihm wird die Funktion eines Glucosetoleranzfaktors zugeschrieben.

Die Absorptionsrate von Nahrungschrom liegt bei maximal 3%. Eine tägliche Chromzufuhr von weniger als 20 µg führt zu einer gestörten Glucosetoleranz. Langandauernde parenterale Ernährung führt zu klinischen Symptomen des Chrommangels (erhöhter Blutzucker, der auf Insulingaben nicht anspricht, Fettstoffwechselstörungen, Nervenstörungen und Koordinationsstörungen). Intravenöse Zufuhr dreiwertigen Chroms bessert die Symptome. Durch Chromsupplementierungen konnte eine Verbesserung des Kohlenhydratstoffwechsels bei Patienten mit gestörter Glucosetoleranz und niedriger Chromzufuhr erzielt werden.

Als Schätzwert für eine angemessene Höhe der Zufuhr werden für Erwachsene (einschließlich Schwangerer und Stillender) **tägliche Mengen von 30 µg bis 100 µg Chrom** angegeben.

Sechswertiges Chrom – eine Arbeitsplatzchemikalie – hat eine kanzerogene Wirkung. Die Toxizität des **dreiwertigen Nahrungschroms** ist dagegen sehr gering. Auffälligkeiten wurden auch bei gewohnheitsmäßigem Verzehr von täglich 200 µg Chrom nicht beobachtet. Eine obere sichere Chromzufuhr ist nicht festgelegt.

Für Chromgehalte in Nahrungsmitteln sind nur wenige Daten bekannt. Gute natürliche Quellen für Chrom sind Tomaten, Birne, weiße Bohnen, Meerestiere und Paranüsse.

Mangan (Mn)

Der Körperbestand an Mangan ist gering: 10 bis 40 mg. Die höchste Konzentration liegt in den Knochen vor, gefolgt von Leber und Bauchspeicheldrüse. Mangan ist essenzieller Bestandteil und Aktivator verschiedener **Enzyme**.

Mangelerscheinungen wurden bislang nur bei totaler parenteraler Ernährung gefunden.

Die Untersuchungsergebnisse zum Manganbedarf sind noch unsicher. So sind nach heutigem Kenntnisstand lediglich **Schätzwerte** für eine angemessene Manganzufuhr möglich. Für eine tägliche Menge von **2 bis 5 mg Mangan** werden **für Erwachsene** (einschließlich Schwangerer und Stillender) weder Mangel noch Überdosierung angenommen. In hohen Dosen ist Mangan toxisch und führt zu Magen-Darm-Störungen, Lungenentzündungen und neurologischen Störungen. Vergiftungen infolge überhöhter Zufuhr mit der Nahrung sind bisher nicht bekannt. Daher wird in der EU keine obere sichere Grenze der Zufuhr festgesetzt.

Einige Gemüsesorten, Vollkorngetreide, Hülsenfrüchte, Nüsse und Samen sind gute natürliche Manganquellen. Tierische Nahrungsmittel sind relativ manganarm.

**Lebensmittelverschwendung –
Definition, Folgen und Möglichkeiten zur Minimierung**

Alle genießbaren Lebensmittel und Speisen, die selbst produziert oder im Handel erworben und nicht gegessen werden, sowie von Produzenten und Händlern selbst entsorgter essbarer Lebensmittel bezeichnet man als verschwendete Lebensmittel bzw. Lebensmittelabfall (Food Waste). Es wird geschätzt, dass global etwa 30 % der Lebensmittel, die für die Ernährung des Menschen zur Verfügung stünden, als Abfall entsorgt werden. Neben Lebensmittelverlusten (Food Losses) durch Schädlingsbefall, Verderb sowie Verluste während Transport und Lagerung entstammt etwa ein Drittel der Lebensmittelabfälle der Konsumentenebene. Dazu zählen weggeworfene essbare Reste einer Mahlzeit, nicht vollständig gegessene Lebensmittel (z. B. nur der halbe Apfel oder das halbe Brötchen wird gegessen, der Rest landet im Müll) oder genießbare und lediglich wegen überschrittenem **Mindesthaltbarkeitsdatum (MDH)** entsorgte Nahrung. Neben der Beeinträchtigung der Ernährungssicherheit und Gefahren für die Gesundheit durch Energie-, Protein- und Mikronährstoffmangel hat Lebensmittelverschwendung weiterreichende negative Folgen für das Ökosystem. Unentbehrliche Ressourcen der Nahrungsproduktion (Anbauflächen, Wasser, Energie) werden vergeudet, die Verrottungsprodukte der Lebensmittelabfälle verstärken die Umweltbelastung, forcieren den Klimawandel und schaden dadurch zusätzlich der Gesundheit des Menschen.
Jede, auch jede kleine Aktion auf persönlicher Ebene sowie im Haushalt zählt, um die Lebensmittelverschwendung zu minimieren. Denn addierte kleine Aktionen haben insgesamt große Auswirkungen. Die Vermeidung von Lebensmittelabfällen ist bedeutsam für die Nachhaltigkeit und leistet einen wichtigen Beitrag, den Hunger (Nahrungsmangel) weltweit zu bekämpfen.
Welche Möglichkeiten zur Minimierung von Lebensmittelabfällen denkbar sind, zeigen folgende Überlegungen.

- **Geplant, überlegt und am Bedarf orientiert einkaufen.** Vor allem von leicht verderblichen Lebensmitteln (Fisch, Geflügel, Fleisch) nur die Mengen einkaufen, die auch gegessen werden können und dabei das Verbrauchsdatum berücksichtigen. Ist das **Verbrauchsdatum abgelaufen** (anders als beim Mindesthaltbarkeitsdatum!), müssen diese Lebensmittel zur Sicherheit der Menschen entsorgt werden.
- **Bevorratung und Verwendung** sollten grundsätzlich nach dem Prinzip „First in, First out“ erfolgen. Daher den nachgekauften Vorrat immer hinten platzieren.
- **Lebensmittel richtig lagern und so vor Verderb schützen.** Kälteempfindliche Gemüse und Früchte (wie Bananen, Tomaten, Kartoffeln, Zwiebeln) in einem kühlen, gut belüfteten Raum lagern, kälteunempfindliches frisches Gemüse und Obst im Gemüsefach des Kühlschranks. Milch und Milchprodukte ebenfalls im Kühlschrank eine Etage über dem Gemüsefach aufbewahren, ganz oben sind Käse und Speisereste gut aufgehoben.
- **Bei verpackten Lebensmitteln die eigenen Sinne einsetzen.** Das Mindesthaltbarkeitsdatum (MHD) steht für die sichere Verwendung des Inhalts innerhalb der angezeigten Frist. **Nach Ablauf des angegebenen Datums sind viele Produkte noch genusstauglich.** Hierbei darf die Genusstauglichkeit mit unseren Sinnen (Aussehen, Form und Struktur der Verpackung sowie Geruch und Geschmack des Inhalts) geprüft werden.
- **Mit Bedacht Lebensmittel verwerten.** Reste für andere Mahlzeiten verwenden, sinnvoll spenden oder für eine spätere Verwendung einfrieren.

Teil D

Essenzielle Fettsäuren

Die **essenziellen lebenswichtigen Fettsäuren** werden unterschieden in **die Linolsäure (C 18:2)- (= n-6)-Gruppe und die Alpha-Linolensäure (C 18:3)- (= n-3)-Gruppe** sowie die höher ungesättigten längerkettigen Fettsäuren beider Gruppen. Genannt werden soll auch die n-9-Gruppe, die sich von der einfach ungesättigten Ölsäure (C 18:1) ableitet. Diese ungesättigten Fettsäuren der n-9-Gruppe sind zwar nicht essenziell, sie haben jedoch wichtige Wirkungen im Stoffwechsel, die im Text unten erwähnt werden.

Die Kettenverlängerung und das Einfügen der weiteren Doppelbindungen können auch im menschlichen Organismus mit unterschiedlicher Effizienz erfolgen. Dabei werden jedoch im günstigsten Fall 5 bis 10 % der zugeführten Alpha-Linolensäure in die langkettige, hochungesättigte Eicosapentaensäure (EPA) und Docosahexaensäure (DHA) umgebaut. Effizienter erfolgt der Umbau der Linolsäure zu Arachidonsäure (AA). Daher ist letztere essenziell nur bei Linolsäuremangel. Die ungesättigten Fettsäuregruppen benutzen für die Kettenverlängerung und Einführung weiterer Doppelbindungen dasselbe Enzymsystem, allerdings mit unterschiedlicher Affinität (Anziehungskraft). An erster Stelle steht die Alpha-Linolensäure (n-3), an zweiter die Linolsäure (n-6) und an dritter Stelle erst wird Ölsäure (n-9) umgesetzt. Die Gehalte der üblichen Nahrung an Linolsäure sind im Vergleich zu Alpha-Linolensäure meist deutlich höher. Wegen der höheren Affinität des Enzyms δ 6-Desaturase zu Alpha-Linolensäure wird zuerst diese zu langkettigen n-3-Fettsäuren (EPA und DHA) umgesetzt. Das Enzymsystem wandelt danach verstärkt Linolsäure zu langkettigen n-6-Fettsäuren (Arachidonsäure) um.

Die Fettsäuren der n-3- sowie der n-6-Gruppe dienen dem Aufbau wichtiger Strukturlipide, sie sind **Bestandteile der Zellmembranen**. Aus Arachidonsäure (C 20:4 n-6) und Eicosapentaensäure (C 20:5 n-3) werden regulatorische **Eicosanoide** gebildet. Diese beeinflussen die Funktionen von glatter Muskulatur und Endothelzellen, die Adhäsion von Monozyten an der Gefäßwand, die Weite der Blutgefäße, den Blutdruck und die Kreislaufwerte, die Aggregation von Thrombozyten sowie Entzündungs- und Immunreaktionen (vgl. das Kapitel „Gute Fette – schlechte Fette", S. 9). Eicosanoide der EPA wirken antiaggregatorisch (Blutgerinnung hemmend), Blutgefäße erweiternd und entzündungshemmend, die somit dem Einfluss der Eicosanoide der AA entgegenwirken, die die Thrombozytenaggregation erhöhen, Blutgefäße verengen und die Entzündung begünstigen. Docosahexaensäure (C 22:6 n-3) ist in hohen Konzentrationen im Nervengewebe und in den Photorezeptoren der Netzhaut des Auges nachweisbar. Allgemein beeinflussen die Fettsäuren der Nahrungsfette den **Cholesterin- und Triglycerid-Gehalt** im Blut. Die gesättigten langkettigen Fettsäuren Laurinsäure, Myristinsäure und Palmitinsäure (nicht dagegen Stearinsäure) erhöhen den LDL-Cholesteringehalt im Blut. Der Anteil dieser Fettsäuren sollte daher maximal 10 % der Gesamtenergiezufuhr betragen. Einfach ungesättigte Fettsäuren wie **Ölsäure** (C18 n-9) senken das LDL-Cholesterin, wenn sie im Austausch gegen gesättigte Fettsäuren eingesetzt werden. Noch effizienter ist die Cholesterin- und Triglycerid senkende Wirkung der n-3 Fettsäuren auch in Form der Alpha-Linolensäure. Eine therapeutische Anwendung der langkettigen n-3 Fettsäuren wird jedoch nur durch hohe Dosierung oft in isolierter Form oder als Fischöl ermöglicht. Der Ölsäure wird auch eine protektive Wirkung gegen Herzinfarkt und Krebs zugeschrieben.

Mehrfach ungesättigte essenzielle Fettsäuren wie Linolsäure (n-6) und Alpha-Linolensäure (n-3) senken das LDL-Cholesterin, erniedrigen jedoch gleichzeitig etwas das protektiv wirkende HDL-Cholesterin, während Ölsäure das HDL-Cholesterin geringer senkt.

Den langkettigen n-3-Fettsäuren wird auch eine Wirkung gegen Herzrhythmusstörungen zugesprochen. In mehreren Studien konnte gezeigt werden, dass insbesondere Eicosapentaensäure (EPA) eine protektive Wirkung im Hinblick auf tödliche Herzinfarkte hat. Die Zufuhr von Alpha-Linolensäure steht in umgekehrtem Zusammenhang zu der Häufigkeit des plötzlichen Herztodes, dies konnte eine Interventionsstudie zeigen. Eine weitere Studie belegt bei Patienten nach einem Herzinfarkt eine signifikante Senkung der Re-Infarkt-Rate.

Das Fettgewebe normalgewichtiger, vollwertig ernährter Erwachsener enthält mehr als 500 g Linolsäure und etwa 25 g Alpha-Linolensäure, ein Mangel an essenziellen Fettsäuren ist daher selten. Mit einem Mangel ist jedoch bei extremen fettfreien Reduktionskostformen und bei chronischer Fettmalabsorption zu rechnen. Mangel an n-6-Fettsäuren kann zu Hautekzemen, Fettleber, Anämie, Infektanfälligkeit, Wundheilungsstörungen und Wachstumsverzögerungen führen. Mangel an n-3-Fettsäuren kann sich in Sehstörungen, Muskelschwäche, Zittern und gestörter Oberflächen- und Tiefensensibilität äußern.

Die Deutsche Gesellschaft für Ernährung (DGE) und die Österreichische Gesellschaft für Ernährung (ÖGE) sprechen sich für ein **Verhältnis von Linolsäure zu Alpha-Linolensäure von 5 : 1** aus. Der Linolsäurebedarf Erwachsener ist bei einer Zufuhr von 2,5 % der Nahrungsenergie gedeckt. Entsprechend werden 0,5 % der Gesamtenergiezufuhr für Alpha-Linolensäure angegeben. Daraus ergibt sich eine tägliche **Zufuhrempfehlung von 278 mg Linolsäure je 1000 kcal** und **56 mg Alpha-Linolensäure je 1000 kcal**. Als Schutz vor Oxidation sollten Öle 0,4 mg Tocopherol-Äquivalente je Gramm Linolsäure enthalten.

Voraussetzung für die Essentialität (Eicosanoidsynthese) ist die **cis-Konfiguration** der Fettsäuren. Durch bakterielle Synthese entstehen bei Wiederkäuern (im Pansen) aus den ungesättigten cis-Fettsäuren **trans-Fettsäuren**, die in geringer Menge in deren Fleisch- und Milchfett nachweisbar sind. Der wesentlich höhere Anteil von trans-Fettsäuren in der Ernährung ist aufgrund partieller Fetthärtung in Lebensmitteln zu finden (z. B. Margarinesorten, die nicht in Reformqualität angeboten werden, Fixprodukte, Fertigprodukte). Trans-Fettsäuren konkurrieren im Stoffwesel mit essenziellen Fettsäuren um dieselben Enzymsysteme und erhöhen dadurch deren Bedarf. Zudem wirken sich trans-Fettsäuren nachteilig auf das Blutcholesterin aus, indem sie das LDL-Cholesterin erhöhen und das HDL-Cholesterin senken. Der Anteil an **trans-Fettsäuren** in der Nahrung sollte aus diesem Grund **möglichst gering** sein. Empfohlen wird, die Zufuhr auf unter 1 % der Nahrungsenergie, entsprechend auf **unter 1,1 g trans-Fettsäuren je 1000 kcal** zu senken.

Als obere Grenze der Gesamtzufuhr mehrfach ungesättigter Fettsäuren werden 10 % der Nahrungsenergie angegeben, entsprechend 11,1 g je 1000 kcal. Für n-3-Fettsäuren liegt wegen des Risikos einer erhöhten Blutungsneigung sowie einer möglicherweise nachteiligen Beeinflussung der Leukozyten und des Immunsystems die obere Grenze bei 3 % der Nahrungsenergie, entsprechend 3,3 g je 1000 kcal.

Distelöl, Maiskeimöl und Sonnenblumenöl haben hohe Gehalte an Linolsäure (n-6). Leinöl, Rapsöl, Sojaöl und Walnussöl sind gute Quellen für Alpha-Linolensäure (n-3). Wegen des angestrebten Verhältnisses Linolsäure zu Alpha-Linolensäure von 5:1 sollten die genannten Öle bevorzugt werden.

Die langkettigen hochungesättigten n-3-Fettsäuren sind in erster Linie in Seefischen enthalten, größere Mengen dieser n-3-Fettsäuren finden sich besonders in fetten Sorten wie Hering, Lachs und Makrele. Eine weitere Quelle für diese Fettsäuren stellen Phospholipide aus Mikroorganismen (und Insekten) dar.

Nachstehende Tabelle (S. 221 bis 227) informiert Sie zum Gehalt an Gesamtfett, Arachidonsäure (AA), Eicosapentaensäure (EPA) und Docosahexanensäure (DHA) ausgewählter Lebensmittel.

Gehalte an Fett, Arachidonsäure (AA), Eicosapentaensäure (EPA), Docosahexaensäure (DHA) sowie der Summe aus EPA und DHA für ausgewählte tierische Lebensmittel (Tabellen S. 221 bis 227)

Lebensmittel je 100 g	Gesamt-fett [g]	n-6 AA 20:4 [mg]	n-3 EPA 20:5 [mg]	n-3 DHA 22:6 [mg]	n-3 EPA + DHA
Fette					
Butter	83,2	113	kD	10	10
Hühnerfett	100,0	96	kD	kD	kD
Rinderfett/-schmalz	99,5	252	200	kD	mind. 200
Schweinefett/-schmalz	100,0	1700	kD	kD	kD
Schweinespeck, ungeräuchert	28,9	222	32	kD	mind. 32
Milchprodukte					
Kuhmilch, 1,5 % Fett	1,6	1	kD	kD	kD
Kuhmilch, 3,5 % Fett	3,6	3	kD	kD	kD
Schafmilch, 6 % Fett	6,0	5	7	5	12
Ziegenmilch	3,9	kD	kD	kD	kD

kD = keine Daten

Lebensmittel je 100 g	Gesamt-fett [g]	n-6 AA 20:4 [mg]	n-3 EPA 20:5 [mg]	n-3 DHA 22:6 [mg]	n-3 EPA + DHA
Frischkäse | Quark | Käse					
Emmentaler, 45 % Fett i.Tr.	29,8	28	kD	kD	kD
Feta	24,1	41	17	12	29
Frischkäse, 50 % Fett i.Tr.	16,6	18	10	2	12
Frischkäse aus Schafmilch, 45 % Fett i.Tr.	13,0	17	9	1	10
Frischkäse aus Ziegenmilch, 45 % Fett i.Tr.	13,0	17	9	1	10
Gouda, 45 % Fett i.Tr.	30,8	15	kD	kD	kD
Greyerzer, 45 % Fett i.Tr.	29,8	30	kD	kD	kD
Parmesan, 45 % Fett i.Tr.	30,6	30	kD	kD	kD
Fisch und Meerestiere					
Aal	24,5	120	240	540	780
Auster	1,2	13	93	88	181
Bachsaibling	2,1	38	151	284	435
Barsch	0,8	35	52	123	175
Bismarckhering, Konserve, abgetropft	16,0	33	1832	609	2441
Brathering, Konserve, abgetropft	15,2	28	1596	530	2126
Dorschleber	66,6	631	1261	631	1892
Felchen (Renke)	3,2	130	205	230	435
Flunder	0,7	12	54	59	113
Forelle	2,7	26	139	493	632
Garnele	1,4	68	206	160	366
Hecht	0,9	46	60	175	235
Heilbutt, Weißer Heilbutt	1,6	42	141	371	512
Hering, Atlantik	17,8	37	2038	677	2715
Hering, mariniert	21,1	32	1796	597	2393
Heringsfilet (Matjesart)	18,3	37	2036	677	2713

Lebensmittel je 100 g	Gesamt-fett [g]	n-6 AA 20:4 [mg]	n-3 EPA 20:5 [mg]	n-3 DHA 22:6 [mg]	n-3 EPA + DHA
Hummer	1,9	7	350	165	515
Jakobsmuschel	0,9	31	95	66	161
Kabeljau (Dorsch)	0,7	17	71	194	265
Karpfen	4,8	119	193	103	296
Katfisch (Seewolf, Steinbeißer)	1,9	37	178	215	393
Kaviar, echt	15,5	336	1845	2625	4470
Krabben	1,4	20	218	161	379
Lachs, geräuchert	11,8	62	889	1423	2312
Lachs, pazifisch	10,4	47	752	1034	1786
Lachs, tiefgefroren	11,2	58	842	1348	2190
Lachs, wild (Buckellachs)	3,5	16	248	342	590
Languste	1,1	190	170	80	250
Makrele	11,9	170	640	1138	1778
Miesmuschel	2,0	67	132	112	244
Oktopus (Tintenfisch)	0,9	52	114	155	269
Pangasius	1,8	21	11	19	30
Rotbarsch (Goldbarsch)	3,6	240	258	156	414
Sardelle	2,3	10	210	290	500
Sardellenfilet, tiefgefroren	2,3	11	238	328	566
Sardine	4,5	8	580	810	1390
Schellfisch	0,6	17	66	153	219
Schleie	0,7	25	21	16	37
Scholle	1,9	57	249	193	442
Schollenfilet	1,9	51	224	173	397
Seehecht	2,8	32	236	443	679
Seelachs (Köhler)	2,4	24	241	356	597
Seeteufel (Anglerfisch)	0,7	22	49	212	261
Seezunge	1,4	23	33	163	196
Sprotte	16,6	70	1367	1980	3347

kD = keine Daten

Lebensmittel je 100 g	Gesamt-fett [g]	n-6 AA 20:4 [mg]	n-3 EPA 20:5 [mg]	n-3 DHA 22:6 [mg]	n-3 EPA + DHA
Steinbutt	1,7	109	183	157	340
Surimi (Krebsfleischimitat)	3,6	2	14	26	40
Thunfisch, Roter Thun	4,9	88	353	952	1305
Thunfisch, Weißer Thun	10,0	180	720	1944	2664
Venusmuschel	0,9	31	95	66	161
Wels	11,3	125	150	395	545
Zander	0,7	21	84	103	187
Algen					
Braunalge	0,6	12	7	kD	mind. 7
Rotalge	0,3	9	81	kD	mind. 81
Geflügel | Fleisch | Wild					
Brathähnchen Brustfilet	0,7	13	1	3	4
Fasan, mager	6,6	12	12	kD	mind. 12
Hammellende (Filet)	13,2	34	25	kD	mind. 25
Hase, mager	3,0	43	kD	29	mind. 29
Hauskaninchen, mager	2,3	33	kD	23	mind. 23
Hirsch, mager	3,3	16	6	kD	mind. 6
Kalbsfilet (Lende)	1,8	52	2	kD	mind. 2
Kalbskeule, mager	1,8	64	3	kD	mind. 3
Kalbsschnitzel, mager	1,8	64	3	kD	mind. 3
Kalbssteak	2,6	79	3	kD	mind. 3
Lammkotelett	15,9	125	29	kD	mind. 29
Lammnacken (Hals, Kamm)	13,0	64	24	kD	mind. 24
Lammnuss	4,6	41	8	kD	mind. 8
Pferd, mager	2,7	111	5	kD	mind. 5
Putenbrust ohne Haut	1,0	55	14	37	51
Reh, mager	1,3	6	2	kD	mind. 2
Rinderfilet (Lende)	4,0	31	7	kD	mind. 7
Rindergulasch, mager	5,3	40	9	kD	mind. 9

Lebensmittel je 100 g	Gesamt-fett [g]	n-6 AA 20:4 [mg]	n-3 EPA 20:5 [mg]	n-3 DHA 22:6 [mg]	n-3 EPA + DHA
Rinderkeule, mager	4,3	39	8	kD	mind. 8
Rinderroulade	4,3	39	8	kD	mind. 8
Rindersteak, mager	4,5	33	8	kD	mind. 8
Rindertatar (Schabefleisch)	3,0	27	5	kD	mind. 5
Schafsfilet	3,4	30	6	kD	mind. 6
Schwein, Fettgewebe	88,7	160	kD	kD	kD
Schweinebauch, mager	21,1	269	38	kD	mind. 38
Schweinebauchspeck	88,7	155	kD	kD	kD
Schweinefilet	2,0	24	4	kD	mind. 4
Schweinekeule (Schinken), mager	5,6	71	10	kD	mind. 10
Schweinekotelett, mager	5,2	62	8	kD	mind. 8
Schweinekotelett, mittelfett	9,8	60	8	kD	mind. 8
Schweinenacken (Kamm)	13,8	82	11	kD	mind. 11
Schweinerücken (Kotelett)	5,2	62	8	kD	mind. 8
Schweineschnitzel, mager	1,9	23	3	kD	mind. 3
Schweinesteak, mager	5,2	62	8	kD	mind. 8
Schweinshaxe (Eisbein)	10,8	138	20	kD	mind. 20
Wildkaninchen, mager	2,3	33	kD	23	mind. 23
Wildschwein (Durchschnitt)	9,3	43	17	kD	mind. 17
Wildschwein Keule	9,3	42	17	kD	mind. 17
Ziege, mager	2,1	10	4	kD	mind. 4
Innereien					
Damwildleber	4,5	294	7	67	74
Entenleber	4,6	174	14	157	171
Gänseleber	4,3	162	13	146	159
Hähnchenleber	4,7	150	24	61	85
Hähnchenmagen	4,2	323	kD	kD	kD
Kalbsleber	1,2	79	3	22	25
Kalbsniere	6,4	124	10	kD	mind. 10

kD = keine Daten

Lebensmittel je 100 g	Gesamt-fett [g]	n-6 AA 20:4 [mg]	n-3 EPA 20:5 [mg]	n-3 DHA 22:6 [mg]	n-3 EPA + DHA
Lammleber	5,0	190	kD	89	mind. 89
Lammniere	2,9	156	4	kD	mind. 4
Rinderleber	3,7	163	19	33	mind. 19
Rinderniere	5,1	100	8	kD	mind. 8
Schweineleber	4,5	491	176	212	mind. 176
Schweineniere	3,8	351	136	107	mind. 136
Schweinezunge	10,3	97	kD	kD	kD
Fleischwaren | Wurstwaren					
Blutwurst, Hausmacher Art	31,5	25	kD	kD	kD
Bockwurst	24,5	20	19	22	41
Bratwurst, Grundbrät	25,1	38	12	8	20
Bregenwurst	17,3	241	91	351	442
Cervelatwurst	34,8	37	20	15	35
Fleischwurst	28,3	68	6	8	14
Geflügelbockwurst	5,5	75	14	26	40
Geflügelknackwurst	4,9	66	13	23	36
Geflügelsalami, fettarm	6,6	85	24	38	62
Geflügelteewurst	9,6	99	26	12	38
Hirschsalami	24,3	21	10	5	15
Jagdwurst	15,8	56	24	23	47
Kalbsleberwurst	32,0	202	10	19	29
Kalbsleberwurst, grob	31,9	176	44	37	81
Krakauer (Colbassa)	27,7	87	13	kD	mind. 13
Krakauer Schinkenwurst	12,9	37	25	19	44
Lachsschinken	4,4	52	7	kD	mind. 7
Lammfleisch-Salami	32,0	28	8	kD	mind. 8
Leberwurst	26,1	237	71	72	143
Mettwurst	24,3	20	14	13	27
Plockwurst	26,3	24	10	6	16

Lebensmittel je 100 g	Gesamt-fett [g]	n-6 AA 20:4 [mg]	n-3 EPA 20:5 [mg]	n-3 DHA 22:6 [mg]	n-3 EPA + DHA
Rindersalami	33,3	29	5	0	5
Rostbratwurst	29,5	92	21	8	29
Salami	32,6	29	14	10	24
Salami, energiereduziert	19,0	162	60	37	97
Salami, italienische Art	29,3	32	15	10	25
Salami, ungarische Art	34,0	29	20	18	38
Schinken, gekocht	6,1	77	11	kD	mind. 11
Schinken, roh	5,6	71	10	kD	mind. 10
Schinkenwurst	26,8	23	16	14	30
Schlackwurst	36,5	114	19	2	21
Schweinebauchspeck, geräuchert	28,9	222	32	kD	mind. 32
Schweinekasseler (Kamm), geräuchert	7,5	31	5	kD	mind. 5
Schweineschinkenspeck, geräuchert	7,7	69	10	kD	mind. 10
Schweinespeck durchwachsen	28,9	222	32	kD	mind. 32
Sülzwurst	8,2	99	32	21	53
Teewurst, fein und grob	45,3	63	kD	kD	kD
Thüringer Rotwurst	10,9	67	62	87	149
Weißwurst Münchener	27,2	58	kD	kD	kD
Zungenblutwurst	22,1	46	kD	kD	kD
Zwiebelwurst	40,3	115	17	kD	mind. 17
Eier					
Entenei	14,4	336	kD	143	mind. 143
Gänseei	13,3	110	kD	132	mind. 132
Hühnerei	9,3	56	kD	75	mind. 75
Hühnerei, Eigelb	31,9	210	kD	180	mind. 180
Hühnerei, Eiweiß	0,03	0	0	0	0
Wachtelei	9,3	56	kD	75	mind. 75

kD = keine Daten

Gestaltung und Nährwert-Berechnung eines pflanzenbasierten Beispiel-Tagesplans

Grundlage ist das Prinzip der pflanzenbasierten Ernährungsweise (s. S. 18 bis 19). Für eine gute Übersicht wurden die empfehlenswerten Tagesmengen auf drei mögliche Mahlzeiten verteilt. Der Plan berücksichtigt 750 ml Trinkwasser und 750 ml **calciumreiches Mineralwasser** (> 350 mg Calcium/Liter), maximal 5 g Salz (mit **Jod und Fluorid)**. Für die Lebensmittelgruppen wurde jeweils eine Auswahl definiert und Durchschnittswerte ermittelt. Genuss von „Extras" erfordert die Erhöhung des Energieverbrauchs durch zusätzliche körperliche Aktivitäten oder eine Reduzierung stärkereicher Lebensmittel. Folgende Mahlzeiten sind Bestandteile dieses Tagesplans:

Müsli-Mahlzeit mit je 100 g Joghurt und Kefir, 60 g Haferflocken, 125 g Obst (Mischung aus: Apfel, Orange, Erdbeere, Himbeere, Johannisbeere rot und schwarz), dazu je 15 g Walnüsse und Leinsamen.

Brotmahlzeit mit 125 g Roggenvollkornbrot, 40 g fettarmer Käse (Mischung aus: Gouda, Emmentaler, Ziegenmilchschnittkäse, Feta), 40 g Magerquark angemacht mit 10 g Kräutern (Petersilie und Schnittlauch), dazu 150 g gemischter Salat (Mischung aus: Artischockenboden, Chicorée, Feldsalat, Gurke, Paprika, rot, Tomaten, Basilikum) ergänzt durch 1 EL Olivenöl für das Dressing und als Dessert 125 g Obst (Mischung aus: Apfel, Aprikose, Banane, Himbeere, Orange.

Warme Mahlzeit mit 75 g Vollkornnudeln (oder anderem Vollkorngetreide oder 350 g Kartoffeln oder 220 g Bataten), dazu 250 g Gemüse (Mischung aus: Blumenkohl, grünen Bohnen, Knoblauch, Knollensellerie, Möhren, Wirsingkohl, Zucchini, Zwiebel) und 1 EL Rapsöl für die Zubereitung. Ergänzt wird diese Mahlzeit möglichst abwechslungsreich mit einer kleinen Portion proteinliefernder Lebensmittel. **Zur Verfügung stehen je Woche 120 g Hülsenfrüchte** (trocken gewogen, Mittelwert aus: Linsen, Kichererbsen, Kidney-Bohnen), **200 g Fisch** (Mittelwert aus: Forelle, Zander, Hering, Kabeljau, Seelachs, Wildlachs), **300 g Geflügel/Fleisch** (Mittelwert aus: Hähnchenbrust, Rindfleisch) und **1 bis 3 Eiern**.

Nährstoffzufuhr des pflanzenbasierten Beispiel-Tagesplans im Vergleich zu den DGE/ÖGE-Referenzwerten

ENERGIE/ NÄHRSTOFFE	Energie/Nährstoffzufuhr Beispiel-Tagesplan	DGE/ÖGE-Referenz-Werte 25–51 Jahre	
		w	m
Energie kcal	1790	1800	2300[1]
Proteine g	80,5	48	57
Fette gesamt g	61,2	60	77
MUFS g	20	6	7,7
davon n3-FS g	6,6	1	1,3
davon n6-FS g	13,4	5	6,4
KH, verwertbar g	198	225	287,5
davon Zucker g	51,8	45	57,5
Ballaststoffe g	46,1	30	30
Wasser g	2540	2600	2600
Vitamine			
A Retinol-Akt.-Ä. µg	2120	700	850
D µg	3,2[2]	20	20
E mg	19,8	8	8
K µg	195	60	70
B_1 mg	1,7	1	1,2
B_2 mg	1,6	1,1	1,4
Niacin-Ä. mg	30,1	12	15
Pantothensäure mg	6,7	6	6
B_6 mg	2,31	1,4	1,6
Biotin µg	67,7	40	40
Folsäure µg	440	300	300
B_{12} µg	4,3	4	4
C mg	262	95	110
Mineralstoffe			
Natrium mg	3240	1500	1500
Kalium mg	3900	4000	4000
Calcium mg	1250	1000	1000
Magnesium mg	529	300	350
Phosphor mg	1690	700	700
Eisen mg	16,2	10	15
Jod µg	205	200	200
Fluorid mg	1,85	1,25	1,25
Zink mg	12,5	7	11
Selen µg	36,42[3]	60	70
Kupfer mg	2,06	1,25	1,25
Chrom µg	27,56[3]	65	65
Mangan mg	7,95	3,5	3,5

1 = die fehlenden kcal können gut durch größere Portionen stärkereicher Lebensmittel (Vollkorngetreide und Produkte) ausgeglichen werden.
2 = Eigensynthese oder Supplement erforderlich
3 = Mindestmenge (für viele Lebensmittel sind keine Selen- und Chromwerte bekannt).

Teil E

DGE/ÖGE-Referenzwerte für die Nährstoffzufuhr

Die Referenzwerte für die Nährstoffzufuhr sollen helfen, den Nährstoffbedarf nahezu der gesamten gesunden Bevölkerung (etwa 98 %) optimal zu decken.
Sie sind dynamisch und werden auf Basis neuer wissenschaftlicher Kenntnisse aktualisiert.
Die in diesem Buch zitierten Referenzwerte für die Nährstoffzufuhr sind auf dem Stand von 2024 (letzter Zugriff August 2024).
Da sie als **Population Values** (**berücksichtigen die gesamte Population**) zu verstehen sind, können bei der Beurteilung der Versorgung mit Nährstoffen in Einzelfällen Diskrepanzen auftreten.
Die angegebenen Referenzwerte für die Nährstoffzufuhr müssen nicht jeden Tag oder gar anteilig bei den Mahlzeiten aufgenommen werden. Sie sollen eher als Durchschnittswerte für einen angemessen langen Zeitraum (etwa eine Woche) verstanden werden.
Die Referenzwerte sind die Basis für die Formulierung lebensmittelbasierter Ernährungsempfehlungen.
Sie sind wichtig für die Beurteilung der Nährstoffversorgung einzelner Bevölkerungsgruppen und bei der Ermittlung von zeitabhängigen Trends im Lebensmittelverbrauch.
Die Referenzwerte sind unerlässlich für die Entwicklung von Maßnahmen der Ernährungsaufklärung. Sie dienen auch der Ernährungswirtschaft als Orientierung für Umformulierung bzw. Schaffung neuer Lebensmittelprodukte und sind zudem so zu sagen die „Messlatte“ für die Kennzeichnung verpackter Lebensmittel mit Ernährungsinformationen.

Energie und Nährstoffe	Säuglinge 0 bis unter 4 Monate	Säuglinge 4 bis unter 12 Monate	Kinder 1 bis unter 4 Jahre w/m
Ruheenergie			760/820 kcal/Tag
Gesamt-kcal bei PAL 1,4	100 kcal pro kg	80 kcal pro kg	1100/1200 kcal/Tag
Proteine g/kg Sollgewicht	2,5/1,8/1,4* g	1,3 g	1,0 g
Essenzielle FS % der kcal n3	0,5 %	0,5 %	0,5 %
Essenzielle FS % der kcal n6	4,0 %	3,5 %	3,0 %
Ballaststoffe	–	–	≥ 14,6 g/1000 kcal
Wasser (Getränke + Lebensmittel)	680 ml	1000 ml	1300 ml
Vitamine			
A Retinol-Aktivitäts-Äquivalent	500 µg	400 µg	300 µg
D	10 µg	10 µg	20 µg
E	3,5 mg	5 mg	8 mg
K	4 µg	10 µg	15 µg
B_1	0,2 mg	0,4 mg	0,6 mg
B_2	0,3 mg	0,4 mg	0,7 mg
Niacin-Äquivalent	2 mg	5 mg	8 mg
Pantothensäure	2 mg	3 mg	4 mg
B_6	0,1 mg	0,3 mg	0,6 mg
Biotin	4 µg	6 µg	20 µg
Folsäure	60 µg	80 µg	120 µg
B_{12}	0,5 µg	1,4 µg	1,5 µg
C	20 mg	20 mg	20 mg
Mineralstoffe			
Natrium	130 mg	200 mg	400 mg
Kalium	400 mg	600 mg	1100 mg
Calcium	220 mg	330 mg	600 mg
Magnesium	24 mg	80 mg	170 mg
Phosphor	120 mg	180 mg	330 mg
Eisen	0,3 mg**	11 mg	7 mg
Jod	40 µg	80 µg	100 µg
Fluorid	0,25 mg	0,4 mg	0,7 mg
Zink	1,5 mg	2,5 mg	3 mg
Selen	10 µg	15 µg	15 µg
Kupfer	0,2–0,6 mg	0,6–0,7 mg	0,5–1,0 mg
Chrom	1–10 µg	20–40 µg	20–60 µg
Mangan	Keine Angabe	0,6–1,0 mg	1,0–1,5 mg

* = 1. / 2. / 3.–4. Monat

** = ausgenommen Unreifgeborene

Energie und Nährstoffe	Kinder 4 bis unter 7 Jahre w/m	Kinder 7 bis unter 10 Jahre w/m	Kinder 10 bis unter 13 Jahre w/m
Ruheenergie	910/970 kcal/Tag	1080/1170 kcal/Tag	1230/1340 kcal/Tag
Gesamt-kcal bei PAL 1,4	1300/1400 kcal/Tag	1500/1700 kcal/Tag	1700/1900 kcal/Tag
Proteine g/kg Sollgewicht	0,9 g	0,9 g	0,9 g
Essenzielle FS % der kcal n3	0,5 %	0,5 %	0,5 %
Essenzielle FS % der kcal n6	2,5 %	2,5 %	2,5 %
Ballaststoffe	≥ 14,6 g/1000 kcal	≥ 14,6 g/1000 kcal	≥ 14,6 g/1000 kcal
Wasser (Getränke + Lebensmittel)	1600 ml	1800 ml	2150 ml
Vitamine			
A Retinol-Aktivitäts-Äquivalent	350 µg	450 µg	600 µg
D	20 µg	20 µg	20 µg
E	8 mg	8 mg	8 mg
K	20 µg	30 µg	40 µg
B_1	0,7 mg	0,8/0,9 mg	0,9/1,0 mg
B_2	0,8 mg	0,9/1,0 mg	1,0/1,1 mg
Niacin-Äquivalent	9 mg	10/11 mg	11/13 mg
Pantothensäure	4 mg	4 mg	5 mg
B_6	0,7 mg	1,0 mg	1,2 mg
Biotin	25 µg	25 µg	35 µg
Folsäure	140 µg	180 µg	240 µg
B_{12}	2,0 µg	2,5 µg	3,5 µg
C	30 mg	45 mg	65 mg
Mineralstoffe			
Natrium	500 mg	750 mg	1100 mg
Kalium	1300 mg	2000 mg	2900 mg
Calcium	750 mg	900 mg	1100 mg
Magnesium	190 mg	240 mg	230/260 mg
Phosphor	410 mg	500 mg	610 mg
Eisen	7 mg	10 mg	14/14 mg
Jod	120 µg	140 µg	180 µg
Fluorid	1 mg	1,5 mg	2,1 mg
Zink	4 mg	6 mg	8/9 mg
Selen	20 µg	30 µg	45 µg
Kupfer	0,5–1,0 mg	1,0–1,5 mg	1,0–1,5 mg
Chrom	20–80 µg	20–100 µg	20–100 µg
Mangan	1,5–2,0 mg	2,0–3,0 mg	2,0–5,0 mg

Energie und Nährstoffe	Kinder/Jugendliche 13 bis unter 15 Jahre w/m	Jugendliche 15 bis unter 19 Jahre w/m	Erwachsene 19 bis unter 25 Jahre w/m
Ruheenergie	1380/1610 kcal/Tag	1430/1850 kcal/Tag	1370/1730 kcal/Tag
Gesamt-kcal bei PAL 1,4	1900/2300 kcal/Tag	2000/2600 kcal/Tag	1900/2400 kcal/Tag
Proteine g/kg Sollgewicht	0,9 g	0,8/0,9 g	0,8/0,8 g
Essenzielle FS % der kcal n3	0,5 %	0,5 %	0,5 %
Essenzielle FS % der kcal n6	2,5 %	2,5 %	2,5 %
Ballaststoffe	≥ 14,6 g/1000 kcal	≥ 14,6 g/1000 kcal	≥ 14,6 g/1000 kcal
Wasser (Getränke + Lebensmittel)	2450 ml	2800 ml	2700 ml
Vitamine			
A Retinol-Aktivitäts-Äquivalent	700/800 µg	800/950 µg	700/850 µg
D	20 µg	20 µg	20 µg
E	8 mg	8 mg	8 mg
K	50 µg	60/70 µg	60/70 µg
B_1	1,0/1,2 mg	1,1/1,4 mg	1,0/1,3 mg
B_2	1,1/1,4 mg	1,2/1,6 mg	1,1/1,4 mg
Niacin-Äquivalent	13/15 mg	13/17 mg	13/16 mg
Pantothensäure	5 mg	5 mg	5 mg
B_6	1,4/1,5 mg	1,4/1,6 mg	1,4/1,6 mg
Biotin	35 µg	40 µg	40 µg
Folsäure	300 µg	300 µg	300 µg
B_{12}	4,0 µg	4,0 µg	4,0 µg
C	85 mg	90/105* mg	95/110* mg
Mineralstoffe			
Natrium	1400 mg	1500 mg	1500 mg
Kalium	3600 mg	4000 mg	4000 mg
Calcium	1200 mg	1200 mg	1000 mg
Magnesium	240/280 mg	260/330 mg	300/350 mg
Phosphor	660 mg	660 mg	550 mg
Eisen	16**/11 mg	16**/11 mg	16**/11 mg
Jod	200 µg	200 µg	200 µg
Fluorid	2,7/2,8 mg	3,0/3,5 mg	3,0/3,5 mg
Zink	10/12 mg	11/14 mg	8/14 mg***
Selen	60 µg	60/70 µg	60/70 µg
Kupfer	1,0–1,5 mg	1,0–1,5 mg	1,0–1,5 mg
Chrom	20–100 µg	30–100 µg	30–100 µg
Mangan	2,0–5,0 mg	2,0–5,0 mg	2,0–5,0 mg

* = Raucher w/m 135/155 mg

** = in der Premenopause 16 mg, ohne Menstruation 11 mg

*** = Zinkempfehlung bei mittlerer Phytatzufuhr (vgl. S. 114 bis 115)

Energie und Nährstoffe	Erwachsene 25 bis unter 51 Jahre w/m	Erwachsene 51 bis unter 65 Jahre w/m	Erwachsene 65 Jahre und älter w/m
Ruheenergie	1310/1670 kcal/Tag	1220/1580 kcal/Tag	1180/1530 kcal/Tag
Gesamt-kcal bei PAL 1,4	1800/2300 kcal/Tag	1700/2200 kcal/Tag	1700/2100 kcal/Tag
Proteine g/kg Sollgewicht	0,8/0,8 g	0,8/0,8 g	1,0/1,0 g
Essenzielle FS % der kcal n3	0,5 %	0,5 %	0,5 %
Essenzielle FS % der kcal n6	2,5 %	2,5 %	2,5 %
Ballaststoffe	≥ 14,6 g/1000 kcal	≥ 14,6 g/1000 kcal	≥ 14,6 g/1000 kcal
Wasser (Getränke + Lebensmittel)	2600 ml	2250 ml	2250 ml
Vitamine			
A Retinol-Aktivitäts-Äquivalent	700/850 µg	700/850 µg	700/850 µg
D	20 µg	20 µg	20 µg
E	8 mg	8 mg	8 mg
K	60/70 µg	65/80 µg	65/80 µg
B_1	1,0/1,2 mg	1,0/1,2 mg	1,0/1,1 mg
B_2	1,1/1,4 mg	1,0/1,3 mg	1,0/1,3 mg
Niacin-Äquivalent	12/15 mg	11/15 mg	11/14 mg
Pantothensäure	5 mg	5 mg	5 mg
B_6	1,4/1,6 mg	1,4/1,6 mg	1,4/1,6 mg
Biotin	40 µg	40 µg	40 µg
Folsäure	300 µg	300 µg	300 µg
B_{12}	4,0 µg	4,0 µg	4,0 µg
C	95/110 mg*	95/110 mg*	95/110 mg*
Mineralstoffe			
Natrium	1500 mg	1500 mg	1500 mg
Kalium	4000 mg	4000 mg	4000 mg
Calcium	1000 mg	1000 mg	1000 mg
Magnesium	300/350 mg	300/350 mg	300/350 mg
Phosphor	550 mg	550 mg	550 mg
Eisen	14**/11 mg	14**/11 mg	14/11 mg
Jod	200 µg	180 µg	180 µg
Fluorid	3,0/3,5 mg	3,0/3,5 mg	3,1/3,5 mg
Zink	8/14 mg***	8/14 mg***	8/14 mg***
Selen	60/70 µg	60/70 µg	60/70 µg
Kupfer	1,0–1,5 mg	1,0–1,5 mg	1,0–1,5 mg
Chrom µg	30–100 µg	30–100 µg	30–100 µg
Mangan mg	2,0–5,0 mg	2,0–5,0 mg	2,0–5,0 mg

* = Raucher w/m 135/155 mg
** = in der Premenopause 16 mg, ohne Menstruation 11 mg
*** = Zinkempfehlung bei mittlerer Phytatzufuhr (vgl. S. 114 bis 115)

Energie und Nährstoffe	Schwangere 1. Trimester	Schwangere 2./3. Trimester	Stillende
Ruheenergie			
Gesamt-kcal bei PAL 1,4	Kein Zuschlag an kcal	+ 250/+ 500 kcal/Tag	+ 500 kcal/Tag
Proteine g/kg Sollgewicht	0,8 g	0,9/1,0 g	1,2 g
Essenzielle FS % der kcal n3	0,5 %	0,5 %	0,5 %
Essenzielle FS % der kcal n6	2,5 %	2,5 %	2,5 %
Ballaststoffe	≥ 14,6 g/1000 kcal	≥ 14,6 g/1000 kcal	≥ 14,6 g/1000 kcal
Wasser (Getränke + Lebensmittel)	2700 ml	2700 ml	3100 ml
Vitamine			
A Retinol-Aktivitäts-Äquivalent	800 µg	800 µg	1300 µg
D	20 µg	20 µg	20 µg
E	8 mg	8 mg	13 mg
K	60 µg	60 µg	60 µg
B_1	1,1 mg	1,2/1,3 mg	1,3 mg
B_2	1,1 mg	1,3/1,4 mg	1,4 mg
Niacin-Äquivalent	13/12 mg*	14/16 mg	16 mg
Pantothensäure	5 mg	5 mg	7 mg
B_6	1,5 mg	1,8 mg	1,6 mg
Biotin	40 µg	40 µg	45 µg
Folsäure	550 µg	550 µg	450 µg
B_{12}	4,5 µg	4,5 µg	5,5 µg
C	105 mg	105 mg	125 mg
Mineralstoffe			
Natrium	1500 mg	1500 mg	1500 mg
Kalium	4000 mg	4000 mg	4400 mg
Calcium	1000 mg	1000 mg**	1000 mg**
Magnesium	300 mg	300 mg	300 mg
Phosphor	550 mg**	550 mg**	550 mg**
Eisen	27 mg	27 mg	16 mg
Jod	230 µg	230 µg	260 µg
Fluorid	3,0 mg	3,0 mg	3,0 mg
Zink	9 mg***	11 mg***	13 mg***
Selen	60 µg	60 µg	75 µg
Kupfer	1,0–1,5 mg	1,0–1,5 mg	1,0–1,5 mg
Chrom	30–100 µg	30–100 µg	30–100 µg
Mangan	2,0–5,0 mg	2,0–5,0 mg	2,0–5,0 mg

* = Schwangere im 1. Trimenon: 13 mg Niacin (bis unter 25 J) 12 mg Niacin (über 25 J)
** = Schwanger und Stillende unter 19 Jahren: 1200 mg Calcium und 660 mg Phosphor
*** = Zinkempfehlung bei mittlerer Phytatzufuhr (vgl. S. 114 bis 115)

Ausblick und Empfehlungen für gesundheitsfördernde Ernährung

Lebensmittelbezogene Ernährungsempfehlungen der DGE 2024

Im März 2024 wurden aktualisierte lebensmittelbezogenen Ernährungsempfehlungen der DGE veröffentlicht, die hier zusammengefasst werden. Sie richten sich an Gesunde und gelten **für erwachsene Menschen in Deutschland im Alter von 18 bis 65 Jahren mit Mischkosternährung.** Sie dienen auch als Orientierung für die übrigen Bevölkerungsgruppen. Für Schwangere, Stillende, Säuglinge und Kleinkinder wird zusätzlich die Einbeziehung der Hinweise und Handlungsempfehlungen des Netzwerks **„Gesund ins Leben"** empfohlen. Schrittweise sollen ergänzende Empfehlungen formuliert werden, die an weitere Ernährungsformen und Bevölkerungsgruppen angepasst sind.

Die lebensmittelbezogenen Ernährungsempfehlungen werden auch in die DGE-Qualitätsstandards integriert. Verantwortliche und Mitwirkende von Gemeinschaftsgastronomie und Gemeinschaftsverpflegung (wie Kitas, Schulen, Kliniken, Senioreneinrichtungen) werden dadurch unterstützt, eine ausgewogene und zugleich nachhaltige Verpflegung zu gestalten.

Neben dem Ziel einer ausreichenden Nährstoffversorgung (vgl. Referenzwerte für die Nährstoffzufuhr S. 230 bis 234) berücksichtigen die Berechnungen der Empfehlungen zusätzlich die „Reduzierung der Risiken für ernährungsmitbedingte Krankheiten" sowie „die Minimierung von schädlichen Umwelt- und Klimaeffekten". Zudem ist die durchschnittliche Ernährungsform der Bevölkerung in Deutschland auf Basis der Daten der Nationalen Verzehrsstudie II mit einbezogen. Mit den aktuellen lebensmittelbezogenen Ernährungsempfehlungen rücken die pflanzlichen Lebensmittel stärker in den Focus. Für die Lebensmittelgruppen Gemüse und Obst gilt nach wie vor die „5-am-Tag"-Empfehlung nach saisonalem Angebot. Auf eine Empfehlung für eine Aufteilung auf die beiden Gruppen wurde verzichtet. Vollkorngetreide und daraus hergestellte Produkte sollen täglich zu 300 g konsumiert werden. Für Hülsenfrüchte wird ein wöchentlicher Verzehr von 125 g und für Nüsse eine Tagesmenge von 25 g empfohlen.

Die empfohlenen Zufuhrmengen für tierische Lebensmittel wurden gesenkt. Die Tagesmenge an Milch soll 400 g betragen (Anmerkung: alternativ Milchprodukte und/oder Käse mit vergleichbarem Energiegehalt). Pro Woche sollen 180 g Fisch und maximal 300 g Fleisch und Wurst konsumiert werden – verbunden mit dem Hinweis, dass der Verzehr großer Mengen Fleisch von Lamm, Rind, Schwein und Ziege und ganz besonders aus diesen Fleischsorten produzierte Wurstwaren mit einem erhöhten Risiko für Herz-Kreislauf-Erkrankungen und Dickdarmkrebs verbunden ist. Für Eier lautet die Empfehlung: ein Ei pro Woche und zusätzlich eihaltige Lebensmittel.

Wir empfehlen

Eine dauerhafte Optimierung von Lebensstilfaktoren ist eine erfolgversprechende Maßnahme zur Verringerung des Risikos eine der häufig auftretenden Zivilisationskrankheiten (Adipositas, Typ-2-Diabetes, Bluthochdruck, Fettstoffwechselstörungen, Gicht, Herz- und Gefäßerkrankungen sowie von Dickdarmkrebs) zu entwickeln. Eine solche Optimierung des Lebensstils umfasst die konsequente Reduktion der Risikofaktoren Alkohol- und Tabakkonsum, die Vermeidung körperlicher Inaktivität, die Schaffung einer guten „Schlafhygiene" sowie die Reduktion und Korrektur häufig auftretender Ernährungsfehler. Dazu zählen eine zu hohe Energieaufnahme bei niedrigem Energieverbrauch durch körperliche Inaktivität, zu viel Zucker und Weißmehlprodukte, zu wenig komplexe Kohlenhydrate und Ballaststoffe durch geringen Konsum an Vollkornprodukten, Hülsenfrüchten und Gemüse und in der Folge die geringe Aufnahme an bestimmten Mikronährstoffen (Folsäure, Zink und Eisen), zu viel Salz, gesättigtes und hydriertes Fett sowie Protein.

Zur Vorbeugung und Therapie chronischer ernährungsmitbedingter Erkrankungen empfiehlt sich eine vollwertige Ernährungsweise, die unter Einhaltung guter Lebensmittelhygiene wie folgt charakterisiert werden kann:

+ pflanzenbetonte, ballaststoffreiche Ernährung mit hohem Anteil wenig verarbeiteter und roher Lebensmittel auf Basis von Gemüse, Obst, Vollkorngetreideprodukten und Hülsenfrüchten
+ geringer Anteil der Energiezufuhr über tierische Lebensmittel (Milchprodukte, Fisch, Fleisch, Eier); aktuell beträgt er 28 % bis 32 %, wünschenswert wäre ein Anteil von etwa 15 %
+ ausreichende Zufuhr unentbehrlicher Fettsäuren über Pflanzenöle, Samen und Nüsse
+ geringere Energiedichte durch weniger gesättigte Fette und niedermolekulare Kohlenhydrate in Form von gesüßten Speisen und Getränken
+ ausreichende Flüssigkeitsaufnahme in Form von Leitungs- und Mineralwasser.

Die in der aktuellen 2. Auflage angegebenen Portionsempfehlungen für die verschiedenen Lebensmittelgruppen und Verteilung auf die Mahlzeiten pro Tag basieren auf von uns errechneten Beispielplänen für Erwachsene und liegen entsprechend auf dem Niveau der DGE-Empfehlungen.

Aus physiologischer wie ökologischer Sicht teilen wir die Empfehlungen für eine pflanzenbasierte Ernährungsweise mit einer abwechslungsreichen Auswahl von Gemüse- und Obstsorten nach saisonalem Angebot, deutlicher Bevorzugung von Vollkornprodukten und Einbeziehung von Hülsenfrüchten, Nüssen, Samen und Pflanzenölen in die tägliche Lebensmittelauswahl, ergänzt durch nur kleine Mengen tierischer Lebensmittel. Der Einsatz unverarbeiteter bzw. minimal verarbeiteter ökologisch und regional produzierter Lebensmittel sollte dabei überwiegen. Zur Vermeidung überlanger Transportwege soll bei Verwendung nichtheimischer Lebensmittel (wie Mandeln, Nüsse, Zitrusfrüchte) – soweit möglich – europäischen Produkten der Vorzug gegeben werden.

Eine pflanzenbasierte Ernährungsweise ist geeignet, alle energieliefernden Nährstoffe wie auch die Ballaststoffe und die meisten unentbehrlichen Nährstoffe bedarfsdeckend zuzuführen. Lediglich die beiden essenziellen Nährstoffe Vitamin B_{12} und Calcium bleiben kritische Nährstoffe.

Natürliches Vitamin B_{12} ist ausschließlich in tierischen Lebensmitteln zu finden. Die ausreichende Tageszufuhr von 4 µg Vitamin B_{12} ist bei geschickter Auswahl von Vitamin-B_{12}-reichen Milchprodukten, Fisch- und Fleischsorten möglich. Eine gute Unterstützung bietet dabei unsere Hervorhebung von Lebensmitteln, die mit 100 g mindestens 20 % der Zufuhrempfehlung decken.

Calcium findet sich primär in Milch und daraus hergestellten Produkten und in geringer Menge in Getreideprodukten und Gemüse. Eine Reduktion von Milch und Milchprodukten in der täglichen Ernährung verlangt nach zusätzlichen Quellen für diesen Nährstoff. In natürlicher Form lässt sich Calcium durch Konsum von 500 ml bis 750 ml Mineralwasser mit einem Calciumgehalt von mindestens 250 mg bis 350 mg Calcium pro Liter gut ergänzen, da die Bioverfügbarkeit von Calcium aus Mineralwasser der von Calcium aus Milch und Milchprodukten entspricht.

Wir wollen nicht unerwähnt lassen, dass der von der DGE aktuell empfohlene Phosphor-Referenzwert von 550 mg pro Tag mit der favorisierten pflanzenbasierten Ernährungsweise mit hohem Anteil an Vollkorngetreide, regelmäßigem Konsum von Hülsenfrüchten sowie Nüssen und Samen überschritten wird. Mit der Entscheidung für diese ökologisch und ernährungsphysiologisch sinnvolle Lebensmittelauswahl muss eine höhere Phosphorzufuhr in Kauf genommen werden. Eine hohe Phosphoraufnahme erfordert eine ausreichende Versorgung mit Calcium (Milch/Milchprodukte/Käse und calciumreiches Mineralwasser) und Vitamin D (Eigensynthese über UV-Bestrahlung und/oder Supplemente).

Unnötige Phosphorbelastungen lassen sich durch weitgehenden Verzicht auf verarbeitete Lebensmittel mit Phosphor (Phosphat) als Zusatzstoff effektiv vermeiden. Phosphate werden als Säuerungsmittel, Säureregulatoren, Emulgatoren, Stabilisatoren, Schmelzsalze, Konservierungsmittel und Backtriebmittel eingesetzt. Der konsequente Verzicht auf zugesetzte Phosphate ist hinsichtlich einer deutlichen Reduzierung der Phosphatbelastung deshalb besonders wirksam, weil anorganische Phosphorverbindungen eine sehr hohe Absorptionsrate (80 % bis 100 %) aufweisen.

Die Reduzierung der Aufnahme tierischer Lebensmittel bleibt eine ökologische Notwendigkeit mit den oben erwähnten gesundheitlichen Vorteilen. Bei Genuss insgesamt kleiner Mengen tierischer Lebensmittel können sich Haushalte auch von diesen Lebensmittelgruppen qualitativ hochwertige, ökologisch produzierte Lebensmittel leisten, ohne das Budget zu strapazieren. Dies bietet zugleich Landwirten neue Chancen für eine Steigerung der kostenintensiveren artgerechten wie ökologischen Tierhaltung.

Über die Autoren

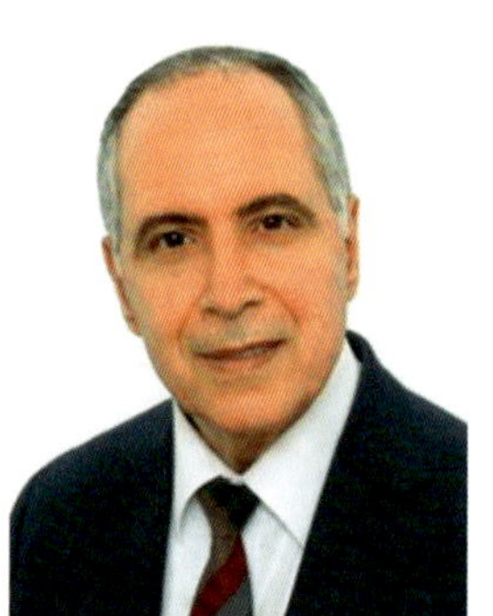

Professor Dr. Ibrahim Elmadfa lehrte und forschte im Fach Ernährung des Menschen im Rahmen des Studiums Ernährungswissenschaften in Gießen und Wien und ist emeritierter Professor der Universität Wien. Schwerpunkte seiner Expertise sind der Bedarf an Nährstoffen und ihre Wirkungen beim Menschen, Lebensmittelqualität und -sicherheit sowie das menschliche Ernährungsverhalten. Er ist Autor und Herausgeber mehrerer Lehr- und Fachbücher sowie wissenschaftlicher Publikationen zu Ernährungsthemen.

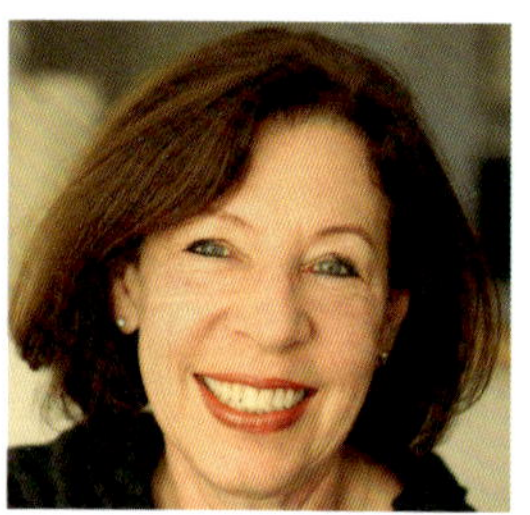

Doris Fritzsche ist freiberufliche Oecotrophologin und absolvierte ein Studium der Ernährungswissenschaften an der Justus-Liebig-Universität in Gießen. Sie arbeitete bis 2024 als Ernährungstherapeutin mit den Schwerpunkten kardiovaskuläre und nephrologische Erkrankungen und ist seit vielen Jahren Autorin und Mitautorin zahlreicher Patientenratgeber zu verschiedenen Ernährungsthemen sowie Weiterbildungsreferentin mit Schwerpunkt Stoffwechselerkrankungen.

Literatur

Berg B, Cremer M, Flothkötter M, Koletzko B et al (2021) Kariesprävention im Säuglings- und frühen Kindesalter. Handlungsempfehlungen des bundesweiten Netzwerks Gesund ins Leben
Monatsschr Kinderheilkd 2021 · 169 https://doi.org/10.1007/s00112-021-01167-zc BLE 2021 / www.gesund-ins-leben.de 2021

Biesalski HK, Pirlich M, Bischoff SC, Weimann A (2018): Ernährungsmedizin. 5.A., Georg Thieme Verlag, Stuttgart – New York, 2018.

Bundeslebensmittelschlüssel BLS-Version 3.02

Deutsche Gesellschaft für Ernährung (Hrsg.) 2012: Ernährungsbericht 2012, Frankfurt/Main.

Deutsche Gesellschaft für Ernährung, Österreichische Gesellschaft für Ernährung (2024): DGE/ÖGE-Referenzwerte für die Nährstoffzufuhr. Umschau Braus GmbH, Frankfurt am Main (letzter Zugriff August 2024).

Deutsche Gesellschaft für Ernährung (2024): Lebensmittelbezogene Ernährungsempfehlungen der DGE 2024.

Elmadfa I: Ernährungslehre. 5. Auflage, Ulmer, Stuttgart, 2024.

Elmadfa I, Hasenegger V, Wagner K, Putz P et al (2012): Der Österreichische Ernährungsbericht 2012, Wien.

Elmadfa I, Bosse W (1985): Vitamin E: Eigenschaften, Wirkungsweise und therapeutische Bedeutung. Wissenschaftliche Verlagsgesellschaft, Stuttgart.

Elmadfa I, Leitzmann C (2023): Ernährung des Menschen. 7. Auflage, Ulmer, Stuttgart.

Elmadfa I, Meyer AL (2019) Front-of-pack-labeling as a contribution to improving the dietary habits. A current situation analysis. Ernaehrungs Umschau 66(8): 154–159. This article is available online: DOI: 10.4455/eu.2019.038

Elmadfa I, Muskat E, Fritzsche D, Meyer AL (2024): Die große GU Nährwert Kalorien Tabelle. Gräfe und Unzer Verlag, München.

European Nutrition and Health Report: Elmadfa I, et al. Wien 2009.

Jakob E, Elmadfa I (1996): Application of a simplified HPLC assay fort the determination of phylloquinone (Vitamin K1) in animal and plant food items. Food chemistry 56, 87–91.

Machlin, LJ (1980): Vitamin E Comprehensive Treatise, Basic and Clinical Nutrition, Marcel Dekker, New York

Majchrzak, D, Elmadfa I (1997): Carotinoide und Vitamin A-Aktivität in Hühnereiern. Fett/Lipid 99.

Montag A, Grote B (1981): Untersuchungen zur Jod-Brom-Relation in Lebensmitteln. Z. Lebensm. Unters. Forsch. 172, 123–128.

Müller H (1995): Neubestimmung und Bewertung der Folsäuregehalte von ausgewählten Lebensmitteln pflanzlicher und tierischer Herkunft, Ernährungsumschau 42, Heft 5.

Renner E, Renz-Schauen A, Drathen M (1996): Nährwerttabellen für Milch und Milchprodukte. Verlag M. Drathen, Gießen.

Rust P, Hasenegger V, König J (2017): Der Österreichische Ernährungsbericht 2017. Außer-Haus-Verzehr bei österreichischen Erwachsenen. S. 50–52. Wien.

Schlemmer U, Frolich W, Prieto RM, Grases F et al.: Phytate in foods and significance for humans: Food sources, intake, processing, bioavailability, protective role and analysis, Mol. Nutr. Food Res. 2009, 53, S. 330–375.)

Souci S. W, Fachmann W, Kraut H (2016): Die Zusammensetzung der Lebensmittel. medpharm, Stuttgart.

Wolfram G (1997): Was sind und wie wirken Omega-3-Fettsäuren? Ernährungs-Umschau 44, 36–41.

World Health Organisation (WHO) (2019: Guiding principals and framework manual for front-of-pack labelling for promoting healthy diet. Final draft May 2019.

WHO Geneva.www.who.int/nutritio/publications/policies/guiding principals …

WHO World Health Organization (2023): Carbohydrate intake for adults and children: WHO guideline. Geneva: World Health Organization. Licence: CC BY-NC-SA 3.0 IGO.

WHO World Health Organization (2023): Use of non-sugar sweeteners: WHO guideline. Geneva: World Health Organization. Licence: CC BY-NC-SA 3.0 IGO.

WHO World Health Organization (2023): Saturated fatty acid and trans-fatty acid intake for adults and children: WHO guideline. Geneva: World Health Organization. Licence: CC BY-NC-SA 3.0 IGO

WHO World Health Organization (2023): Total fat intake for the prevention of unhealthy weight gain in adults and children: WHO guideline. Geneva: World Health Organization. Licence: CC BY-NC-SA 3.0 IGO.

https://www.umweltbundesamt.de/sites/default/files/medien/6232/dokumente/ifeu_2020_oekologische-fussabdruecke-von-lebensmitteln.pdf (Stand 29.11.23)

Register

C

D

E

F

G

H

I

J

L

M

N

O

P

Q

R

S

T

X

Y

Z

Bildquellen

Die Grafik auf dem Coverfoto sowie die drei Grafiken auf der Seite 21 fertige Helmuth Flubacher nach Vorlage der Autoren.
Fotos: Seite 25 von www.shutterstock.com/Aerial Mike | Seite 23 (oben) von www.shutterstock.com/UvGroup | Seite 23 (unten) von www.shutterstock.com/matthewjohn5539 | Seite 48 von www.shutterstock.com/Marian Weyo | Seite 66 von www.shutterstock.com/marilyn barbone | Seite 67 von www.shutterstock.com/Sophia Fotography | Seite 117 (unten) von www.shutterstock.com/Dream79 | Seite 117 (oben) von www.shutterstock.com/AlexeiLogvinovich | Seite 160 von www.shutterstock.com/Julia Korolova | Seite 176 (links) von www.shutterstock.com/beats1 | Seite 176 (rechts) von www.shutterstock.com/Anna Mente | Seite 179 von www.shutterstock.com/MAHATHIR MOHD YASIN | Seite 92 von www.shutterstock.com/pilipphoto | Porträtfotos Autoren: privat

Anmerkung zur Schreibweise (Gendering): Gendergerechtigkeit und Inklusion sind bei uns gelebte Praxis – bei der Auswahl unserer Themen, bei der Recherchearbeit, in der Gestaltung. Unsere Texte meinen alle. Damit unsere Inhalte jedoch gut lesbar bleiben, verzichten wir in diesem Werk auf die jeweilige Mehrfachnennung oder Anpassung der Schreibweise bestimmter Bezeichnungen an die weibliche, männliche oder diverse Form.

Bibliografische Information der Deutschen Nationalbibliothek
Die Deutsche Nationalbibliothek verzeichnet diese Publikation in der Deutschen Nationalbibliografie; detaillierte bibliografische Daten sind im Internet über http://dnb.d-nb.de abrufbar.

Wollgrasweg 41, 70599 Stuttgart (Hohenheim)
E-Mail: info@ulmer.de Internet: www.ulmer.de
Lektorat: Antje Munk, Jennifer Zajonz
Herstellung: Birgit Heyny Umschlaggestaltung: Verlag Eugen Ulmer
Satz: Fotosatz Buck, Kumhausen
Druck und Bindung: Pustet, Regensburg
Printed in Germany

ISBN 978-3-8186-2235-0